一个『伤寒天才』的医道求索 2

从伤寒六经到六机辨证

文愈龙——著

中国中医药出版社
·北京·

我顾无期，向时指迷
怅颠倒事，一头大明
来是无由，造作随心
高夫耆山，魂兮何倚
孰与站台，作此粉饰
有似不群，举之不定
明月大城，长风凄凄
红云千丈，将何处息
旸谷破晓，鸟星毕现
凭是问我，相应无语
斗载先君，人趣人阿
生面此开，舍之何欤

　　曾忆前书面世之时，一师观网络推文而私言建议沉淀十年再做文字，我也只得应声而和，周旋余余。亦有其时媒体推文赞我热爱表达，热衷文以书性，其实也不然，若以成年礼而分别，经世这数年，看诸现象起灭，颇有倦心，加之生性懒惰，素来体乏，常觉不暇。世上岂有生而知之者，我辈不过是蜉蝣一物，朝暮之间，稍留轨迹，所做之功，思维辩论，都是应人之谈，做不得数。但入羲黄之门者，孰敢无惭先圣，尤以此故，夙夜颇负死而后已之愿。文字

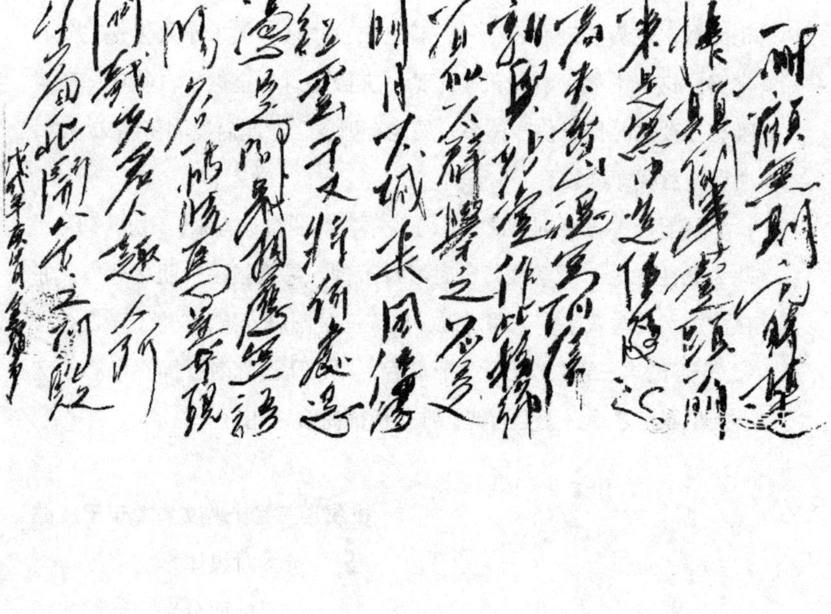

一物，最能骗人，不过是年纪稍长，每日所说之话，渐渐近似渣滓，颠倒之中，尽不得意，故录文以言志，叹能识者少，摘句断意者多。所谓沉淀十年、数十年有何不可？不过境遇所迫，诸力相悖，我做皆大欢喜之事，而行常生忧患之路，个中心迹缘由，人未必知。前书云某某天才及文中所叙经历等，俱是供人消遣之物，真能启发人者我看也难，刚强难化之感，我与你们都一样。

李叔同有"度群生哪惜心肝剖"之言，反观自身，浊心酒肝剖也无益。皮囊能动一日，行一日之衣食寝宿，但求于人无愧，问心常安。这本书稿，看似天马之论，玄微之讲，全然来自临床，所冀唯有在今之时代于伤寒体系发展能有裨益，亦能启发同侪临床之惑，所谓诚意我即这般。

孔师言："学而时习之，不亦说乎？有朋自远方来，不亦乐乎？"此为见性之论。所学践行，时习行于世，曷不累乎？朋在远方，亦在性中，几时聚乎？途路漫漫，以天心月圆以安慰。"德不孤，必有邻。"（《论语·理仁》）众多杂事后，原来所谓邻者，即在印心。又至祭祀羲皇之季，无力而愧，唯作伏惟尚飨之礼。

戊戌年三月十八文愈龙记于成都

• 前言

　　药证是伤寒思维治疗的基础和主体，经方是药对的优化组合，八纲病位思维是经方辨证的核心，《内经》理论及脏腑、气血、经络概念是针对生理病理和治疗方法的精细补充，后世各家学说是对复杂疾病治疗的重要延展，六机是人体受病最根本的六个联系要素。

　　古伤寒思维体系是以《神农本草经》（以下简称《本经》）、《伤寒杂病论》（以下简称《伤寒论》）、《千金方》（《备急千金要方》《千金翼方》之简称，下同）三者脉络为核心，在六经经典规律与杂病药证这两个基础上，逐渐发展的朴素的中医认识人体生理病理及治法药性的整套观念。

　　伤寒体系经历了"方书经验"阶段。此阶段由成书到宋代之前，以《伤寒论》为代表的方药书籍普遍受社会生产力及医疗理论水平落后的制约，没有正式体系化的归纳认识，《伤寒论》的书稿内容也散见传抄于民间，流传为各个版本，经晋代王叔和的整理与修订成为《伤寒论》基础本，第一次形成了比较全面可依的伤寒研究蓝本。唐代孙思邈著《备急千金要方》《千金翼方》二书，第一次将个人医学经验及前代方药应用实践进行整理，比较系统明显地反映出唐以前时期医学思维体系的特色，其中《千金翼方》更是明显受其晚年所见之《伤寒论》版本之影响，其整理的晋唐本《伤寒论》与其《千金方》共同组成并系统体现了古伤寒临床思维。在这七百余年中，独立的伤寒临床学术体系虽然仍未明确建立，但其精华和方法已经得以较为全面的展示，《伤寒论》在当时大众医学应用中仍然处于方药经验总结的经验主义方书的认识阶段。

第二个阶段是宋代至明清的几百年，《伤寒论》被视为"外感热病专书"阶段。在此阶段，伴随生产力与生产技术的大幅度提升、自然科学与应用工具的各种突破改良，古代中国的文化教育及医药等学科俱有条件得以蓬勃的发展，造纸术和印刷术的推广使用，也使得文字保存内容更为丰富，不仅体现在中医，也体现在当时各个学科文献发展的繁荣及理论的发展。具体到《伤寒论》，宋本《伤寒论》的整理面世，宋时期成无己、许叔微、韩祗和、庞安常、朱翼中等医学家开始对《伤寒论》进行个人化和标准化的病机探讨，宋儒致学风气及士人学术的特点间接地影响到医学研究。此阶段包括金元名医在内的大批医家做学问的方式与著作内容开始倾向于宋儒重视"注经阐论，引证求理"的方式。同时在这一时期，医学由过去自下而上发展的民间主导模式，开始渐渐向自上而下的学人主导模式转变。政府用行政力量组织修订、校正、整理医书，越来越多的相对富足和文化水平较高的精英阶层人士选择医学，加之相对稳定时期社会人口和中医队伍的壮大，使得经典诊法、方药、针灸和临床各科学术及实践提升到了新的阶段。重视"理""故"的特点，使得《内经》体系成为了中医学主流理论体系，援《内经》体系阐释《伤寒论》原文和病机，有意无意将伤寒模糊化、狭义化，《内经》体系下的医家作品与同时期中医不断形成发展的主流理法方药认识规范，让伤寒体系在一条新路上独立成功，并形成大思维下学派化观点，但是针对大体系的理解，学派之间并没有根本上的分歧，《内经》对伤寒的一部分清晰的解惑和一部分体系思维的改造共存而成为主流，既在无意中一定程度上否定了宋代以前的古伤寒体系，又同时促进了《伤寒论》影响与方药践用标准化与普及化，客观上推动伤寒学术与《内经》体系中基础理论的结合，六经辨证思维开始得到发展巩固。虽有部分名医实践中对伤寒方药治法多有创新，已露出广义独立伤寒之雏形，但这一时期大体之伤寒学术仍不出"外感热病传化"的狭义路线。

第三个阶段是明清至今，是伤寒的"独立门户"阶段。这一时期温病学派兴起发展，叶桂、薛雪、吴又可、王孟英等温病学大匠面对当时社会环境下的杂病尤其是流行病的挑战，进一步发展《内经》体系，将温病的系统认识从外感热病中独立出来，温病学派及《内经》体系的进一步完善，客观上推动了中医学的成熟。"辨证论治"的概念虽未提出，但其精髓思想愈来愈体现在临床治疗疾病过程之中，并且成为真理性的治法依据。同时，这一时期《伤寒论》开始遭到部分边缘化的质疑，伤寒体系定义更加被狭义化。在此环境下，汇通伤寒理论入温病，主张寒温一统，开始形成一派外感病独特风格，明清以吴贞、雷丰、杨栗山为代表，近现代就以万友生、蒲辅周为代表。这个时期伤寒虽有明清的"维护旧论""错简重订"的争论，但这些争论俱属于为求伤寒体系之独立的前进式争论，没有根本上的立场分歧。但明清、民国时期值得注意的是，如柯韵伯、尤在泾、徐灵胎类医家，针对伤寒体系和条文六经的认识，与宋代经学风气大开、求理究尽的文人气的流弊不同，此三位医家更注重临床认识人体生理病理实际，病机阐释相较于很多注家更加平实公允、精当中肯，颇有参照意义，且各自在自己学术领域多有创新，难能可贵，已初有从"伤寒体系治外感热病，方药参照《内经》体系应用到杂证"的思维到伤寒体系治百病思维转变的雏形。这一点的转变仍然紧紧联系"六经病变""辨证论治",可贵之处在于重视经方的特殊性,"方证"的密切联系也得到发展。

民国以后,各种条件和已经萌生的雏形都因为时代发展而更加成熟进步,对外感温病和杂病应用原本伤寒体系来治疗也突破了前代的机械化寒温组合,开始重视病位、病性、六经规律实质、六经模式下的疾病观察。这一时期,伴随国门打开,日本汉方医学的影响也传入国内,国内之医家如恽铁憔、陆渊雷、祝味菊等,皆开始探索实际病机与原有辨证模式冲突之处。晚清、民国之际,郑钦安将三阴病病机再做开拓性的探索,取得良好的实际效果;川滇之带,如吴佩衡和郑氏传人善用通阳法而自成一派,虽火神与伤寒渊源颇深,源于伤寒,但后派火神立法已早自有心得,又异于伤寒,可自成一派,但亦彰显此阶段后期伤寒"独立门户"之势头。中华人民共和国成立后,渐渐被奉为主流的伤寒医家胡希恕及其传人,更加确切地认识到伤寒体系依附《内经》体系的不合理,提出"六经-八纲-方证"的体系,将方证、病机、六经三者严密结合,实在一扫前代伤寒研究之流弊。胡希恕此人临床实践经验中更宝贵的是:坚持纯粹的伤寒病机立论,在治疗过程中用上面提到的思维来解释疾病发展规律及阻断治愈疗法,其思想反趋向以日本汉方医学体系为载体而探索原本伤寒治疗学的特色,是独当一面的大将。此外,成都的田八味亦是圆通伤寒理论派,来应诊者俱以脉断,日诊数百,善用经方,方不过八味,据一些文献和后人回忆其效颇佳,此亦是难得之独当一面之将,因无著作及其他东西可考,确不了解,无可评价。当代的伤寒研究中,值得注意的是以黄煌为代表的学派,重视方人，方和状态、药和状态对应，重视多种诊法，进一步挖掘经方用药用方的个性，相较胡派更加灵活。从宋之许叔微，到明清柯韵伯类，再到当代的胡希恕、黄煌类，伤寒体系独立过程历时之久、探索不易可见一斑。

这个伤寒体系阶段论，是动笔之时的简单回忆梳理，而伤寒源流发展方面的专业考据，则更非此陈论性的只言片语能够交代清楚，且在回忆梳理过程中，针对医家看法和具体源流问题的分析也难免带有个人意见色彩，但整个源流阶段的认识亦应当是有我见之分析。做医史文献与做临床还是很有差别的。今天看很多古籍，白璧存瑕朱缎掩黛之处比比，当存秋毫之心莫练秋毫之日，如果是做临床学术，也莫落入文献学思维窠臼，既要细节处求真，亦要混沌感悟求真；做临床的人要有为我所用，由我思考，再由实践验证这样的过程。时至今日，虽有胡、黄之人的学术令原本伤寒思维稍扫尘埃，但仍有扣门待唤之隔膜，其古伤寒孙氏一脉的用药法度、病机把握却仍湮没不彰，多数人仍以晦涩、民间经验、无理论指导而观之，将此类方视作经验方。然而如把其当经验方看，自然用药流于经验；如不把其当经验之谈看，或把其经验归纳上溯，其理如何不得？！故而我写了这本书稿，虽看似与孙氏无直接联系，但所论所涉、理法药证，俱在彰示古伤寒体系之思维。

文愈龙

2018 年 6 月

目 录

满江红·石头玩过

石头玩过，垒章华，一派生趣。若正经，高塔灵骨，神仙舍利。诸念不智反近淫，片牍几字人造人。似有凭，如今尽咒之，偏不信。

莫言他，电笛急。待浴发，红日起。大川横一苇，如若君是。只休作浮沉而将息，谁曾道我怀白璧。换南金，印心何足贵，假东西。

伤寒六经与病位八纲

一、关于伤寒学术的一些观点

1. 伤寒本身就是一门中医学

历代至今，无论是中医学主流还是旁支的队伍里，对《伤寒论》的尊奉一直是不减反增、始终存在的一股潮流，傍此流脉医之传续不绝、应用伤寒的大批医家，共同将伤寒体系探索构建趋于成熟。关于整个伤寒的研究，绝不应当是中医学学科下一个学派分支，伤寒本身在疾病治疗中所体现的生理病理认识模式、病机发病转归模式、药理药性的应用模式已经涵盖理法方药的全部内容，且与今之所谓主流中医学确有殊处，以伤寒为基础而延伸出来的各个分支学科，足以支撑其裨补其他学派旨归之流，成傍川一脉，水自他来，汇洋方尽。之所以言"伤寒本身就是一门中医学"，实是明晰伤寒一脉既有弥远之源，又有纳溪之水，还有辟径而驱之前路。

《伤寒论》其书名"论"，盖因以留方药之验，旁示病经之次序，而无直接示天地阴阳、人身秩序之箴，故非言"经"。但此书无经之名，确有经之实质，千百年来依教奉行者更是车载斗量，独彰生面。因《伤寒论》止在论病之实，其机要涵盖于治法、生理病理，阐解暗含于用药之精思，所以尽管有高手之材，也每因验经方效如桴鼓，才开始探求经方之理，转而重审此论。所有思辨处，也只有以时代既成之医学体系认识来附会求真，因此后代伤寒学家给仲景做了很多必要的加法，既完善了《伤寒论》临床体系，同时也淹没了《伤寒论》本身的一些精华。

所以《伤寒论》的宝贵，并不止于一本书、几个治法，而是包括了后世医家论述在内的整个发展过程的丰富内容。《伤寒论》本身在整理出一大批行之有效的方药治法的同时，最关键的是揭示了那个时代治疗疾病、认识疾病、认识人体规律的朴素方法；在用药上也尤其表现出那个时代对于药与症状、药与人体、药与邪气的基本关系。邪正关系致病下各病位的表现状态、处理模式，实在是真正的中医生理学内容。孙思邈的著作和《外台秘要》中的方药使用，也并非只是无理论的经验总结，而是有一大批那个体系理论的精华性成果。故而我将宋以前的伤寒实践称古伤寒学派，宋之后援引他论入解伤寒的称新伤寒系统。今天重提这个问题，并且这样分，并不是"倒车思维"的崇古贱今，而是想在一个人迹少至的领域重新提起重视，尽量还原古法伤寒治病的机要，并展示以《伤寒杂病论》为代表的古代临床医学的核心理论。

关于重视经方、应用经方，重视伤寒学术的外部环境，今天来看都是很成熟的，但是关于伤寒整个临床体系，尤其是伤寒思维下的人体生理病理总结归纳这一块，时至今日，仍没有一个特别满意、周密甚至于经典的框架，太多真理性观点流于支离破碎，整合时又因不周还需引别门观念方牵强自圆其说。大江浮萍，浩浩汤汤，在这个时代，这门学问尤需众流所归，繁衍一方水土。故而，《伤寒论》固然在中医学的流域内，但伤寒一江，亦是一门和而不同于《内经》大川下的中医学。

2. 莫走怪力乱神的歪路

首先，提到伤寒学术就越不开六经。关于六经的讨论，其实在古代伤寒的著论中还比较平实，因为古代的科技也好，还是医学也好，始终重视实用，所留下的一些著作，即便有一些错误瑕疵，也都是在实践中的很好的经验，是值得参考的。古代的信息不发达，也没有条件进行很多浮夸的炒作噱头，而且中国古人对于留下著作是一件很谨慎的事情，他们把留文传世当作一种道业的传承，做得严谨而务实。现代的科技发达，信息获取便利，有一个好处就是我们研究中医、研究伤寒的思路更广，但是我个人也看了很多网络上很推崇，包括在校中医学生也很痴迷的伤寒著作，这类著作的一个典型特点，就是文字浅显生动，让基础再差的人都能接受而且感兴趣，但是内容上涉及实质性的干货学术不多，反而有很多故弄玄虚的东西，譬如用《易经》来解释《伤寒论》，把经方的实验看作古代圣人修行人通过各种玄妙的方式总结而留下的，把一个桂枝汤的比例看作暗含于天道人道的密码。但是怎么说呢？这些东西跟中医看似一脉相承，可那都是外行看热闹的，具体到行业里面，一个学科就是一个学科，学科有它的交叉性、脉络性，但既然形成一个学科，那最重要的就必然是他的学科性。我们在做科普、做推广时，可以说中医是哲学，是艺术，是道学，但无论作为学术还是临床，都要回到中医是一门医学这个点上来。有些著作确实太美太博大了，以至于美到你都不知道那是哪个学科的东西了，这个也是要不得的。所以把一个方子吹到天花乱坠，吹到类比古今，吹到能通神明，它也不过只是一个方子，这个方子怎么用？用在哪里？你如果这样追问一句，那还是会回到这个学科的。艺术是允许光怪来为自己的呈现添彩的，来丰富自己呈现中的表现力的，但在一个实用学科里则不然，之所以人诟我中医"玄之又玄"，除开偏见与陌生外，很大一部分原因是我们队伍里的某类人笨死了，坏透了，一个问题从不愿花功夫从细节逻辑去勾连每个要素的作用关系，而是一碰到墙就开始用其他手段一步跳过去，翻都没翻，到墙那边回来后又得意扬扬地宣讲这墙是怎么回事。我做过的我们这个土地上长出的学问，老实的也做，奇怪的也做，花里胡哨的也做，有一部分内容确实如禅宗精神里的"一步登天"地破开，丢掉概念逻辑的束缚，但是咱中医学还没妖艳到那种程度，具体体到中医理论与临床里，几乎是接近于全部的内容都还是可以用逻辑这种死办法来把要素关系解释清楚的。

关于伤寒这一块，我个人还是偏向这是属于比较平淡实用的东西，至于深不深奥，那就是看走到哪一步的问题。但是再深奥也是这个学科里面本身的一些东西的探讨，个人觉得还是很少涉及其他玄妙精微的学科的。

六经传经这一块，传统伤寒学家有循经传、越经传、并经传、逆经传、首尾传、传足不传手之类的划分，这些东西是存在的，可以去印证，但是在这一点的态度上我跟李克绍的观点是一样的，就是这些东西是不是整得复杂了点。说破天了，就那么六条经，你还能传出个什么花样来，这么传那么传也好，就是病理状态的变化，真正上了临床还是抓病机，靠辨证。你去预测疾病的转归发展，很多时候一是靠经验，二是靠整个内科功底，而不是绝对的传变规律，因为《伤寒论》提出的传变规律是针对理想和标准的人体病态发展的一个模本，通过这个模本你能更好地把握其内涵病机的变化，以上所谓的怎么怎么传又怎么样，虽是合理的，但是整太复杂了，还容易把本来清楚的东西杂糅化，做成走三步退两步来达到走一步的结果。

我曾经跟我的一个老师闲谈到伤寒，我说伤寒在本质上是个很粗糙的体系，他也认同。其实我觉得就是这样，古伤寒本质上很粗糙，但是粗糙并不等于粗劣，因为粗反而有力度，糙反而好用，也正因为粗糙而务实，才变得那么普适。阴阳也很粗糙啊，一个阴，一个阳，囊括万物，从粗糙来讲就对了，而后人根据阴阳的基本理论慢慢做加法，越做得多，越做得细，时效性越强，站不住脚的地方就越多，打自己嘴巴的时候也越常见。在这个大前提指导下，才能把中国学问做到细致而不离道。我之所以得出这个观点，因为我的立场是从《本经》体系延展开，从《伤寒论》原文的治法中去抓药证、药性而用药，当我回头去看明清医家的用药，真的直观感觉就是很精细，辨证得也很精细，细是细在心里，往往落实到纸上的细，常常就使得一些粗工拿起这些无用的细概念，就以为自己真的拿到高科技了，一用起来还不如老扫把。任何学问体系都有流弊，明清体系（不针对具体医家）的流弊在于确实拉长了我们中医临床上手的过程，使得数百年来中医的培养都被固化为一个漫长的过程。我记得以前有个故事说苏轼让人评价他和柳永的高低，那个人说苏轼的词适合关西大汉打着快板唱，柳永的词适合江南女子弹琵琶唱，而我个人对仲景体系和明清叶天士、张千里这类医家的直观感受就是一个是苏轼，一个是柳永。

二、"邪正观"下的病位八纲与六经探讨

1. 要有"对敌斗争"的二分法

"对敌斗争"这个概念因在 20 世纪被广泛应用于政治军事而被熟知，中医学作为一门人文社科味道浓厚的学科，自然也可以巧用一些其他概念来阐释其理论与临床。其实所谓"二分法""敌我矛盾"这些概念应用于中医学临床之中，就是要方便于在把握辩证法的同时清晰地抓住主要矛盾，再以单纯的方式分化矛盾，最后取得治疗效果。事物发展过程是由各种因素矛盾交织组合，互相影响的；人体受病矛盾也是由各种因素交织组合，互相影响的。在建立中医学思维的人体生理认识观念下，五脏、六淫都是穿插入各种矛盾的影响因素，抓住这些影响因素可以帮助在解决病态中将矛盾弱化和转化，最终达到较为理想的状态。但是针对很多情况下，尤其是复杂疾病中，去抓各种影响因素并分离出步骤，常常会首尾盲顾，治疗上捉襟见肘。譬如一个老年性咳嗽，舌红苔白，脉弦滑尺弱，咳嗽，口干欲饮，咽痒，白痰，胸闷，伴有哮喘乏力、胃口不佳、失眠，如果单纯来分析病机，老年脾肾亏虚是存在的，肾不纳气也是存在的，肺气不宣也是存在的，同时肺中津液阴虚也存在，脾不运湿而致津液成痰也存在，肺中津亏成浊痰也存在，一个杂病的痰很

难定性是一种因素所致的。但是多种因素共致，也会有四诊主诉中包含的主证，这就非常需要有功底去理清楚各种状态，也需要有功底在用药上面辨明寒热虚实。我治疗的类似情况，咳嗽以小青龙汤合四逆散加石膏、豆豉、薤白，效果很好，而使用的思维并不是用小青龙汤方证，而是先辨邪正病位，病位在肺与胸膈，内气、外气俱有病处，仍当作阳分杂痞治，用所谓细辛、桂枝、干姜绝不是认为有肺寒了，有水饮了，而是辛以开气，搭配石膏是去痞邪，而四逆散把阴分内气活动起来，见效很快。这种案例有时候回忆性讲起来并不典型，引用此案旨在说明，对方剂和药并不只一种定性方法。致病中的邪正关系其实反映到内部就是一个基本的气血阴阳津液的通塞关系，在阴分还涉及物质供给与气机来源的问题，这样认识疾病也是一种思维方法，邪正状态中包含的升降、持衡、坏痞、入阴分等，反映了人体受病的另一个层次论。这种认识，对邪气的定义不限于外气，譬如过去的一句话："凡是敌人反对的我们就要拥护，凡是敌人拥护的我们就要反对。"立足于本身病位的正常秩序，阻乱秩序的内气、外气、本气等在不同条件环境下都可以放在对立面中，对立面中的邪气又可再分邪正，可以调动的，可以安抚的，必须排除的，邪正状态和阴阳二分的本来活动中调动有利因素，就成了运动战的内涵。

2. 邪正观泛谈

"邪正观"是中医体系认识治疗疾病的基本方法，而对于伤寒体系，"邪正观"尤其突出和重要。在治病中，一般的中医首先考虑阴阳脏腑功能失调表现的状态，即包含邪正状态，但更首先强调寒热虚实，比较笼统，这一点如现在中医教材所推行的模式，特别注重辨证，病机暗含在简单的辨证中，这种方法易学难精，功底深了，可走得精细；功底不深，开口阴虚发热、阳虚畏寒，动手便错。个人以为的伤寒体系，轻辨证而重病机，辨病机是第一位，在辨病机的前提下再归纳一些普遍的证型，六经辨证是后人的归纳与运用，其本质是六经病机的归纳。

旁观"人见"与"开门迎客"不一样，对很多"人见"的概念只能先旁观，再琢磨，能不能请进来就再说了，很多学中医的也热衷于造神思维，先把"老的""名的""古代的"贴上标签，见了就供起，一开门就迎客，这也难怪很多时候做学问做到最后其实"遇人不淑"，但是又难以摆脱很多"人见"凑合过了很多年的固化影响，所以我带学生第一个教骂人，人都不敢骂了，谈啥子立屋筑基呢？人客我主在中医学习阶段很重要。

在认识疾病中，首先强调"邪正观"，不具体把邪气分为风、寒、暑、湿、燥、火，六经中"中风""中寒"等也与六淫邪气中具体的风、寒有一定差别。其表达呈现病机的方式，是以六个病位下，人体正气呈现的相对独立的六个反映层次为标准，在"邪正观"的基础上再强调寒热观。用药上亦是如此，后世用药先强调寒热、性味、归经这类，而《伤寒》用药更多接近《本经》体系，先对药的主效进行认识，有了系统理论后，对药对人体正邪关系的调理进行认识，在这个基础上再注重药的性味。至于归经理论，是很有必要在临证中参考学习的，但全然不属于传统伤寒体系的东西了。

3. 六经与病位的认识

关于病位八纲与六经，胡希恕有一些专著论述。他的特色是强调原文主证，强调六经方证典型，用病位八纲来验证六经的基本规律，仍然是以原方为主，六经为主，并力图独立出伤寒的辨证和治疗体系。这对伤寒学科贡献很大。胡派路子我觉得也是现在学生学习《伤寒论》的捷径，只要不把胡希恕也弄上去供起。

但我个人认为，病位八纲与六经的关系研究，病位是用药用方的主干，八纲的本质是邪正在病位上表现出的病机，六经是典型病位病机规律的归纳。在临证时，原文主证是认识伤寒本质的途径，但是反而要把原方原文和六经作为途径，而不是目的与结果，熟练地运用经方的药物搭配，甚至根据情况变化经方的药物搭配，组合成一些新的符合伤寒思路体系的方子，这才是发展经方的途径。所以在临床上，病位病机是基础，药证是直接的武器，六经是存在经典参照，原方是合理的组合参考，要以六经原方为辅，以病位病机、伤寒思维和药物认识为主。

六经本质是正气在六个层面发挥对人体生理活动调控影响的六种现象归纳，六经受病是正气在六个层面上受邪气干扰，并反映到不同病位的症状表现。六经不等同于其所主的六个病位，六经所反映的从整体来说就是身体元气周流往复。太阳经病位出现病理症状，也可能是阳明经经气的问题，但是以病位在太阳，即便是阳明经经气的问题，反映到太阳病位，根据不同情况，既可以从阳明经经气治疗，也可以用太阳经的方子去和解太阳，因为六经经气互相联系。所以如果简单总结一下六经的基础病位就是：太阳（肌腠营卫）——

阳明（腑道三焦）——少阳（筋膜三焦<向内始入阴证>）——太阴（气血<初入脏腑，而为脏腑之表>）——少阴（里脏元阳骨髓）——厥阴（气脏经三变<以厥阴为阴极阳复，元气周流三阳气又从此化，故气脏经三变，反现寒热错杂，内外不表>）。太阳是六经的门户，以邪正观的基础来看，无论外邪还是内气不调引发的与正气相干的邪气，在里即为作祟，皆可以从太阳而解，故六经皆有太阳证，皆有太阳治法。譬如桂枝为肌络解药，太阳主干，但六经为病，桂枝可配伍或者直接以桂枝汤酌情使用，少阳筋膜之疾，桂枝配柴芍；阳明阳蓄不成，表未解，桂枝汤主之；太阴脏寒热，筋膜疼痛，桂枝倍芍药；腑道积聚，桂枝配大黄；少阴欲透里寒，通达内外阳气，桂枝亦佳；厥阴交媾命门上焦，燮理阴阳，桂枝难缺。

《内经》六经与《伤寒论》六经有联系，但属于两个概念。《伤寒论》原文是没有明显藏象的概念的，提到了一些脏腑，但是与完善的藏象学说又有很大差异；与经络有关系，但又是两个概念，因为不管是六经还是藏象、经络，同属于人体，有联系是肯定的。我赞成用藏象、经络、卫气营血来阐释六经受气、发病的人体状态，但坚决反对用藏象、经络、卫气营血来先入为主，模糊传统六经的原貌。

太阳经基础病位在肌腠营卫，牵属太阳膀胱经、太阴肺经等，太阳经经气根起于少阴，出于少阳，合于阳明发于表，五脏里面，肾阳、中阳、肺气、心阳共同温煦，从胸膈发于表，流行周身营卫。太阳病治法里面，既可以银翘轻取散卫，又可以麻黄开腠，又可以桂枝温营，还可以附子温经、黄芪实肺、人参扶中等。太阳病不只是有表实、表虚，而是一个大系统的病变，外达至浅至高，内抵深处，故而吴坤安的一句"开肺即是开太阳"，曾让我一度不满，认为此是颠倒，可以说"开肺即可开太阳"，但若用"即是"则偏颇。肺气所主，仅为太阳经气之一部分，开太阳的方式也不仅是开肺。他所谓的开肺药，也是走后世性味归经所言的药性，例如麻黄对太阳经卫气的宣开，就不能以麻黄是开肺药来认识，不然从根上就偏离了古伤寒体系。

　　阳明经基础病位在腑道与三焦，其在胸膈与太阳经气相媾和，故而太阳阳明合病时多在胸膈反映出来，太阳病下之不当，邪入于内，先过胸膈。阳明经是太阴少阴经气从少阳阴阳之枢而出，三阴经气是藏，三阳经气是用，故而在人体生理活动中，三阳经气往往发挥了绝大部分作用，三阴经气发挥作用很多时候要通过三阳经气。所以掌握了三阳病的内容，就能够解决临床的很大一部分疾病了。门诊上的普通杂病，类三阴证多，纯三阴证还是相对少，但很多时候用三阴的药，只是来辅助调控三阳经气。三阴经气从少阳出于阳明的时候，气聚于中土，血气都是很强盛的，太阳阳气也很旺，但是它是分散的，而且是在表的，要不断消耗以发挥温养的作用。但是阳明的阳气一是在里，二是受里脏之阳的温煦，所以邪气入阳明，就是两种结果：一个是被里阳热化，要么在气分反映出来，要么在腑道结实，无论是气分还是腑道都最终要过三焦；还有一个就是阳明经气相对偏弱，邪虽化热，但与正气持衡，而成阳明虚痞。这个阳明气弱虚痞证的独立病机、治法及转归的认识，是我个人的一个很有成就感的发现，一些轻一点的病症就是用栀子豉汤，但是阳明痞证的主药并不是栀子，而是一味白术，这是我提出的一个观点。

我也有一个自己的验方：白术芍药栀子汤，这三味药治疗一些阳明虚痞的手汗、自汗、不寐、胸满、便秘、口干等杂症都有立竿见影的效果。当然阳明也有中风、中寒，这属于阳明杂症而非主证了，可以具体问题具体讨论。少阳，是从气与腑的病变向气与脏的病变转化的枢纽，病位在三焦与筋膜，少阳经气忌温燥，也忌苦寒，凡病位在少阳，必然涉及一个虚实寒热的持衡，宜和解不宜攻伐、峻补，否则即坏成他证。三阳说完了，三阴亦复如是，不必赘言。

　　临床上治疗疾病，不是所有病都一定要从六经来走，也不是所有病都适合从六经来走，但是六经作为一个普适的规律，对于很多病，尤其是一些疑难病，能够从它独立的系统来调理，从而达到影响脏腑经络气血的目的。六经是基础公式性的阐理"教材"，我后期用方几乎没有开过一张伤寒原方，几乎不曾发现一例伤寒本证，拆公式的过程就是独立发现病机关系的过程，不用原方的过程也可以视作从公式解决问题到公理解决问题的探索。伤寒病位八纲体系里面，前面说到了以"邪正观"为基础，不要以"寒热观"先入为主，见到有点热象，就不敢用热药。以"邪正观"为基础，学习好药性，思路上还是以《本经》为核心，广泛学习后世药学著作的功效加以补充，批判性地接受性味归经理论，这是我的观点。还是举个例子，伤寒的脉促、脉浮数，都有可用温药发汗的句子，但是临证见到患者又口干，又发热，从病机来走，邪入营卫，到底现在的病机是属于卫郁阳积，以温散郁表之阳而热自除，还是营血气分已经躁动而导致表不和，用点银翘白虎汤加减之类呢？这个就是检验从四诊抓病机的功底。有时候辨个证出来都是走个形式，最重要的是你辨出的证自己心里条理要清楚，这个就是更直接地从病机走，抓病机也是在辨证。我反对的是一些初学者辨死证，一上来就是"风热""风寒"，真正临床上哪有这么粗糙的病机，尤其是一些杂症。有时候一个风热病机也是很复杂的，还是要从病位八纲去找状况，这样用药更具有针对性和全面性。

三、表里纲病位八纲分析与治法

（一）表纲

所主为太阳经，辅受阳明经气，得气太阴、少阴，枢为少阳，牵涉足太阳膀胱经、手太阴肺经，病位在营卫肌腠。此间之气由太阴血气从少阳、阳明二端而汇出，少阴至阳上济太阳而行于周身皮腠血脉，少阳之地为太阳、阳明之病位间枢，又为三阳三阴得气间枢，其由阳而逆为少阳病，由阴而逆为厥阴病。

表纲之病，终缘于正邪争于营卫肌腠病位，或由内而生，已出里位，反致营卫肌腠郁满而兼生他证。治表纲之变，主于太阳，而不独于太阳，六经五脏之逆，皆有由表而解之法。故表纲之病，不拘于外感表证，诸病杂症病位在此，俱可从此而论治。

1. 表纲外证（卫证）

表纲病位在肌腠营卫，由皮腠之内，向深则为筋肉，筋肉为阳明所主。卫郁向深，则肺气开阖不利，壅气于胸。胸中大气不得外散，则向下迫胃，见胃痛、腹泻、呕吐等。经气病深入，则与少阳阳明合病，或为传化，或传损阴分。故表纲病治最浅处为表纲外证。

表纲外证，发于血脉清气至轻浮处，其气至清，而亦多招感邪气中清者，《内经》言："清邪居上，浊邪居下。"然邪气中有质轻数变者，多能与人体之浅浮居上之气相感为病，故有"伤于风者，上先受之；伤于湿者，下先受之"之谓。譬如尘烟能染净空，鲜能污江流，而浊流入江，先蚀其水土，非至时日，不能染其空气。表纲外证亦同其理，病缘于至浅之卫受邪扰而致诸证，治宜轻宣外散，主药轻为忍冬藤、连翘、豆豉、蝉蜕类，中为荆芥、防风、葱、姜类，重为麻黄、香薷、羌独活类。

卫气之病，一者卫郁，二者卫强，三者卫衰，而常见卫郁。卫强之病有因卫郁而起，有因营卫同病而起，有因内伤阴血而甚。卫衰之病，有太阳中风，有受气不足于少阴，有受气不足于阳明，有少阳枢郁，皮毛不得里气；太阳受气不足于阳明，可见阳明气弱饮阻证。脏腑肺、脾、肾之衰，俱可以使皮毛不得里气。

治表卫之药，本无寒热之别；治营血之药，才有温凉之差。表卫之郁，其宣散唯有强度之分。明清以来，多严执风寒、风热之别，归属药性泾渭之殊，此虽益学，亦不免于临证常有囿固之弊。伤寒卫郁轻证，亦可用连翘、葱白、豆豉、蝉衣、苍耳；温病卫郁重证，亦可用羌活、麻黄，药之取舍全在于整体病机。

表纲卫证以卫郁阳积为主要病机，可见发热、头晕头痛、恶寒、耳鸣耳聋、头目诸窍作痒不利、反胃、小便不利、泄泻、身痛、咽痛等。

2. 卫郁阳积常见病型分析

①发热恶寒：以卫郁为主而致阳积，若风寒明显，里热轻者，以葱豉汤解，或加荆防；卫郁重加麻黄；卫郁重而肌腠湿气明显，麻黄加薏仁、苍术、杏仁，或以羌活汤主。卫郁重且为主因，阳积离表，而燔动里热，大青龙汤主。卫郁轻，阳积重，初以葱豉汤主，银翘散亦主。凡药性轻升而宣透，皆能散卫气之拘，而开表之阳郁，入薄荷、荆芥、蝉蜕、菊花、柴胡、木贼等。阳积重而致卫郁，已离表纲，但现表证，以大剂量白虎银翘汤主之，见血证可加水牛角、丹皮、紫草、大青叶、生地等。温病有"在卫汗之可也，到气才可清气"之说，但临床见证往往变化极快，药常下之不逮，其"到气才可清气"之说，是防寒凉过早，郁闭卫气。临证常有病不至危，但卫气俱有病象，用轻宣散卫往往无功，用清气又主诉不除，此类杂病外感不属部分瘟疫者，不可执着温病四分法步骤，当用表里同解，参考河间法，发卫以麻黄、羌活类，清里宜白虎承气类，凉血以大青叶、丹皮、赤芍、蒲公英、野菊花类，这三部分药可根据症状病机配合选用，共奏其功。有卫郁重，而寒闭明显，当以桂枝温营配合麻黄散卫方能取效，如麻黄汤类。

②头痛、身痛、咽痛：以卫郁阳积而为病机的此三症，头痛者，卫郁为主，阳积为从证，即便见口干、面赤，亦当以辛散温和。我不认同头痛归经引经药的死板划分，譬如太阳经加川芎，阳明经加葛根、白芷，少阳用柴胡等，不走病机徒讲引经，误人不浅。用药上全在于吃透药性，否则执着引经反为掣肘。如因阳积为重，卫郁为次，当宜薄荷、忍冬藤、连翘、菊花、豆豉、山栀类；血气壅塞

不通，加川芎、地龙类；引热于下，加川牛膝、矿石贝壳类，可兼清痰热，亦可养阴。所谓肝火、肺火头痛，俱为里病，吃透药性，按里气清调即可。卫郁阳积并重，桂枝二越婢一汤主。

临证需注意的是，咽痛不可以动手便清热，先开卫调气，门户方通，若起则以抗生素或清热解毒药，寒闭气机则缠绵不愈。卫郁阳积，当以银翘马勃汤；体质三阴素夹寒者，半夏散及汤主之。身痛不可上手即散风除湿，开卫之时，需和津液，葛根是良药。亦有阳积重卫郁轻，而致烦热、骨节疼痛，类麻黄汤证者，实为银翘加凉血调气则安。

③头目诸窍作痒不利：头目诸窍既受五脏之精濡养，通于内气，又居于高处浅表受外界六淫之扰变，其虽得气于里，亦受养于营卫，卫气的充足、运行有序更是其功能正常的重要保障。故卫衰窍道易感邪而闭，卫实窍道易气积而壅，风令卫动，暑令卫弛，湿令卫塞，火令卫积，故治风宜散，治暑宜凉开，治湿宜芳开，治火宜苦降，郁火则苦佐辛。下窍之病，如二便不通，脏腑多责之于脾、肺、肾，有气水壅盛宜二丑、芫花、葶苈类，亦有卫郁不开以至于太阳经气结下属膀胱腑道不利者，当从肺卫调治，使上气得宣，此从卫通下焦二窍，有入血分属寒者以桂枝、细辛，入肺之紫菀、桔梗，开腠之麻黄、浮萍、香薷，降肺之杏仁，通调里气之葛根、升麻，芳开中焦之草果、菖蒲。窍道作痒，当散营卫稽留邪气，虚人宜桂枝汤加苏叶、芥穗；实人宜三拗汤加防风、蝉蜕；有流连日久，邪正两衰，柴胡桂枝汤、小柴胡汤、桂枝麻黄各半汤类。腠理邪气流连，有犯里气，桂枝二越婢一汤；从阳明开里气出于卫，以厚朴、枳壳，升跃肺气以桔梗。表邪轻必受卫阳感而热化，宜用银翘类轻宣；入

络有瘀，用全蝎、蜈蚣、蛇类以搜剔络脉之邪。下窍作痒，当从里积湿热，鲜从卫论。

④腹泻、呕吐、腹痛腹胀：此三类症，虽现病在里，亦有病位在外之证候。凡腹中之气出于太阴—少阳—阳明—太阳，其始也阴，其终也阳；出于肾命门—脾土—胃腑，一途于胸膈入肺成表卫之气，一途入脉之阴分成脉流之气，其始也阳，其终也阴。以终之气变而病及上游者，乃逆流病。腹泻一症，属卫郁阳积者，卫郁于外，阳积不于表而于内里之腑，内气不受亦不上逆，乃因内气虚而下利，此当以麻黄汤发之，适证以紫苏、白芷、防风、荆芥、豆豉、厚朴、大腹皮类以内外开气，莫徒作塞。呕吐一症属卫郁阳积者，亦以麻黄葛根汤以发，此见审证以升药，盖本属逆流病也。腹痛、腹胀，有言风入腹中，类柴胡桂枝汤证，实风如何入腹，不过邪气深入及筋膜，现表里筋膜病，非真风入腹也。此为表里之间证机。有卫郁阳积者，腹痛、腹泻俱以麻黄类方，如越婢汤等以开，或以豆豉、荆芥开，以薤白、生姜开等。

3. 表纲里证（营卫同病）

前人皆以营卫为表，实则入营卫相对于里气里脏虽为体表，但营卫同病相对于腠理表卫已病入里，见于诸症，不独于表，故桂枝汤绝非解表之方剂，实则为补虚、生阳血、调营卫之良方。笔者曾一度处理内科诸疾、妇科经带、胃病、眩晕、房劳早泄，皆以桂枝汤打底，能收良效。盖因诸疾，不论新旧、内外，有无脉浮外感之象，属于阳血不足，皆以营卫和之，故太阳病实见繁多，非独外证。

病入营卫，已有虚象，决不可只作实论。营卫不和，见自汗、盗汗、发热、恶寒、头痛、风痒瘾疹、疮毒、不寐、癔证、乏力、头面诸窍不明、痿证等。

其营卫不和证有本证，营虚卫强，就以温营补虚开卫，桂枝汤为主，卫强甚者加荆防，营虚甚者加当归，有瘀加鸡血藤、丹参，营虚夹寒加细辛；营强卫弱，则以玉屏风散为主方，卫弱甚加仙鹤草、浮小麦。营分无绝对之强盛，但营强多夹虚夹热，宜加白薇、生地清解血中之热，于气分有热加青蒿、功劳叶以解。营卫俱强，寒闭用麻黄汤，热证当以泄营热而开窍闭，犀角、大青叶、菖蒲、郁金、生地、麝香等；营卫俱弱，偏精华不足者，多为阳血亏虚，以桂枝黄芪五物汤、桂枝人参新加汤等。扶肺气以助营卫，主为玉屏风散，黄芪、仙鹤草为要药；调阳明扶营卫，以白术为要药；和太阴以人参、甘草为要药；振少阴充营卫，以附子为要药，桂枝加附子汤、麻黄附子细辛汤可选；调少阳枢机，以柴胡为要药，柴胡需重用至 30g 以上，小柴胡为选方。

4. 表纲营卫肌腠夹邪治法

夹风先辨虚实，营弱不可以散邪为主；夹寒需明少阴之气强弱；夹少阴用附子，从外用细辛；肌腠夹湿，从卫治，麻黄加术汤、麻杏薏甘汤。里虚须重脾胃，苓桂术甘汤为中州调理之要方。湿结皮中肿而水盛，防己茯苓汤，黄芪益气通脉，防己、茯苓下利其水。水湿于表内皮下，见脉浮、汗出恶风、身目肿大等，非营卫本病，以防己黄芪汤，见汗出恶风，此乃水湿阻肺气于营卫，故以此方。

防己、白术不得黄芪，入皮表力弱，反而伤中。

5. 表纲太阳病结于经证

由膀胱经和膀胱腑受。因膀胱经受邪而致拘挛疼痛，桂枝汤加葛根、桑枝、木瓜。邪重欲发散，用麻黄、羌独活；结瘀于筋中，加牛膝、土鳖、丹参。

太阳经经气不利，下膀胱腑蓄水，五苓用之。但凡见里湿需开，不论小便利否，五苓皆可酌情考虑，加细辛更通下窍，加柴胡、晒参为春泽，缓虚调内。有太阳蓄水，五苓不效，乃里气不和，可用春泽。里虚气不顺，再不效，补中益气汤合五苓，多有良效。太阳经蓄血，经气层面未调，桃核承气汤主之，或从阳明以抵当汤。

内外病，划入表纲论治，一者，经之本病，以经调之；二者，太阳肌腠营卫病位，变生诸疾，太阳方以和之；三者，诸疾无论深固新旧，凡邪正交争仍在，可使邪从表出透，以和里气，俱以调和之方。

（二）里纲

人身之里外划分，当有参照，譬如以三阳为表，则三阴为里；以太阳为表，则阳明为里；以肌腠为表，则筋骨为里；以腑道为表，则五脏为里；以五脏为表，则人身真阳真阴为里，诸如此类。然以伤寒病位治法，人身中营卫肌腠为第一屏障，其阳精卫外而作表；人身内大气周流输布俱为里，身之里气，必以深内达外，至血脉周流布于周身而又复返于脏腑，再做收敛濡养，故五脏六腑皆属里。从六经论，六经经气皆由表出，与表媾，故六经皆有外证，太阳有诸变于深内。

1. 表里之间治法

所以言表里者，气入筋膜三焦更深则为纯里，气出筋膜三焦以外则为纯表。筋膜三焦多气少血，受中阳煦养，故多火证；此易受太阳受传外邪，亦受内气调和以通畅，故多郁证；此为气津流行之道，故多结证；此能交脏腑阳气故多传化，故筋膜三焦上能抵头面、清阳诸窍，深能入里之三阳，尤为少阳所主，故云表里之间。

此节前人多以半表半里言，我不以为然。何为半表？何为半里？此"半"作何解？又以少阳为半表半里，尤为谬误。表里之间，三阳共行，虽少阳经气多主此病位不和，然岂可独以言之？邪气攻人，变无定数，只当病位论曰表里之间也。

表里之间，前言筋膜三焦之治法，气本非产火脏器，其阳受于中腑为主，故无绝寒绝苦之泄法；又因其多气少血，受身中阳热而运输水精，上下表里而相媾，所主少阳经气，亦多伏火以用，故绝无大辛大热之补法。故仲景立方以柴胡汤类和解，便有诸医云柴胡药效有和解少阳之功，此亦隐晦不明之论。柴胡乃破结气之药，能通调内气，能散三郁，一者中腑气郁结阳，二者表气郁结阳，三者通路气郁结阳，后人所谓能解肝郁者，亦是其破结气、通达三阳之功，其药性发挥功效抵下达上，类三焦通途上下相交也，故为表里之间要药。小柴胡汤，取柴胡破结气，黄芩清气水之热，半夏、生姜辛开以燥淫水，人参、甘草助中气，大枣以甘缓补脏阴而和之。

此病位亦宜辛开苦降，但辛开苦降绝非此病位之主法。盖因辛开者，开气也；苦降者，降浊也，多宜里腑所结之积痞，病位更深，以药味太厚则入里也。表里之间结痞，宜辛开淡渗，盖因其多为气津病变，宜柴胡桂枝干姜汤。但见筋膜三焦内伏邪实秽浊，亦可以达原饮类方以通透，常见于郁火发热、疟疾、癫狂、顽固性口干等疾。

太阳之病，病位在太阳，主诉在太阳，而经治不愈或反复者，调少阳枢机以达里气透太阳以扶之，小柴胡汤。

少阳筋膜三焦本病，小柴胡汤主之。若遇柴胡汤本证，柴胡须重用，虽未必用至仲景原方之半斤（140g），但仍需 2 两（汉代计量 30g）以上效果方佳。柴胡量小亦可能获效，但不是柴胡汤本证治法也。

少阳三焦结痞饮，柴胡桂枝干姜汤主。刘渡舟解释此方以胆热脾寒论，我觉得稍显模糊不清。此方的运用见于疟疾、头面顽疮虚热证、自汗盗汗、口干咽痹、心腹诸满、慢性肝病、更年期综合征等，亦适用于气脏经不利之厥阴病，但仍为从少阳治厥阴，非厥阴本证治法。

少阳枢气与表之营卫不和，柴胡桂枝汤。此不利在浅处，为里气不济营卫而夹邪，见于肢节疼痛；在深处，为外邪交于里而枢机不转出太阳，见心腹卒中痛，亦可广泛化裁治疗常见外感，还可以用于治疗神经官能证、眼睑病、胃病、耳窍病。

少阳、太阳、阳明三阳气机逆而不和，柴胡桂枝龙骨牡蛎汤。里气不通营卫则身重，不可转侧；阳明瘀热漫三焦逆心气则烦惊，谵语；太阳气不外顺，则胸满，小便不利，此为本证基本病机。现今医家更于此方发挥，治疗耳聋、精神疾患、不寐、早泄，均为实用之验。

少阳筋膜连属腑热，柴胡加芒硝汤。以日晡发潮热，知在阳明腑道蓄热；不见大便不通，热未结实，非阳明本病，以芒硝生津软坚而利导，以断中阳受邪而成生热之薮。

或脉弦，有气津不利而致中腑壅阳而结实，或里腑热漫出三焦，阻气痹津而上下不调诸证，脉必弦滑，非弦滑应肝，而以弦滑主正邪搏击，激气郁实结也。当以升降散，或大柴胡汤。

表里之间，因气热不投内犯阳明三焦筋膜，以葛根芩连汤。此方非独治下利，用于不寐、燥烦、七窍虚实火证、皮肤疾患、胃病、男科妇科诸疾，随症加减，多有良效。

表里之间，凡见三焦不利，内外或有水结，需开外气以通调上下者，麻杏石甘汤、越婢汤之类主，此为宣外肃里要法。麻黄宣外，石膏善清筋膜邪气、三焦气分积热，所谓清肺胃之热之说法，我以为亦是前面二者之所发挥功效。真肺热者，芦根、桑皮、瓜蒌、贝母佳，肺中热积成痈，鱼腥草、虎杖、金荞麦、冬瓜仁类佳。真胃热者，胃中火毒，石膏不如黄连、知母；胃虚热津干，石膏是清气以化水于中腑，生津亦不如麦冬、花粉，故学《伤寒》用药，须知后世总结之确凿经验。譬如石膏清肺胃热类，但《伤寒》原文并无此概念，故不可以以此类先入为主，而阻碍经方用药思路的变化。学医须博采，但仍当有主心骨，否则学问沿袭，承先辈之恩泽，亦落先辈之窠臼。越婢、麻杏甘石最能开三焦通道，二方以麻黄之剂量不同而所治病位亦有异也，两方主症皆有汗出，其夹水而汗出，必属于气阳有余，而麻杏甘石以杏仁下气，石膏清中，麻黄发郁，石膏量大，故重在清有余之气阳，兼利内阻之邪水，多用于喘咳属热郁也。然麻杏甘石非独治肺，病位亦不在肺，还可治疗不寐、水肿、瘾疹、腹胀、肠风、自汗盗汗、鼻衄，所以用经方体系者，不可以脏腑辨证先入为主，否则《伤寒》即是死《伤寒》，仲景所留方药俱为经验药对，经方俱为死验方，不为治法与理论基础。越婢汤病位结在水分，病机为水阻气阳，故药以麻黄、生姜量大以开，石膏清解膜腠，气阳一开，水则下行也。越婢加术、越婢加半夏则为治里证，虽为其汤加减，亦不入表里之间方剂，盖因病位有差异。

表里之间，邪正搏击，致气阳漫逆不通，候氏黑散主之。风邪入里，客营卫有太阳治法，少阳阳明有转透和清法，中三阴亦有温法与清降法之异，唯结于表里之间，不似六经标准证，实乃不从六经气受，而结于内外之间，向深不入阴经而直入脏，向浅不出太阳而燔气火，此当作败痞论治，以温凉并用内缓中气，外以辛散通利除邪。

表里膜间结水，木防己汤。此汤病位在胸膈膜腠，盖以此地非独立脏器，多气少血，受中气心阳以温，多不用温法，以石膏清利之。又因凡结水为阴邪，必以阳微气结不利，又不可大寒闭气，同为开通道利水，麻杏石偏重清有余之气阳，越婢所结多为未结实之水气，而木防己汤类所结为有形邪饮，且常伏于胸膈病位，故治法上多从太阳阳明二经论治。

表里之间治法繁多，温病亦有不少方药为经典，不一一列举，全在于临床病机把握与药味加减。

2. 里纲本证

凡病入深内，一者内气病，二者里之病位伏邪，内气病由邪而起，亦由内气损而起，邪动内气，或热或寒，总在于从通道而出；内气损，阴阳偏盛，又在于损有余补不足。凡有余之气，即为邪；不足之气，即为招邪之渊。病位伏邪，先不可论虚实寒热，否则用药易规矩而不效。即为伏邪，亦须找其出路，从气宜辛开，从血宜推陈，六经宜调透，脏腑宜通。俱言六腑宜通，五脏亦宜通。言五脏补法者，实则补唯有扶正气一法，厚味滋精华为一法，虽药有差别，可从不同脏腑而用，然五脏亦无绝对补法，先天之气亦无补法，除开扶正滋精二法，其余诸法，俱为调和调动人体内气而用。

3. 六经里证

① 太阳里证

太阳经里饮，水气内结，胸膈以下，少腹以上，水气阻心阳，气阳不升则头眩；阴邪凌心则心悸；里水已阻气阳周流，故表不得气，若强发汗，表气先虚，阴邪阻内气，内外不并，故身为振振摇，以苓桂术甘汤。

太阳经气内损，心胸阳气空虚，阴邪上犯，苓桂枣甘汤；不上犯，桂枝甘草汤。

太阳经气外损，或从少阴而发，阴邪内停，当以真武汤，病在肢节脏腑。

太阳经邪气随经而下，结血气于下，桃核承气汤；血已成，气病罢，抵当汤。

太阳经气外损，气阳从胸膈先亏，阴邪因结于此，陷胸汤主。经气外损，胸膈不亏，则病位在下，中焦因结，属气者，厚姜半甘参主之；属阴邪饮结者，太阳初入阳明，气弱结痞，去桂加茯苓白术汤。

太阳经病，邪从外入，或从少阴发，膈内结水气心肺，小青龙汤主之。

太阳经气因火劫虚耗，经气虚则从其所现而治，因惊动里脏心神则阴阳不交，桂枝龙骨牡蛎汤。

太阳经里水，病位浅者，越婢加术汤；病位深者，甘草麻黄汤。

②阳明里证

邪入阳明，燔动里阳，交织伤津，气聚壅热者，白虎汤主之；津亏重者当扶气，以甘寒生津，白虎人参汤主之。

阳明经邪入，中腑壅热，积实不通，阳热上冲头目，血气实逆乱心包，当泻有余，大小承气汤随证选用。

阳明经气壅塞，邪因从太阳入，不见经热腑积，麻黄汤主，以麻黄、桂枝俱能开里气出外，以解阳明经气之壅而不利。

阳明结水，热水阻气，猪苓汤主之。

阳明气弱虚痞，结在气分者，栀子豉汤；饮结胸膈，阳明经气不利，热无所发，去桂加白术茯苓汤；阳明气弱虚痞主证，大便难，四肢出汗，发热、口干、不寐，胸满，白术芍药栀子汤。

阳明结血于下焦，血成，气病罢，抵当汤。

③少阳里证

少阳经内伏邪，邪入膜膜之间，成固痞之状，达原饮主之。

外邪由太阳因入，少阳经气受热，而病位腑道不安，常下利者，黄芩芍药汤。

④太阴里证

太阴血气弱，经气病，筋膜拘急，腹痛，手足心热，咽干口燥，药以甘温，小建中汤主之。

太阴经气先病，病位后病，损在血气脉管，见心悸，发热，消瘦，便秘或腹泻，炙甘草汤主之。

太阴筋膜有邪气，桂枝倍芍药汤主。

外邪入太阴，筋膜与太阴经气先病，腑道有积，桂枝加大黄汤。

太阴经气病或不病，中寒，理中汤主。

⑤少阴里证

少阴标准证，由太阴而来渐损至少阴，阳微阴弱，附子汤以温脏暖营。

少阴经气本病，四逆汤类主。

少阴病下利，当温中涩气，桃花汤主。

少阴经伏阴邪，能有所伏，阳不衰也，真武汤予之。

凡病入深里，气能受之则外转，少阴经气透邪而转，气现不利，当以四逆散。此阶段不治，衰则到太阴，强则到阳明，持则到少阳。

虽少阴经气按六经而周流，然少阴内动力之气，刻刻上注阳明而经胸膈以济太阳，故少阴病若实从热化，则治从阳明，有猪苓汤治法，有承气汤治法，亦有白虎汤治法。

少阴病入脏而热，当予黄连阿胶汤（朱雀汤）以苦甘而降；以咽伤为主，则以苦酒汤。

⑥厥阴里证

厥阴病在气、脏、经，错综复杂类若他经。厥阴经气以阴微阳复为主，类若人之战汗时，故病入厥阴常无主方。若正气能胜，不需用药也，其或可愈，或变证为其余几经之病，总以扶正顺气为要。

厥阴气病，四逆散加白虎汤；有吐证，瓜蒂散；气微以四逆汤。

厥阴脏病，其症若阴，四逆加白通汤或当归四逆汤。脏热下利，白头翁汤。

厥阴经病，当看有无余经症状，若有蛔扰，乌梅丸主之，或无余经症状，欲解不解，乌梅丸亦主。

厥阴病，上下脉不至，郁阳不开，上唾脓血，下有泄利，气、经、脏三变，当开郁阳。下脉不至不可以清，上脉不至不可以温，坚阴以实脏，暖中以扶正，开郁以顺气，麻黄升麻汤主。

三阴有伏寒，厥阴复阳不利，当于所用方中加吴茱萸。

4. 里纲杂病

内里亦是一气以主，五脏因功能不同，受一气支配各司其为而表现出各种生理状态，受病时表现出特殊的病理症状，此即为藏象。言药者，有药归经，以分别药性，实为不同药物对某类某部分疾病的经验归纳，值得重视，但不可拘执。譬如柴胡行气，多认为柴胡疏肝，适合肝经气郁，而柴胡乃破结气之药，内里结气，俱可以用柴胡以散，不独肝也。柴胡更有透邪之妙。至于叶天士之柴胡劫肝阴之说法，后来批判者亦多，我也不认同，临证用柴胡，对证情况下从未见劫肝阴之弊，但若是肝阴亏虚，痰火内结，当以清降痰火，此类疾病，若以大剂量柴胡疏散，当然可使原本症状加重，但此为不对证之用，并非柴胡独劫肝阴，若柴胡配合芍药、花粉、浙贝母、牡蛎、玄参等，亦未见其弊。

五脏气郁，证候表现总以脏腑功能动力发挥受阻，先辨虚实，气弱者不可强开其气。譬如腹胀一症，多属脾胃气虚气滞，夹湿而郁，若无腑积，不可以下法，以厚朴、枳壳、苏梗、砂仁、木香、党参、陈皮行气开中，此为常法。厚朴生姜半夏甘草人参汤里，厚朴为君，人参为次，若此证，人参量大，则消胀满之力弱。但有以行气法治疗腹胀，疗效不显，甚至畏惧补之壅塞，每用参芪总要加辅佐，愈加不效，其病日笃，脉细涩或微，或有浮大无力，当以独参汤加破故纸、肉桂峻补元气，则胀满可消。

①肝气之郁，肝体阴而用阳，药上多以花类开，此为正法。今见诸病包块疼痛，用三棱、莪术、香附、柴胡类，名为疏肝，实这类药所破气机，非以疏肝为用，而是破气之后病位气机一开，肝气自然得到疏解。实疏肝之药，须柔肝为先，芍药、芍药花、佛手、佛手花、玫瑰花、绿萼梅、凌霄花、合欢皮此类才为疏肝正药。经方里有调达肝体用之四逆散是也。

②肺气之郁，肺主一身之气，肺气虽言肺脏之气，实为心肾之火所根，故肺气疲怠，心肾已亏，肺气衰极，则心脉痹阻，瘀浊杂生，则肾气不固，纳气失常。肺之气下从三焦走脾胃而至于深部，上与心通血脉行于表部。肺为娇脏，易受外邪，故肺气之郁在表，需散邪宣表，调和营卫等，银翘、荆防、麻黄、桂枝、苏陈类汤药；肺气内结，则需明里有无邪气，阴邪伏内，最阻肺气，当需辛开，小青龙、干姜甘草、三子养亲类汤；内燥生痰火，当以沙参、枇杷

叶、贝母、紫菀、百部、花粉类滋养。火热郁肺，可清三焦与表气，麻黄杏仁石膏汤加减。肺气郁至后期，如肺心病，当益气活血补肾，即便见咳痰胸闷，不宜再以薤白、瓜蒌、半夏辛开破气，否则必死。我有验方固元活血汤：红参、附片、五味子、熟地、干姜、当归、红花、地龙、赤芍、丹参、河车以治疗。

③心气之郁，一者以香料开，一者以行气活血以通。香料开当明病机，加凉血清痰，或温痰行气药；活血以通，须明阳气足不足。李可破格救心汤是重症心衰良药，经方里瓜蒌薤白类是经典，四逆真武汤类是经典，桂枝甘草汤是经典，大黄汤类亦是经典。治疗心病，温阳养阴等为常法，通下不可忽视。大黄祛瘀浊是良药，心病肾病后期，扶正中加大黄常有良效。

④脾气少郁，盖因内外邪气所困也，或因内气结而阻也，见招拆招即可。但脾气无力而内阻，前人多以补中益气、参苓白术类、二陈类甘温以扶，有时不逮，脾有阴亏也。甘淡能实脾，莫以甘淡方平和，画蛇添足，再于其中投以辛散温阳以补。实脾阴宜扁豆、太子参、茯苓、白术、山药、莲米、枸杞，此类升清宜加荷叶、葛根，暂不宜升麻、柴胡。

⑤肾气亦少郁，盖因脾肾为五脏之里，为内气泉眼。肾受外邪内伤，而致于气不调者，多现于膀胱腑证，滋肾通关丸是一类；有虚者，肾气丸是一类。

5. 六淫入里的探讨

反复强调，《伤寒论》的基本观点是邪正观。

六淫的认识在《伤寒论》有涉及，但跟我们《内经》及后世医家那种很精细的六淫发病治法不同，《伤寒论》并没有这么细。这里想讨论的就是六淫伤人，最后在里证为主的情况下，表现出来的病理状况和治法。

①风为阳邪，由表入里即受里阳交而化热，营卫皮毛按表纲治法论治。有逗留入肺，看似表证，实已入里，其人体弱，久则过敏性咳喘类，或邪重体热，则化为里痈，《千金》苇茎汤类。再深则入腹，发为泄泻、腹痛等症，以升阳除风，或以柴胡桂枝汤类和解。凡入里久，夹杂里之湿浊毒气，则发为癥瘕，故风药可消癥瘕，能活血，实为《伤寒论》治法之暗含之秘，人所少识。麻黄、藁本、辛夷、羌活、防风、细辛俱能活血消肿解毒，治疗固痼肿瘤多用，痤疮亦多搭配使用，《千金方》亦有如是汤剂，笔者研究以为如是，临证亦验。

②寒邪入里，凝聚血气，成为痹证，夹杂内湿浊毒，亦能成癥成瘤。寒入体，人体强，则化热，寒热错杂，成诸痈痛炎症；人体弱，则伏经气之内，影响五脏功能，或待气升而发，感内外之阳而成温病。

③暑邪入里，邪旺则闭窍，或阴或阳。此邪最易妨碍人身之阳，多夹杂湿气，固须通阳窍以除邪，轻则开皮毛，重则开心窍；火重早期宜清而养阴存液，后期宜苦降坚阴。暑气不留脏腑，但邪气不罢，久则阳气耗动，入秋冬，则妨碍收藏，而成寒中。

④湿邪入里，重浊难除，古人谓："千寒易去，一湿难除。"湿能痹阻气机，故治湿需开气；湿最趋下，故治湿需利小便；湿能痹阻经络，故治湿需活络；湿与内阳结易化热，故治湿需淡渗清解；湿

入血需清血，久湿需温阳通络。三焦为水津通道，湿与气分结，治在三焦，以三仁汤。湿在皮下，当外发腠理，内清三焦，以表纲之麻黄连翘赤小豆汤、越婢汤。凡湿热寒湿结在局部病位，上至于头面五官，中伏筋骨关节，内抵脏腑，下至胞宫精室，常需加经络药方可倍效，类路路通、王不留行、丝瓜络、徐长卿、细辛、萆薢、络石藤、五加皮等，此几类药绝不拘于风湿痹证，对局部病位常有殊效。反湿气久居必入病位，随虚而乘，由生瘀热寒毒种种，当以通络解毒活血分化为要。非以从外感为湿，凡病位有瘀者，其气津血不利即化为浊湿败精顽痰。凡湿逗留气分未深入局部病位，当明升降，一者脾胃，二者肝肺，此两者升降调和，肝升则脾升，肺降则胃降；肝实则胃升，肺实则脾升。治湿分化，需升肝降胃，升肺缓脾。

⑤燥气入里，津液先不行，后才是脏腑阴亏，痰火由升。燥气入里，肺先受之，肺津不行，胃火由盛，脾阴不荣，肝血才亏，肝血损后，肾阴方虚。内燥其发，若从肾而发，则心火独亢；从胃而发，则阴火独壮；从肺而发，则脉枯筋萎；从肝而发，则魂若游离。损于气津层面，竹叶石膏汤主之，人参白虎汤亦主。精华不足，而虚热由发，无可名状，神魂貌离，当以甘味合之，甘麦大枣汤主之，虚热盛浮，百合地黄汤以味重以潜。大熟地黄能大补阴血，充养五脏，最能消内伤阴亏之痰湿，能降浮游无根之虚火，重用能治水，配辛味能治痰吼，能起萎，能消胀，人所少识，动辄砂仁拌，此厚味赘重之品，遇砂仁则入肠道产气，徒生放屁打嗝也。内燥，《伤寒论》多以甘味养之，经气调之，唯详究脏腑，实治里燥一门，清降痰火（如龚居中《痰火点雪》一书所列治法）是一法，清气生津是

一法，甘养是一法，别列脏腑是一法。小建中汤、温经汤以治北方太阳之燥，黄连阿胶汤、猪肤汤以治南方少阴之燥，东方少阳之上火气，以黄芩、花粉、牡蛎治其燥，西方阳明以石膏、知母、芒硝治其燥。现今言湿多燥少，未免绝对，善用山药、石膏、地黄之辈医家，我以为能得燥气病真旨。

⑥火气入里，以苦味降之，黄连解毒汤如是。凡内火者，先清其身中之阳与邪感之有余败气，复阴津阴液者，实为身中正阳，为运河舟楫，否则败气外盛，阴亏津亡，则真阳内格，必为死证。火气病至后期真阳内格，当先回阳，再谈养阴，一味养阴，看似无错，症状附和，必死无疑。

（三）杂病纲

现言杂病者以慢病症状复杂而概之，但今人所谓之杂病，实不出表里二纲之内。六经之中，病杂日久，经方家医案多以几味药，一些典型经方，有不出旬日，其症若失。盖是前医未明病机，错投他药，未辨主经，而致症状复杂，实则不为杂病。真杂病者，状似六经，又离六经，状在表在里，或在表或在里，总又不似典型病位之表里分明。此类疾病更应抓病机，六经辨证、脏腑辨证、气血辨证都不能偏颇拘泥，用方经方、时方亦不能执着，全在明其所在，知其所主，调其所病。

杂病者一因汗、吐、下不当，离六经而坏成他证；二因病久错杂，邪正虚实俱乱；三者病位杂，病机杂。《金匮要略》方药为治杂病之准绳，亦为杂病论治之祖；后世诸书，实杂病、正病同论，但应从各家求经，以把握病机复杂性，糅诸治法，明晰主次，深入经典，熟谙《内》《难》方脉，方能于人所棘手之杂病有异人之功。杂病范围甚广，纸上谈兵俱为无用，唯有征引一些基本病机变化情况以范例，供临证具体问题加减分析。

1. 六经杂病论述

①太阳经：太阳经气不利，因误汗，火热劫津，可变证为阳明、少阳。在太阳经病位成杂症，肌肉痉挛，筋惕肉瞤，状似真武汤，而脉细有根者，身体反弓，膀胱经为拘，此太阳病位津伤气乱，栝楼桂枝汤主之。栝楼根能退内里虚热，配芍药能缓筋肉阳积，以桂枝开血脉，使药至病位也。再加葛根、桑枝、秦艽为妙。太阳经病位坏成热毒，痈肿高起，鼻流浊涕，咽痛吐血痰，桂枝加虎杖、鱼腥草、黄芩、蒲公英、千里光。病位在太阳，或见经气不利，莫可名状，以瓜蒂散吐之。

②阳明经：阳明气弱虚痞，自汗，手汗，疲乏，胸满，发热，口渴，大便难，以自验方——白术芍药栀子汤主。虚热将结，滑石代赭石汤；饮结已成，白术泽泻汤主之。

③少阳经：少阳经坏成饮痞，柴胡桂枝干姜汤主之。血弱气阳与水不附三焦通道，而逆乱冲上，奔豚汤主之。有少阳杂症，阳邪伏阴分，发热口苦，汗出，青蒿鳖甲汤。

④太阴经：太阴经杂症坏成，已离本经，三泻心汤主之。泻心汤亦是为寒热邪气伏阴分而开。

⑤少阴经：病入少阴，坏成杂症，已离其经，其人或精血久亏，

膀胱腑即受病，小便不利，水肿，消渴，八味肾气丸主之。少阴经气热，离经而病在上焦心肺两脏，津干液少，百合鸡子汤、百合地黄汤主之。

⑥厥阴经：厥阴阳气已复，经气已顺，遗热毒于下焦，赤小豆当归散主之。

2.《金匮》杂病方药精解（序号为条文在《金匮要略》原著中的顺序）

百合病渴不差者，栝楼牡蛎散主之。（7）

气阳有余，上中二焦津亏，无实火者，当以栝楼牡蛎散，以牡蛎咸寒味薄，最能生清水；栝楼根甘苦微酸，生于温暖潮湿之地，收地气之水，而抗地气之热，亦是生津消火之妙药。

狐惑之为病，状如伤寒，默默欲眠，目不得闭，卧起不安。蚀于喉为惑，蚀于阴为狐，不欲饮食，恶闻食臭，其面目乍赤、乍黑、乍白，蚀于上部则声喝，甘草泻心汤主之。（10）

湿毒久羁，内陷阴分，内气损，无以托毒外出；内气结，则毒气不去，此不可以苦寒解毒，当以甘草、半夏二药为主。甘草为解浊毒要品，《本经》言甘草能去五脏六腑寒热邪气，善能收疮；半夏为解阴分陷毒、疮蚀要品，此二药量大，调内气之浊毒。以人参、干姜以助中气，黄连、黄芩以泄余火。病为狐惑，今用于诸疮溃疡不愈均以甘草泻心汤能收功，用以中虚肠鸣下血、肠道易激综合征，宜炙甘草，治狐惑宜生甘草。

太阳中暍，身热疼重而脉微弱，此以夏月伤冷水，水行皮中所致也，一物瓜蒂汤主之。（27）

凡病气未深及里之三经，亦未陷脏入骨，脉有上跃之势或上脉不至而郁，可视指征治以吐法。吐能上开胸膈之气，能出胃中积，能撼表中血气而解太阳，能和解气津结而和少阳，能泄中膈虚痞而安阳明，以瓜蒂汤。

病者脉数，无热，微烦，默默但欲卧，汗出。初得之三四日，目赤如鸠眼；七八日，目四眦黑。若能食者，脓已成也，赤豆当归散主之。（13）

病已离经，脉中留邪，受内外气阳蒸热，随处而发，随处而溃，或内或外，以赤豆当归散。当归和脉，赤小豆除内陷邪热不结经、不漫气而如结毒状，以赤小豆色赤能清血也，绿豆代之亦可，气分蒸热，绿豆更佳。

阳毒之为病，面赤斑斑如锦纹，咽喉痛，唾脓血。五日可治，七日不可治，升麻鳖甲汤主之。（14）

阴毒之为病，面目青，身痛如被杖，咽喉痛。五日可治，七日不可治，升麻鳖甲汤去雄黄、蜀椒主之。（15）

升麻鳖甲汤因雄黄难得，笔者未有应用，但据理法和前人应用经验分析，姑妄一言，姑妄一听。阳毒以升麻鳖甲汤，以阳毒以邪毒入里，坏于阳经气主，阴气未伤，当以入里阴悍气之蜀椒、雄黄，急通透正气以祛邪，升麻、甘草从上从表透邪解毒，当归、鳖甲以和血脉，内扶阴气，以防邪陷，亦防阴气损，成内外邪热俱亢之证。

内外邪热俱亢，不可再以悍气之品以期透外，当以《奇效良方》之阳毒升麻汤以治，阴损加元参、生地。阴毒以交织日久，入里，凡邪毒入里，必伤阴气，而生毒热，邪热入阴，有黄连阿胶汤治法；毒邪入里，当升麻鳖甲汤去悍里气、损阴精之蜀椒、雄黄，否则必然内外俱热，真阴不附，阳气暴脱。以升麻、甘草透气解毒，当归和营得气，鳖甲实脏阴，方可解。

病疟，以月一日发，当以十五日愈；设不差，当月尽解；如其不差，当如何？师曰：此结为癥瘕，名曰疟母，急治之下，宜鳖甲煎丸。（2）

邪正对立，最轻在表卫，然后在经，而后在里气，而后入脏入血，随病位而结浅者在肌腠，中者在筋膜，深者在腑，至深者在脏。正病无外乎邪盛，邪弱，正虚，正强，病位多单一为主；杂病以正邪对立，交织持衡而兼病理产物为多，病位定而所病机有气血腑脏俱不利，言寒言热，言虚言实，言在经，言五脏之脾、肝、肾、心、肺云云，诸皆有及，而诸皆不及。持衡则多结痞，六经俱有痞证，即坏证杂症，里脏亦有痞证，里气亦有痞证，病纯则药味纯，病杂则药味杂，开痞需以杂味。风邪入里，久成癥瘕，此气血津、脏腑之余气俱与邪结，当以鳖甲煎丸主之。

温疟者，其脉如平，身无寒但热，骨节疼烦，时呕，白虎加桂枝汤主之。（4）

气分结热，外跃不畅，而发热，以至身痛、脉不洪数者，白虎清里，桂枝宣经引气。痹症治疗热结经络亦常用此方。

疟多寒者，名曰牡疟，蜀漆散主之。（5）

牡疟者，实则牝疟也，牝以象多寒。俱知表寒用麻黄，其人气固，少阴不衰者，伏深邪里寒必以麻黄开之，勿谓虚人而慎，其虚非虚寒独主，无论何虚，气不固不以麻黄，津血少不以麻黄。《外台秘要》之牡蛎汤中，以麻黄透深伏之邪，蜀漆疗寒热之疟，牡蛎、甘草和内津内气，以绝邪去津气衰，亦绝邪去反复感伏表里深处。

风引汤，除热瘫痫。

内火燔盛，气逆而上，上犯清窍，以至于神志昏乱，身热筋萎，大黄以降气除热，龙牡以宁神涩阴，桂枝以散肌表筋骨瘀滞之气，寒水石、滑石、石膏以凉气除烦，赤石脂、白石脂、紫石英以重镇收气。

仲景治疗中风以用风药为特色，风能散邪，后世治法以平肝化瘀降火滋阴等亦卓有成效。后人多批判经方治中风固拘一法，稍显偏颇。但仲景之方，散风中搭配，看似散表，亦为调里气，后世治法中明此义者，能于表里纲病机中更兼顺气，则效佳功倍。

防己地黄汤。治病如狂状，妄行，独语不休，无寒热，其脉浮。

阳气而言，精损为先，气损为后；阴气而言，气损为先，血损为后。阴气损及后期，人身中凉润之气血俱亏。此证尤其注重是外夹杂风邪，阴亏之亢阳由风扇动，直犯上首，以至于神乱狂语。防己泄血中之余热，生地清血中之燥，桂枝、防风以上去邪风，甘草缓中气以治。

诸肢节疼痛，身体魁羸，脚肿如脱，头眩短气，温温欲吐，桂枝芍药知母汤主之。（8）

水湿郁皮下表位，以麻黄加术汤；病位更深，减麻黄加桂枝；寒重痹久，郁滞重以防风通气，附子通经；知母见腻药则坚阴，知母见苦药则败火，知母见淡药则肃里，知母见辛药则能利水。此为桂枝芍药知母汤旨要。

《近效方》术附子汤。治风虚头重眩，苦极，不知食味，暖肌补中，益精气。

凡病表里阳衰，气不抵血脉皮毛，则精华不布头面四肢，见风虚头重眩，而阳精不化中土，则食不知味。白术配麻黄能开湿，白术配桂枝能温中，白术配附子能生阳精，以术附汤治此证。

虚劳诸不足，风气百疾，薯蓣丸主之。（16）

病在虚类，有气津血精之虚，有五脏之虚，有阴阳不足之虚，然但凡虚羸日久，必由脾胃化生血气。山药益脾阴而填气，《本经》载亦有除寒热邪气之功，以此为君，能上至肺，中润脾胃，下抵肾水，最能润人身重阴气；以当归、桂枝、干姜、柴胡、川芎最能调内和表，使表里上下气机开通，精气能行；人参、白术、防风能驱中气生发，中土之阴得养而阳得升，气顺而因虚羸风气则渐渐消；更兼阿胶、地黄、白蔹、麦冬能清因羸虚之人之余火，收血气于脏间脉内；杏仁、豆卷、桔梗、茯苓更能开里气利三焦，而下利其浊。以薯蓣丸主。

虚劳虚烦不得眠,酸枣仁汤主之。(17)

病不寐者,唯重在辨通塞二因,此言通塞,以血气阴阳、病邪内积败浊为指征,无论虚实寒热,只当血气偏顺为通,只消见机用药即是。塞类不寐,或邪气,或败浊,或内虚,久而至于血气不通,即便辨证的是,用药亦常收效寥寥,此须在抓病机中寻出其由,加以通药,方能捷效。通药于不寐中,在心在血,丹参是一;在气在邪,川芎为主;在郁在表,葛根为佳;在郁在痰,半夏辛开;在血在瘀,桃仁破之;在结在气,柴胡重用。病有内结血气化热,仲景以酸枣仁汤安之,以茯苓、川芎逐邪开气散郁,知母、枣仁、甘草共滋内降火。

五劳虚极羸瘦,腹满不能饮食。食伤、忧伤、饮伤、房室伤、饥伤、劳伤、经络荣卫气伤,内有干血,肌肤甲错,两目黯黑,缓中补虚,大黄䗪虫丸主之。(18)

邪结入血日久及络,而耗伤精血,以至于血涩不通,多兼淤毒,必以虫类而通逐。地黄逐血痹益气力,仲景大黄䗪虫丸中以地黄、芍药重量和血填里而通,余药伤正者唯大黄而用量极轻,水蛭通破而不损血气,此内缓其血气,以逐其瘀滞。此方脉见细弦而微最佳。

咳而上气,喉中水鸡声,射干麻黄汤主之。(6)

痰饮病,无论寒热,但见饮之为患,喉中气痹不通,痰鸣辘辘,当以辛开顺气化痰,以射干麻黄汤,热重加海蛤壳、石膏、桑皮类。

咳逆上气,时时吐唾浊,但坐不得眠,皂荚丸主之。(7)

顽痰痹肺膈，咳而干声，或出黄白胶痰，吐后不解，时时喘息，唾浊漫上，此乃肺中精水被浊邪干也。状若湿咳，又若燥咳风热，岂知俱非。以皂荚丸与之，必咳吐胶浊之痰涎而愈。

咳而脉浮者，厚朴麻黄汤主之。（8）

哮喘咳嗽，胸中气水相结，或寒或热，胸闷不利，以银翘、桑菊、止嗽散类如杯水沃田。此当开胸中大气，以厚朴麻黄汤，此杏仁以降，麻黄、半夏以开跃，干姜、细辛、石膏以去水气、宽胸膈，厚朴大破胸积，小麦、五味子以敛气不致过泄。内外不清，唯见频咳，无余症，可以此方。

脉沉者，泽漆汤主之。（9）

今言咳喘上气曰肺之病，多非肺本脏病也。厚朴麻黄、小青龙，俱是气邪病，所谓桂枝厚朴杏子汤类更与肺本脏病无关，以蝉蜕、枳壳、陈皮、苏叶类行气常以治肺气，但亦是在肺本脏受里外气化生之变。肺本脏病，以金体恶燥恶热，所以千金苇茎汤是一类，百合固金汤是一类，如此枚举，真补肺者，蜜紫菀、蜜百部、阿胶、沙参俱是；真清肺者，鱼腥草、金荞麦、瓜蒌壳为是；真入肺者，地龙、桃仁、杏仁、麦冬是。真肺本脏之病，现咳喘上气，先辨有无痈结，而后观体气、肺脏虚实。肺本脏病以肺痿、肺痈为代表。真肺病脉沉，知本脏已损，以泽漆汤。肺体宜清润，当以黄芩、人参、白前；肺气宜辛开，以半夏、生姜；邪气宜凉肃解毒，以紫参、泽漆、桂枝。故仲景体系此方虽未言及肺，观此组方结构，结合临床应用经验，应属肺本脏病。泽漆者，四川乡村之五朵云，从前易得，今天药店难见，有利水清热活血功效，尤其以杀诸虫蛊毒、解邪毒腹胀为上。古皆谓泽漆有毒而惧，实泽漆鲜品汁液有毒，煮熟后毒性极微，病机与药对应准确一般无不良反应。紫参之争论固在，有言蚤休、拳参、草河车等，因草河车一名多药，同用此别名，故更宜混淆。中药考据方面并不擅长，也无精力做这样的事情，但是就个人临床感受和对理法分析，决不可能是蚤休。至于拳参，我从未用过此药，这边药店、医院皆未见过，药性亦不了解；倪海厦以为紫参为拳参，因对拳参一无所知也无可附和或反驳。就个人想法而言，紫参或为石见穿，即使不为石见穿，此方中石见穿之功效符合方义理法，后《金匮》紫参汤中用石见穿亦佳。石见穿治肺本脏疾病之咳喘确有良效，亦是笔者经验。泽漆汤中加络石藤效果更好，亦为经验之谈。

大逆上气，咽喉不利，止逆下气者，麦门冬汤主之。（10）

气逆阴伤，肺精亏虚，当以甘淡养气，辛散开结，加以重剂生阴之品，则肺精复，气归于膈间，以麦门冬汤。

肺痈，喘不得卧，葶苈大枣泻肺汤主之。（11）

邪饮迫肺，水已成当以葶苈攻之。葶苈能下水，下邪实，亦能下气，非独见于支饮咳痰，肺家气有余，当以降为顺，其人无他证，体质壮实，唯气上不息，亦当以葶苈汤主。

咳而胸满，振寒脉数，咽干不渴，时出浊唾腥臭，久久吐脓如米粥者，为肺痈，桔梗汤主之。（12）

上焦邪热结于肺咽，脓血成，当以甘草解毒降火，桔梗调通气机，消散郁热；见气有余，当加清热解毒药以败之。

桂枝去芍药加皂荚汤，治肺痿吐涎沫。

肺衰之病，如今之慢阻肺、肺痿，其痰胶阻于肺与膈间，必作饮治，疗效方佳。有干咳无痰，莫以滋阴清肺而用，当通阳和津去痰主，以桂枝去芍药加皂荚汤。

苇茎汤。治咳有微热，烦满，胸中甲错，是为肺痈。

肺体病痈，热毒入脏，当以芦根中空之品通于肺内去积生津而胜热，芦根得水性之寒而最利金脏；冬瓜仁清润而滑利，亦是金脏之所喜；薏苡仁最善利脓水，桃仁以通淤也。千金苇茎汤最佳，识此方知肺本脏病，肺金之体，绝无苦寒、辛燥之治法，所谓苦寒治肺，当是治他脏气血中火犯；辛燥治肺，是以通气攻邪，排病理产物也。

奔豚气上冲胸，腹痛，往来寒热，奔豚汤主之。（2）

发病奔豚，总是筋膜不利，有心阳不制，有中焦阴邪阻气，亦有筋膜不和，类证少阳，当以和血清津通气而主，奔豚汤主之。

胸痹之病，喘息咳唾，胸背痛，短气，寸口脉沉而迟，关上小紧数，栝楼薤白白酒汤主之。（3）
胸痹不得卧，心痛彻背者，栝楼薤白半夏汤主之。（4）

心胸之痹，胸中大气不得散，或因邪入，或因胸阳不振，或因痰气淤阻，既可见喘息咳唾，胸背痛，短气，又可见胸闷，喉梗。此类喉梗，多为变异性心梗，莫见之以半夏厚朴汤投之，否则多易失察本源，而至于陨命。脉象关上小紧数，即寸尺俱伏，唯关中滑紧也，此乃结气不散之脉，当以桂枝栝楼薤白半夏汤。

胸痹缓急者，薏苡仁附子散主之。（7）

清邪水气客居胸中，阻碍胸气，以茯苓、杏仁下气除水；其人体质清寒，当以桂枝、生姜、陈皮、枳实顺气，温除痰饮水气；心胸中寒痛剧，当以乌头、附子通回阳气，配薏仁以除败浊积聚。

病腹满，发热十日，脉浮而数，饮食如故，厚朴七物汤主之。（9）

腹中满，饮食如故，知病非源在中焦，更兼发热、脉浮数，是外有客邪，身中大气不得转，当以厚朴七物汤和气顺气，表里双解。

腹中寒气，雷鸣切痛，胸胁逆满，呕吐，附子粳米汤主之。（10）

邪气入腹，中气受之，中气虚则积痞，见胸腹满，肠鸣幽幽，腹泻或便秘，此当以泻心汤缓胃升降。中气不虚，风邪易动，见肠鸣下利，腹痛腹满，胸满，当以柴胡桂枝汤。中气无碍，寒气内入，不入脏腑，受中气亢而动，腹痛如切，胸胁逆满，呕吐，当以乌头、附子散寒，半夏除结，甘草、大枣、粳米以缓中气之燥。粳米一味最能止中气亢动，白虎汤以配石膏是降收中土之热，此配附片、半夏，是降收中气亢邪之异动。

心胸中大寒痛，呕不能饮食，腹中寒，上冲皮起，出见有头足，上下痛而不可触近，大建中汤主之。（14）

虚而夹寒者，须明最浅在太阳，虚者经气弱，寒者外客邪，此当温脉敛营，处理以桂枝、芍药。此杂症之虚寒，当入内结于少阳向阴证之枢，太阴向外证之枢，不见经证反见病位杂症。此类虚寒疝气，结也在筋膜，出也在太阳，故可以小建中汤、柴胡疏肝散。虚寒至深，气损不在经而在脏，当以大甘之味以和脏阴使从太阴实，辛热从厥阴出，而不扶少阴者，盖此论不及此。少阴之虚寒凡不在脏而在太阳，少阴虚寒变生脏证，治在温精化气，又为他法也。

胁下偏痛，发热，其脉紧弦，此寒也，宜温药下之，宜大黄附子汤。（15）

凡有积者，若因火热炽盛者，当折断火热，阴气下降，积塞自通，此为积于阳。积于阴者，浊阴血气，或生热生痈，或拘急作痛，此当从脉凭，脉紧弦者，内积当通阳大降血气，以大黄附子汤。大黄最能涤荡固结血气，细辛、附子为诸脉之使，能助将军斩途路贼邪。

寒气厥逆，赤丸主之。（16）

阳气陷当取脾胃枢纽，阴气陷当取太少枢纽，水火两脏，阳气结当取少阳肝胆，以决断气机之调达。唯阴气结一证，治虽当补阳，而要在破阴。寒气厥逆一证，当是阴气大结，多不危及生命，但阴重而至于疼痛厥逆者，尚易；而阴重而至于面色绯红，手足温者，言语安者，当知速死。前者唯速破之，治在厥阴；后者唯速补之，治在少阴。治厥阴阴气陷结，当以赤丸。茯苓能顺阴气而安元气阳升，乌头能除固结之积寒，半夏能于阴阳分去阴结而顺气，细辛通诸身之脉。

肝着，其人常欲蹈其胸上，先未苦时，但欲饮热，旋覆花汤主之。（7）

何谓肝着，实为伤寒体系中之脏病。肝脏流阴水下阴分，此将阳分气尽而转入血中，故此时之邪热状若阳火，实则阴分之伏火。肝着病，阴位初入脉时，化气不足，反见伏邪淤阻阴阳之间，胸膈下以成阴上以出阳，但此欲蹈胸上，非阳分气阻病，乃伏筋膜血水，其属内气伏邪，故当以调通内气血水以治。旋覆花咸以开阴位气机，茜草以活拔血气淤塞，葱以从内向外透阴气。

夫短气有微饮，当从小便去之，苓桂术甘汤主之，肾气丸亦主之。

苓、桂、术是从阳分治饮，在阳分者以水气迫经气发于脏，当以通阳利水；肾气丸是阴分治饮，以启阴分之阳气，化水出下焦，以下焦安者，阴阳能交，水气自去。以言微饮如此治法，若饮结重者，不论阴阳二分，俱当先以攻饮之剂。

病者脉伏，其人欲自利，利反快，虽利，心下续坚满，此为留饮欲去故也，甘遂半夏汤主之。（18）

脉伏者，不见虚状，乃内结病，伏而紧者寒结或饮，总是郁血气于实处。阳分内结最易见伏，阴分内结有沉、伏脉，亦常见滑、浮、弦、数等。何以欲利,以此阳分阴位之结,必引气出于阳分阴道,此肠腑也。阴分阳道有三:一者肠腑,二者三焦,三者血脉;阳分阴道亦有三:一者肠腑,二者三焦,三者筋膜。阴分阴道有三:一者厥阴,二者精道,三者膀胱;阳分阳道有三:一者太阳,二者气户,三者食道。此病过在阳分阴位,利之反快,心下续坚,是以病位结深,气化不开,徒受之肠道,以行血气,此类似胃中有积,徒呃逆能轻松但非能解决根本问题,盖因积重,故以半夏甘遂攻逐血气水饮。

膈间支饮,其人喘满,心下痞坚,面色黧黑,其脉沉紧,得之数十日,医吐下之不愈,木防己汤主之。虚者即愈;实者三日复发,复与不愈者,宜木防己汤去石膏加茯苓芒硝汤主之。(24)

膈间、心下此二病位所隔不过寸,然其受气却实悬殊。膈间本病必在阴分,膈间外气病此阳分入阴,隔间饮病此阳分坏气阻隔阴分气行。故喘满、心下坚者,此为阴阳逆也,阴气阳气逆于此间,致二病位同现病象。面色黧黑者,一者瘀血深伏阴分,阳位面部不得纯阴之气而现阳位,血出而疲缓,故血色俱黯。何以见于面?因面气最浅,皮肤最薄,面之薄气全由阳分升荣,面之厚气全由阴气润养,阴气纯则内化阳分之气,故荣面现阳色;阴气杂则阳分气薄,荣面反现阴色。二者精亏血败,血败一证,缘于精亏,真精交败,阴气大失其纯象,因于浮阴则上外二路跃,而阳分病位则本受阳分气养之处,得以见杂阴漫溢,故时时见阴色。此处言膈间支饮,面色黧黑,非上陈二因,乃此阴阳逆,反见阳位心胸膈此阴阳分顺气之所俱为不通,心阳郁悒,肺气内结,膈气紧拘,则阳位面之薄气俱不得济，阳位阳分气弱，则内现阴色，实是病阴现阳病。实者三日复发，既过三日而见复发，知病不在阳而在阴，当撤石膏而以芒硝下利。

心下有支饮，其人苦冒眩，泽泻汤主之。（25）

阳分深位是阴分气出之所，阳气由此而充灌阳位。此言心下与仲景其他书中心下、胸膈之位并不相同，此处之心下是阳明经最弱气之所，气由此泛胸胃、头目，以此处结饮，而气弱不抵心胸故言心下。心下有支饮，其人上部头目不得清升之气，状若虚证，当以泽泻汤。

腹满，口舌干燥，此肠间有水气，己椒苈黄丸主之。

何以言肠间有水气？非独肠间，是阴分阳道所出病位结有水邪皆以此方解，譬如膀胱腑，女胞，男子精道。腹满者，阴气不行；口干舌燥，是阴分邪气伏阳道，津液不顺于阳分，故以防己行津水，葶苈、大黄攻积邪，川椒以启阴分气机而顺于病位。

学生问：你说其他病位积邪水都可以用这个方，并列举膀胱腑等病位，那么膀胱蓄水的五苓散证何解？你是说这个方子的病机也与膀胱蓄水证相似吗？觉得不是很懂你这个解释。

答：膀胱蓄水的五苓散证，我们更常用的说法叫太阳蓄水证，这个是太阳经气病变导致的经气所及的膀胱腑出现气化不利而小便不利的蓄水。这个方子是治疗阴分阳道积邪，这个邪气比气分深、比血分浅，而有水气状，类似阳分的结胸证结留形式，这种水气与太阳蓄水的水、与肾气不足的蓄水以及肝胆湿热的蓄水不一样，后三者的病因都是各种因素影响导致膀胱腑本来的经气不利而出现的水津异常，而已椒苈黄丸证的膀胱病，无论何种因素成为腑位积邪水，邪水既成，致病病机就是以邪水为因，主诉为果，而且通常不影响小便，因为病气不在经不涉经，就像太阳蓄血膀胱小便也不会受影响一样。所以太阳蓄水的切入点是经气不利，这个方子的切入点是邪气。

青龙汤下已，多唾口燥，寸脉沉，尺脉微，手足厥逆，气从小腹上冲胸咽，手足痹，其面翕热如醉状，因复下流阴股，小便难，时复冒者，与茯苓桂枝五味子甘草汤，治其气冲。

忆我治一心衰，以真武汤加小青龙汤合方，前服3日，自觉大效，后再服则时时自冒，气从少腹上冲，状若奔豚。此阳脱也？非也，是徒开阴结，未让阴气下流也。后原方加蛤蚧、熟地黄、紫石英、仙灵脾，再服俱安。此处言以茯苓桂枝五味子甘草汤，则是阳分病，我之加减是阴分病治法。苓桂五味甘草汤是辅助阳精，青龙汤是攻其阴邪，总归不出阳分。

病人常以手指臂肿动，此人身体胴胴者，藜芦甘草汤主之。

水从阳分结，不成结胸反流注经络，当以吐下之法。肢体胴动，此乃阳气不舒展经络，非为颤证，当去阴水，藜芦甘草汤主之。

小便不利者，有水气，其人若渴，用栝蒌瞿麦丸主之。（10）

此是阴分病气，阳分热，此热先生于阴分气不顺，后而出阳分以致犯阳明少阳津液，阴分亦流津热于膀胱腑。

小便不利，蒲灰散主之，滑石白鱼散、茯苓戎盐汤并主之。（11）

蒲灰散：蒲黄、滑石皆有利尿之功效，滑石阴阳二分俱入，然俱入浅位；蒲黄以活血分，配伍滑石更利血气结经之癃闭、多尿。

滑石白鱼散：宋代罗愿之训诂书籍《尔雅翼》中云："蟫，衣书中虫，始则黄色，既老而身有粉，视之如银，故名曰白鱼，今俗呼蠹鱼。"《本草经》中记："衣鱼，味咸，温。主妇人疝瘕，小便不利，小儿中风项强，背起摩之，一名白鱼。"另有后世本草记载利水健脾消肿之白鱼，此功效品种当近于鲤鱼一类，若无可以鲤鱼代替。前者虫类白鱼应为本方正品，用虫类白鱼之方主邪客而干膀胱腑气化，病位在阴分下焦，亦可治疗疮毒及痒疹。若用鱼类白鱼，是阳分气弱，是阳分阴衰病，见于水肿小便不利，加黄芪更妙。

茯苓戎盐汤：茯苓、白术以温补阳精而化余水，加以戎盐更入深处而去羁留邪气而利膀胱腑。此汤适合阳分为因，初入阴分之小便不利。

里水者，一身面目黄肿，其脉沉，小便不利，故令病水。假如小便自利，此亡津液，故令渴也，越婢加术汤主之。

此言里水，乃筋膜皮膝及阳分内位之水也。一身面目黄肿而脉沉，是水结阳道阻气发外之象，故而脉沉，皮色黄者知水中郁阳气不得发。当以越婢汤条达阳气而行郁气，郁邪一开，水自归流。其于风水证相异者，以加白术温化阳明及阳分内位之积。如小便自利者，是阴分伏热，当以猪苓汤。

风水，脉浮身重，汗出恶风者，防己黄芪汤主之。腹痛加芍药。

何为风水？风水是阳分邪气阻塞阳分中位气机，以干津液流布之水。其常见脉浮者，是以邪气浅也，邪不入阳分内位，即不干阴气出于中气，阴气既出中气必与邪拒，故呈现交争于表位者，亦风水之脉机也。风水见脉浮身重，汗出恶风，是水结于阳分外展皮肉之间，阻内气以宣达皮肉，反不见无汗而有汗恶风，皮肉脉中气已亏而非纯郁，故以黄芪实表气，防己以逐结水，甘草、白术化中气可补可利。

学生问： 老师，既然是风水方，其他方为何无防己这类利水力量比较大的药？而防己颇伤正气，此处风水虚证何以用防己？

答： 风水证基本病机在气和邪，不在于水，故一般不用攻水之药，譬如大戟、甘遂、黑白丑之类药就更与风水证病位差异很大，只有碍，无益处。但是风水如发展成风水兼水证，而且结水很明显在阳分内位的固定位置了，就不单纯是气邪的病变，就是气、邪、水三变，此时可以适当加一点攻水药。但是此处用防己这类力量稍微大一点点的利水药，是因为针对这个标准证的风水，不只是郁气和邪气在致病，还因为气弱鼓动无力的皮腠也有结水的实际情况，这个时候用到防己这种利水兼通经络的药就能够把致病因素之一的水气解决掉，水本来是果，现在果引起病态或者内气不趋向好转的因素下，果就成了第二因，所以即便虚象也必须解决第二因继续结的果。此处加黄芪、甘草、白术即是实阳分表气，以断绝第二因再产生的根源。这类病你畏惧防己伤正，或者患者气虚明显，你把防己换成赤小豆、玉米须、丝瓜络、路路通、生姜皮、木瓜，也会有效果。

风水恶风，一身悉肿，脉浮不渴，续自汗出，无大热，越婢汤主之。（23）

风水何以见恶风？以水津结留皮腠不得内气故；以营卫秩序未犯，腠理开阖不受影响，故无自寒，但有外风受之而恶。问与太阳病之恶寒何以区别？太阳表实恶寒是卫郁，皮毛以不得内气故而自寒。脉浮知此肿在阳分，不渴知里无大病，无大热知病位不在卫，以越婢汤去邪和津也。

皮水为病，四肢肿，水气在皮肤中，四肢聂聂动者，防己茯苓汤主之。（24）

何为皮水？皮水是阳分津气不利，但以阳分气实，中气足而里气运行有序故。此水不结于里不结于外，以随经络留结阳分皮部，所以言四肢肿，四肢为阳气代谢之尾端，水气在皮肤中。四肢聂聂动者，是皮水成行，以干经络阳气运行故。以防己宣通经络水气，茯苓、甘草以缓中气，而实阳分去余水，黄芪、桂枝以温脉通经，使得皮部能散水也，黄芪、桂枝配伍最入皮部。

学生问：老师言皮水成型，干阻经络阳气运行，为何不是四肢重而是聂聂而动？

答：如果是中气先虚而结水，而且水气是弥散于经络不成结实状，那么一身尽重，而低位甚至四肢肿大，这个时候是会感觉重，因为除了结水之外，还有水气弥散于深处病位，直接导致内气不纯，出现内气虚象。而这个防己茯苓汤以方测证的结果，是属于并无明显里虚，虽然有经络被水气阻碍，阳气被水气阻碍，但是经络和里气都是通畅的，而且所结皮水是身体代谢到这个位置而成病的，这个位置也就是既成病位，病位在皮部，影响到经络阳气，而不是病位在经络阳气表现于皮部，就是这个区别。所以四肢颤动，也是本来输布阳气到四肢被阻的表现。为什么没有那种四肢沉重甚至痿而不用？因为病位还没有那么深。真武汤还有身颤的表现，这个就是病位更深，而且属于完全的经气不利了，也不会表现为单独肢端颤抖。当然表现为单独四肢聂聂动我们临床也可以有真武汤的证，表现为四肢痿重而不颤动我们也可以在临床中用防己茯苓汤，这就是临床病机思维的问题，就更灵活。讲条文的话还是把理说清楚，也不能太灵活了，这个样子也行，那个样子也行，这个因素那个因素，脾肺肾讲一大堆的套路，最后等于白讲。而且顺便提一句，刚才讲这个用颤动来代替聂聂而动的讲法也不严谨，只是为了听起来方便。颤动频率更高，幅度更大，更有规律，而且是由内而外的动；聂聂而动更多表现为很无力的小频率动，更缓和一点。很少看到专门解释聂聂而动是怎么动的文献，但是《素问·平人气象论》有句形容脉的话："平肺脉来，厌厌聂聂，如落榆荚。"这个厌厌茶茶就是轻浮软弱无力的意思，参考林黛玉的感觉。

里水，越婢加术汤主之，甘草麻黄汤亦主之。

甘草麻黄汤治里水之机要是何？以甘草配伍麻黄，气从阳分里位而向表位调达，此最适合于阳分内位郁气积水，一味麻黄实可宣达三阳经气，为阳分之要药，配伍甘草则使麻黄之气不速走失于腠里。麻黄杏仁汤、麻黄石膏汤、甘草麻黄汤等，可见麻黄之配伍对其入阳分之位置、途径有重要影响。

问曰：黄汗之为病，身体肿，发热汗出而渴，状如风水，汗沾衣，色正黄如柏汁，脉自沉，何从得之？师曰：以汗出入水中浴，水从汗孔入得之，宜芪芍桂酒汤主之。

汗出腠里开，水中浴，冷水浸入皮中，此水非生于内，外水受内阳蒸郁，发热者，皮毛部受邪热从遍身皮下而起，欲发不发，盖以体实；水阻津从皮部流行，故此肿按之多无凹陷而充盈，下肢反而不甚。汗出者，以腠里欲外发水气，以受邪非弥散邪气，故不能从腠里发，此即水停皮部，而津伤阳分。色黄者，外水与内阳相蒸也，以皮部津厚，而气不行，邪水阻也，气不行则厚津不能化薄气以出，故色浓黄。当以黄芪实皮部正气，桂枝通达皮内血气，芍药柔筋肉分解邪气，苦酒以彻浊热从内消也。

气分，心下坚大如盘，边如旋杯，水饮所作，桂枝去芍药加麻辛附子汤主之。（31）

心下是阳分之内位，有坚大结实有形之物，此必为水饮也。盖心下一位，阳气之先，脏外膜内，尽为气成，实无质也。此处结阴，必为清邪，随气而结，渐流经脏。若流经脏之中，不具于终，途路而阻，反结阴邪则反与阳热之气相蒸，渐成于饮。此处凡结饮者，必当大鼓阳气，以结水坚大，此为阴实，更当以麻桂散之太阳，辛附动内气以济，阴实大结阳位，当有阴分治法，缘徒发阳分，续气无力，阴实不散；阴实即便能散，大发阳分，阳随阴去，深病位又病也。

心下坚大如盘，边如旋盘，水饮所作，枳术汤主之。（32）

前者结阴，病在太阳经而坏；此条病饮，并在阳明经而坏。

黄家，日晡所发热，而反恶寒，此为女劳得之。膀胱急，少腹满，身尽黄，额上黑，足下热，因作黑疸。其腹胀如水状，大便必黑，时溏，此女劳之病，非水也。腹满者难治，硝石矾石散主之。（14）

其言女劳之病，实为阴分阳位之阴痞。凡发黄者，必兼阴分病，有热在阳分，伤在阴分；有伤在阳分，热在阴分；有热痞相交，阴阳并病。日晡当发热，此言黄多入血，而今凡恶寒，是阴分过不在血而在内。女劳先伤精室，精气从精室伤者，浊毒则内入膀胱、肠道、精道三位，此若兼脾胃、肝胆本有湿热者，旋即下注，成为败毒遗热，故见膀胱少腹急满。水津不从下焦分化，痞热则顺精津入通道，此不兼阳分脾胃、肝胆病者，不发黄，若兼者必黄，足心热，胸背必寒，此内结非虚。额上黑者，乃下结上首不见阴气，由阴分阳位病与阳分阴位阳明经病位互表，阳明先陷气于下，故首面独见额黑。腹胀如水，大便黑溏，知内结之深，徒以利水只在阳分，病位不及也是无功。当以矾石、硝石，二物涩而通，化积消热，从二便利毒，下焦之气自从阴分阳位束缚而开，上下通达阳分自安，津液流布黄则散也。

心下悸者，半夏麻黄丸主之。（13）

此非心下悸动，乃阴气结阳分，麻黄以开胸胃，半夏以破阴结。不用桂枝者，心气本实也。亦治阴水结胸证。

吐血不止者，柏叶汤主之。（14）

吐血之证，有热伤胃络之吐，当苦寒折降；有胃中伤疮，当以安胃敛肌；亦有阴气大伤，上逆阴火以出，但以中焦阳分气不足，乘虚出中腑，吐血难止，当速降阴火，以马通汤下引阴火，干姜以镇阴热，艾叶、柏叶一寒一热，以敛离脉之血。

学生问：我们常认识的阴火，如李东垣《脾胃论》所提阴火，以热于肌肤四肢；有火神派所提阴火，热于头面口咽；亦有杂病阴火见口干、疮伤；此处柏叶汤，老师说是阴火，这个阴火如何解释？与其他阴火有什么不同？

答：脾胃之阴火，实则伏于气；火神言之阴火，实则伏于少阴；杂病阴火多为寒变，邪气壅塞，气机郁闷等。此处阴火上逆为何不见余症，而变为吐血？盖因此阴火发于阴分三阴经，亦发于血，不为单纯经病。因阴经内逆之气，皆由阴气虚；阳经内逆之气，皆由阳气实。此阴分之火，不见精，而见血，是以阴气虚在阴分之表，阴分之表托气最烈，坏出阳分不成，则速入气血，阴分之里之逆气则反上跃头面。如此人胃气脾气本实，则此类病机就坏为郁火胃病之诸证；此人如脾胃本虚，尤其是阳气大亏，则此火速从气血涌动中焦而吐血。

下血，先便后血，此远血也，黄土汤主之。（15）

前者柏叶汤是阴分逆气吐血，此便后见血，仍伤在胃腑，不吐反下血者，是伤在阳位，亦伤在阴气，不上吐者，为顺病，当大实阴气，兼涩漏血也。

下血，先血后便，此近血也，赤小豆当归散主之。（16）

近血者，言大肠遗血。若暴注下血，当是毒热；便前见少许血者，此为内疮，当以赤小豆当归托血中浅毒。

心气不足，吐血，衄血，泻心汤主之。（17）

《医宗金鉴》言"不足"当为"有余"，后家又以为说心阴不足，诸论等等，盲人摸象。此泻心之病机全在阳分逆气，本气离位；上柏叶汤病机在于阴分逆气，本气离位。阴分逆气何也？一者中气不足，二者肾气乏亏；阳分逆气何也？一者表气郁闷，二者心气不足，此心气不足非心阴不足，而是心气统摄诸阳位气机下降之功能减弱，古经早有意，后人忽以废。故心气不足，阳分诸气无镇，阴气又不虚病，呈现火热状，急降阳火，此时阳火多为病理心火，而非生理心火。

呕而胸满者，茱萸汤主之。（8）

胃中有阴气大逆，此见于胸满，实在中焦，以有克邪，不能入食，食入则呕。

诸呕吐，谷不得下者，小半夏汤主之。（12）

呕证，阳位积邪，逆气上冲，平此逆气，当于浅位生清降浊。生姜生胃中清气，半夏降腑内浊气。

呕吐而病在膈上，后思水者，解，急与之。思水者，猪苓散主之。（13）

膈上有水，气从中土至膈而阻，邪不得出，因病在阳位，阳气重积，从胃腑格拒，反复而吐。后思水者，似胃中津干，饮气将去。与水不解而反复吐者，知病位之饮不去，反复逆阻中气，当治其水。何以猪苓散？此为阳位阴地结水，当以阳位阴分药，譬如猪苓汤类。此方亦治水毒壅塞三焦，阻于中气，肾脏疲惫之吐。

呕而脉弱，小便复利，身有微热，见厥者难治，四逆汤主之。（14）

凡脉弱而呕，大气内动于中；小便复利，结气出乎阴位；身微热不甚者，阴气衰也。复见厥证，此内气动于阴分阳位，附子理中汤可主，四逆汤亦可主。

呕而发热者，小柴胡汤主之。（15）

虽见于杂病，其实为太少合病之经病。邪气内陷阳分阴位之时，病势去表，而表仍羁邪，内邪除入阴分之时，以阴气足而不纳而呕，此呕看似出于胃，实则是出于三焦。

胃反呕吐者，大半夏汤主之。（16）

此类阳分病，其实阴分伤也，轻则胃反，呕吐不止，必是大吐，乃于阴分浅位；重则噎嗝不下，伤于深也。人参意在补脾乎？实在也不是。此类胃反，阴气先伤于气分，未及形分，形分之阴伤，浊气壅塞于下，固见便溏、溲浊；气之阴伤，发热于阳，气分阴气二伤，壅浊于中，固见胸闷、呕吐、腹胀等，当以甘味和之，升药调之，降逆与之。

食已即吐者，大黄甘草汤主之。（17）

若吐出内气，是内气结，顺其所喜，食已即吐，无余证，胃中积塞不通，攻之即可。

胃反，吐而渴欲饮水者，茯苓泽泻汤主之。（18）

有因热胃反，虚热客结于中气，搏逆于中位，化食至热不能行序，渴欲饮水，水入则与离经之热相结，已而反吐者，当清阳明。亦有水甚在阳位，结阳位之本热，热水结则津不行，胃中欲引水救津者，津气阻痹，水停胃中不纳而逆，此当去阳位虚结之水，故以淡渗而利。

干呕吐逆，吐涎沫，半夏干姜散主之。（20）

凡属外邪饮客之呕，生姜逐之；内气寒中之呕，干姜镇之。干呕而不吐酸呕腐，是内气洞寒于中，吐涎沫者，阴气重也，半夏能降逆去阴结，姜以镇气。此方倒类似厥阴病之变证之方。

病人胸中似喘不喘，似呕不呕，似哕不哕，彻心中愦愦然无奈者，生姜半夏汤主之。（21）

心胸结痞，有结实硬痛、喘满不息，此筋膜水气壅塞，肺降不行；有胸中气塞、短气，此胸气不行，大气内陷，书中言以茯苓杏仁甘草汤或橘、枳、姜以治，加苏叶、苏梗更佳。有心下如杯，此水饮结实，当以枳术，重则再振胸阳，以麻黄附子细辛汤。此等不舒症状，乃邪干筋膜深处之气，唯半夏散结气之功能处理，再配以生姜温胸透表，则结气速消。

干呕，哕，若手足厥者，橘皮汤主之。（22）

客邪于胸胃，气痞不舒，干呕而哕，吐物不多，见手足厥者，是心气病，当以生姜温中转气，散邪开胸，陈皮芳香以化浊气，布散胸胃之气，则厥复呕止。

热利重下者，白头翁汤主之。（43）

大苦能败毒，此是热毒内蓄，阳分用苦能清热，阴分之病用苦必有结毒，阳分之毒用淡解，阴分之热以厚味消，阳分之热用苦降，阴分之毒用苦清，此用药心法。此汤本阴分药，

下利，肺痛，紫参汤主之。（43）

此为肺积病。紫参为何物？历来说法颇多，无可确凭。黄元御君之《长沙药解》论此方"原于中气之不运，盖己土不升则庚金陷，戊土不降则辛金逆，甘草补中而培土"，此类阐解，未免太过文思泉涌。肺与大肠相表里是自然，此类肺痛，阴分肺体病，由阴分伤及阳分，阳分毒邪积聚，所谓甘草取其缓中解毒排脓之效。凡病肺体者，热重则成痛，寒重则渐成痞，精不足渐成痨，此条文虽描述甚简，但根据临床见证，亦揣测有几分肿瘤之象，此非热证肺痛，但亦有化痛趋势，毒邪积聚肺体，或实或痞，总归有伤形之顾虑。此类邪气来自深位，现于浅位，所能出之通道，依赖肺气自水道、气道所调运，已近无功。胸胃本自休戚相关，乃肺积无出，迫肠胃利而去浊毒也。紫参一物，确实搞不清楚是啥子，若类此证，石见穿、蚤休类代替或可。

肠痈之为病，其身甲错，腹皮急，按之濡，如肿状，腹无积聚，身无热，脉数，此为腹内有痈脓，薏苡附子败酱散主之。

肠痈何以见肌肤甲错？凡致痈者，多见甲错，肺痈可见胸肋甲错，盖痈者血气耗积，皮腠则失润也。肠为阴分阳位，太阴血气从此位灌注阳分，凡肠见痈证，血气大蓄，阳分灌注血气不纯，则先反映至皮肤精养不足，若此病愈后，肠薄者，皮肉渐消瘦，肤黑而焦干，伴便秘而常自觉热。腹皮急，按之如肿，而腹中无积，无水饮者，更知为血气壅塞，毒热不散。身反无热，盖因阴分阳位病极易坏至病位，不似阴分内位病还易逼气至入阳分而见发热。脉数知有脓，当以薏苡仁清调阴分阳位之积热，败酱蚀脓热之毒，附片入阴分开经气，使此位病下得阴分本气以行，上能通阳分阴气之降，如此这般，通调无碍。

肠痈者，少腹肿痞，按之即痛如淋，小便自调，时时发热，自汗出，复恶寒。其脉迟紧者，脓未成，可下之，当有血。脉洪数者，脓已成，不可下也。大黄牡丹汤主之。（4）

脓已成不可下也，是脓成不可再薄肠胃。前述脓成治法，当通下部内位阳气，使病位之气能上通阳分，兼清病位浊毒，阳分降阴气，上下得调。若脓成以寒彻下之，阳分先伤，后阴分气伏，病位上下不得气，必便血而吐。此条所列诸症，拒按痛如淋状、小便自调知是病在肠；时时发热，自汗出恶寒，以时时发热，知不在阳分，发热阵阵，自汗出而恶寒，是内痈之指征，外痈之热或于午后，或于傍晚，或高热不退，以病位在阳分，热不需转内气而动。自汗出恶寒者，是内气壅塞，不能伸展于阳分之表，血气内结阵阵而汗出。

脉迟紧，病如结状，当知脓未成，以下法通彻肠腑，当速破血排淤毒。

妇人宿有癥病，经断未及三月，而得漏下不止，胎动在脐上者，为癥痼害。妊娠六月动者，前三月经水利时，胎也。下血者，后断三月衃也。所以血不止者，其癥不去故也，当下其癥，桂枝茯苓丸主之。（2）

今之描述桂枝茯苓丸，多以活血化瘀、消癥瘕一言敝之，有做些许实验证明此方消肌瘤有效，故众医见子宫肌瘤，随手便是此方。此中成药，尤其西医院部分医生此风更盛，见尿淋动辄银花片、癃闭舒等，见妇科虚则乌鸡白凤，瘀则桂枝茯苓，实连药工都不如，何况为医？桂枝茯苓丸所针对的积聚，从方剂配伍来看，为风瘕、劳瘕，或干血，或痞瘀，毒热、痰湿等都未必适用，所以此方病机从方药倒推，应来自于太阳经病，内陷膀胱胞宫，久则伏邪，经年而生，而邪气最清，风瘕最纯，若后期混有精虚、痰瘀、血寒等则因适其四诊主诉再做增减。但确实桂枝茯苓丸与脏腑积毒下注之肌瘤、瘀血痰湿不去之肌瘤、久劳亏虚感邪之肌瘤病机实有差异。故桂枝茯苓丸是太阳积邪于病位伏损体阴分之病，也不独于妇科，黄煌医案里善用桂枝茯苓丸加减治内科疾病，胡希恕、刘渡舟等亦有这类创新用法记载，实也不是创新，而是本来如此也。所以黄煌用之治肺纤维化、糖尿病肾损害，王琦用之治前列腺增生，胡希恕用之治哮喘、心肺病等，皆是经病伏脏之日久伤体之损害。其理如此，学人须有思考，细细琢磨，也不必大惊小怪，于学习无益。

附：写完这个条文，还忍不住多嘴几句。学东西水平高低很正常，态度很重要，但大多数情商正常的人态度也没啥大问题，最常见的就是大惊小怪，跟学佛喜欢跑道场一个毛病，五花八门的感叹，心没定在问题上。这种人身边太多了，这种习惯保持下去，最后就是不喜欢，懒得花精力去深入经典，最后陶醉在各种中医注解和医案里面，心入不了门，充其量为一个合格的中医记者，最后临床的时候，总是遇到新问题，马上脑子里第一个联想什么牛老、马老、朱老、熊老、杨老是怎么治的，怎么看的，怎么分析的，始终就不直接拿中医来用，看似作为中医，但如同中医的继子，始终不亲，始终隔着各种老。我们要特别尊重行业的前辈和名家，但是不能把这些人扯过来帮自己躲懒，这种做法要不得。

产后腹痛，烦满不得卧，枳实芍药散主之。（5）

腹痛见烦满不得卧，此为腹中有结气故。

师曰：产妇腹痛，法当以枳实芍药散。假令不愈者，此为腹中有干血着脐下，宜下瘀血汤主之。亦主经水不利。（6）

甘草配芍药以柔筋膜去邪气，枳实配伍芍药其病位更深，以去筋血之间之邪气，破血以赤芍为佳，病位较浅以枳实、白芍，病位深则以枳实、赤芍。枳实去寒热结气，芍药逐血痹，止腹痛。若不愈者，此病位更深，药力浅故，乃败血固结阴分，宜破血逐瘀。亦有病位在阳分筋膜血气，当以当归芍药散。亦有虚痛，当以十全大补汤。亦有阳分寒结血实而痛，当以白芷、桂枝、大黄、当归以治。

产后中风发热，面正赤，喘而头痛，竹叶汤主之。（9）

产后血亏不胜邪气，气浮脉大，此时外邪触动，易越太阳病位而病至津液；表气俱热，现津液不足之象；面色赤，此非内热上攻，表热积聚，邪气深入津液，而夹气惹。喘而头痛，气分之热不得外越，内积郁闷。若阴分虚者，见诸阳分热，当无惧，而放心实阴分之气，否则阳分难解。产后此类证，若脉大而弱，当用附片；脉大而空，当用当归、阿胶；脉细涩者，当以当归、桂枝、生地黄。竹叶汤中竹叶、葛根、防风、生姜清解津液，附片、桂枝引阴气实阳分，不见阴分虚者不用；人参、大枣以冲合阳分阴气，不至于桂附所发之气位置过高。

妇人乳中虚，烦乱呕逆，安中益气，竹皮大丸主之。（10）

此乃阳分内洞证，不见乳中虚，唯烦乱呕逆者，竹茹、石膏、青蒿、枳实、柴胡、半夏、芦根即可；唯乳中虚，当知心气亦洞，虽烦亦不惧桂之热，虽呕亦不惧桂之外跃，以内洞证，无桂不安。徒清热者，后变泄泻、心悸，再耗阳气，即入阴分变四逆坏证。

妇人经水闭不利，脏坚癖不止，中有干血，下白物，矾石丸主之。

子脏先变寒热邪结，后积为物，疑似今日之肿瘤也。经水闭不利，言中有干血，实乃败积非干血也。带下白物，当以药气直入而解。矾石酸涩，有涩带之功，亦有消败水积聚之功；杏仁外用最通诸道，此二者共用以纳子脏，虽无践用，但以理推，必先下腐物后而见经水也。

妊娠，小便难，饮食如故，当归贝母苦参丸主之。（7）

饮食如故，知阳分气机无碍；妇人妊娠而见小便难，此阴分经气不利于腑，以病位、病因在膀胱腑，独膀胱腑病，当知此证是阳不是阴，而病却发阴分者，以当归和脉，贝母、苦参散结起阴气，去遗热腑病。

带下经水不利，少腹满痛，经一月再见者，土瓜根散主之。（10）

干血夹瘀热，以至带下，经闭不通，当活血解毒、散结通水以治。

妇人咽中如有炙脔，半夏厚朴汤主之。（5）

阳分阴位病现于咽者，多现气阻；阴分阳位病现于咽者，多现痛伤。邪气入阴位，津先伤，气后郁，浊气始生，现热者，是伏邪留阳位二分病；现寒者，是阴位浊气内阻而痹阳位之生气；现伤者，是津亏伏郁气于阴位，阴以不净而热，阳以不精而寒。半夏以散三阳结气，厚朴以开阳位通道，苏叶、生姜以精阳位，半夏、茯苓以净阴位。

妇人脏躁，喜悲伤欲哭，象如神灵所作，数欠伸，甘麦大枣汤主之。

脏燥一病，所言脏燥，乃阴分初成阴水之亏，病位并非深及脏腑。脏燥一病，若病位再浅，是津液病；病位再深，乃真脏腑阴亏病；有邪气则常独现于邪气所客一二脏腑，不扰神明；无邪气或邪气浅者，常成诸痿，以废肢体、脏腑功能，而不似脏燥之似伤不伤，神气先乱。此乃阴水初成之浅位亏损，此位置亏损，因阴水至此下流阴分深内，阴气上化阳分诸气，故现阴虚客热证，而常不表现为具体之伤，以神乱为机。盖亦是阴阳交合病，阳分浮气过升，阴分阴水不降，阳分浮气以乱心神，阴分阴水漫热以空脏腑，故无绝热之狂躁，而以烦郁悲伤。产后亦常有抑郁者，调心肝不效，当攻瘀血，或以脏燥论治。

3. 常见外感病精论

（1）阳分阳位病

①阳分邪郁，风旺腠里，涕泗横流，见于微恶寒而不发热，咽或痒痛，面有热色。

苍耳子 冬瓜仁 杏仁 荆芥穗 豆豉 柴胡 枳实 黄芩 炙麻黄 桔梗 生姜

②发热恶寒，清涕不绝，面无热而咳嗽者。

杏仁 荆芥 生姜 葱白 防风 太子参 桔梗 柴胡 桂枝 薤白

③面肿目痒，目泪欲出，白睛充血，头额疼痛或重。

羌活 白术 木贼草 蔓荆子 苍耳子 泽泻 连翘 荆芥 浮萍 甘草 菊花

④皮肉麻痹，刺痛作痒，发落斑秃。

羌活 当归 防风 白芷 生地 浮萍 麻黄 石膏 薏仁 连翘 络石藤 菊花 蔓荆子

⑤鼻息齁重，口干欲饮，黄痰浊涕。

辛夷　浮萍　紫草　甘草　连翘　忍冬藤　枳实　葛根　升麻
牛蒡子　冬瓜仁　麻黄　柴胡

（2）阳分中位病

①咳嗽喘息，胸闷作呕，头目昏痛。

柴胡　麻黄　杏仁　薤白　炙甘草　枳实　厚朴　黄芩　紫苏

②咳嗽有痰，喉咙中梗阻，咽痛鼻塞。

苏子　麻黄　桑白皮　黄芩　杏仁　苏梗　薤白　法半夏　茯
苓　生姜　前胡　百部　桂枝　赤芍

③先病头面皮表，后表证或罢或不，肢见挛急不伸。

柴胡　天花粉　丝瓜络　路路通　徐长卿　生姜　厚朴　木瓜
当归　防风

或以甘草干姜汤

④肢体水肿，口干，心下悸动。

柴胡　花粉　茯苓　枳实　泽泻　鹿衔草　黄芩　桂枝　猪苓
木瓜　生姜　薤白

⑤乏力头晕无余证，脉弦平。

柴胡　桂枝　生姜　半夏　甘草　枳实　黄芩　茯苓　白芍
大枣　人参

（3）阴分阳位病

①发热恶寒，口干烦躁，清涕不断，四末不温，或咽痛，或
腹痛。

桂枝　制附片　白芷　柴胡　生姜　法半夏　白芍　葛根
石膏

②下利，咽痛，烦躁，腹痛。

白芍、白头翁、马鞭草、甘草

③吐血不止，色鲜肢凉，喘满。

炮姜　阿胶　赤石脂　代赭石　乌梅　人参　炙甘草

④腹痛下利，吐下不止，四肢厥冷，汗出腿软。

藿香　白芷　人参　蜂蜜　干姜　砂仁　木香　蒲公英　干姜
乌梅

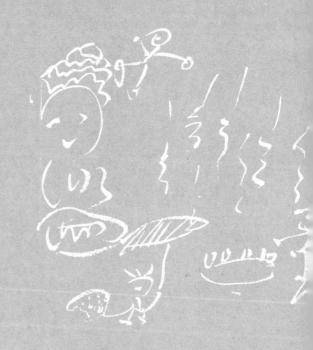

己亥吟

是浅不凭浅，世阅几言深？
快意已归尽，侠胆卷中焚。
端坐何生事，行脚恍路程。
冥目隔丹铅，腹笥空若镜。
众惑任不解，挂碍可照明。
心穷自无量，不劳他舟楫。
金经置高匮，天语羞难听。
成全诸象灭，立身不旁疑。
多娇赠群眼，我与人共喜。
金刚大力使，勇夫尚为之。
三昧寰宇遍，亦未遮浊阴。
本心缘殊胜，何妨别去离。
君做狮子吼，余慕梁父吟。
下学欲上达，夫子帝王情。
独坐空中转，大善来与亲。
昆仑有崩时，物比忘胸襟。
足重脚着地，望穿紫微星。
始从尘埃起，落满随川息。
呕哑和先生，寡语以抒情。

关于六机辨证

一、六机辨证概论

所谓人身受病者，有病于身中具体组织，即局部病位也；有病于脏腑，是身中诸力系统异常也；有病于经络，即身中力所发途路之为愆阻；有病气血者，即阴阳二纲所化物力指征之病；有病六经者，即六位能量力所趋之病位气血受邪。此言诸种辨证等，盖俱为临证所参之必要，不可执其一端，亦不可废其一端。

所谓诸病者，以脏腑、经络、六经等皆为真实无虚，然所谓脏腑、经络、六经云云，毕竟实于临证人体，无法丁卯而定凿，故有人言肝病与我谓肝病之之差别，有人以太阳病与我看太阳病之分异。所言一病家表病病热，温病家谓此皮毛受邪之卫证，经方家以太阳经正病，推拿者谓风寒侵经络，虽殊途而同理，但治法定性上予西医诟病无标准之识，莫衷一是。然中医理论宽泛包容，实非西方逻辑学思维下延展学科，故人见在心，表述无得。于中医学科中实在有此类现象，中医教材通行多年，以为权威，但凡熟谙临床者所用机法灵活，早已脱离所谓诊断标准与教材，故于中医无有绝对权威之言，但因此学科印心在人而个体纷繁。

故常有经方派、火神派、寒凉派等云云，各自为政，互有批判，亦有借鉴，于此而学术发展日细致。

诸病之法，有各异同，然人身中唯一气以生，一气以化，一气以主，气得则生，气失则死。此气不言补泻，盖出先天，而主后天。先天之气染尘则生灵明，灵明所化，阴阳以分，阴阳所分各变，始此原始之动能，各自所归形体。经络出焉，然后五脏，后而筋骨皮毛各个成也。经络之气本于纯阳，载一阴生之气下注百脉，先成以心，心收脉气之始而具至阳之性，心收气而一降成肺，二降成肝，三降成脾，四降成肾。一降所出精微先合高位，气发皮腠，为阳位之先；二降所出精微再合中位，气出三焦膜腠，其余气升精，不足降至内腑，为阳位之次；三降所出精微流灌内脏，气出于枢，阴气大成，阴水始足，而分气血，为阴位之先；四降所出精微为阴气之所精聚，气出命门，为阴位之次。所以阴气纯精时，此间阴精不足，一身之阴气急降而济之，伏阴之动力则因阴气下济而上跃，人言相火；此间伏寒，大气不得触底而内结，言肾阳虚者如是；此间阴损，大气先上跃，后因阴气下济，上跃之气无根而疲惫，言肾阳虚者亦如是。

气一化经络出，四降五脏元全，五脏元全，精气周流，乃成六经。各言论治，各言所病所显，各言所属所归，各言是如。病之发，五脏、六经、卫气营血俱为周连，杂病之类，尤是各个为掣。故真病之中，亦有六机，六机分生理所言，乃现象所共之性，故真如不灭。病之变，病位之后，唯升、降、邪、正、阴分、阳分六机之言，六机中统含后天一气，机要不应，后天一气疲阻，由此病后，乃现八纲、脏腑、六经云云。故病始于六机变，终于六机变，贯穿六机变。此变不变，不得安然。

1. 升

太阳升乃少阴虚。太阳以降为顺，少阴以升为用。浮气升乃水中亏，阳分升乃客邪，枢升乃客气，阴分升乃不足。五脏中，见升知先败于阴分，后病于阳分。见热不可以为升，热者本升也，细查有无邪扰。寒热为郁，本无升降，亦兼或有升降。

苦能败邪动气升，亦能损有余而降，其败邪者，苦为诸味之最厚，人畏鬼怕，凡升举之力，最怕吃苦。损有余而降下者，热为最清，以厚味气薄者苦以与之，气薄能在高位，厚味能削游气，游气一蚀，水从天降也。

酸能阻升者，酸味厚味而浓气，气动于阳处，酸收则气归阴魂，但邪动于阳处升，不败邪而酸收气，邪可暂罢或否，沉敛性情而深入内里也，升举之力，最怕心酸。莫以为酸者能收故只降也，六经之中，酸能升厥阴；脏腑之内，酸能助肝阳，以厚味气浓能速填阴分而沉阴分入周转内，阳气所发概此开端。

甘能阻升者，甘味厚而气散，气散则厚味漫连，凡阳分跃试，甘以重之，升举之力，最怕甜头，清升之质，遇甘而溺，逐重以成形，阳分积土，渐渐疲惫也。

人生吃苦、心酸、甜头，看似激励，实在三象之中，人渐离道，所谓转换升降之中，凡夫俱各自感业。身体之中亦复如是。升能得妙，清虚其体，空明入脑，百智应得。小升则阴气散，大升则头脑精，极升则喜悦盈满脱尘也。

2. 降

少阴降乃阴分大亏。六经以少阴为基，少阳、厥阴为道，太阳为纲，太阴、阳明为建筑。人体亦以降为顺，气沉则实。但真气以降为毁命，各个器官组织隧道之气有特性功能可升可降。阳分降为顺，阳分降而不发为危，阳分夹邪而降为虚，阳分应降不降为郁；阴分以降为顺，阴分降而不现为死，阴分夹邪而降缓死，阴分应降不降为病。五脏各有所降，心降气，肺降水，肝降精，脾降阴阳，肾降火。凡有降不足，则为体病；有降太过，则为邪气病或邪气与体共病。阴气本降，见寒莫以为即为降；寒气本降，得阳而结，得于何处，结于何处，所谓降者正气自亏，非次邪之怪。所谓病于降者，非病真降，补升亦是病降。阳分病降，当以轻薄之品，味气不得厚。得于邪气，时用降药亦是升也。得于隧道病，用中空之物以通阴而升气。阴分病降，味当以辛，薄味厚气，气厚方能入阴位，味薄方能挑生气。阳分病降，淡味以主，辛味以辅，淡能充真水，故能除阳位之阴，去阳位之邪，辛挑全气，开者即升。用药以升者，以克病降，凡克病降之物，多损阴分，致于真降不降，升病又现，为医生者不可不识。

3. 正

其正邪之中，亦为条件所趋。人体真元之正气，药石无益。所谓正气者，天地有秩序，人身有纲领，在其位，谋其政，则为正；失其位，乱其纲，则为邪。外入干政，措乱为调为正，失明昏蒙为邪。人身之中，动力足为正，动力乏为邪；动力足为正，动力亢为邪；以通为正，以塞为邪；以足为正，有余为邪。六经，太阳以能得一而降为正，以降浊为邪；阳明以热有所归为正，热失所以为邪；少阳以能化气入阴为正，以不能化气入阴，或化阴入阴为邪；太阴以生阴分精气为正，阴分不纯为邪；少阴以能升能减为正，以方位不安为邪；厥阴以不现为正，所现为邪。正修之人，最怕粮缺，故补以阴分之淡以为正；平常之人，最怕阴郁，故通必用阳分之薄，辛味主。所谓扶正，全在于用到何处何地，了何因成何果。随其所喜，皆大欢喜。

4. 邪

天有六淫，地有六气，莫以六淫为邪、六气为扰。譬如同受一寒，一人燥热而得之如解，何以言寒邪焉？一人虚冷得之而危，此即为大邪大凶。天地翻覆于天地岂有善恶好坏，人以惧受而言灾祸。人身的中有疾，成邪者，莫执于是何气以动，所谓见招拆招，汝以何苦，我得安之，此即为善。邪初入阳分阳道，无论是何邪气，言寒热风暑，阳分以纯不受外物，总以外宣为要。邪入阳分再深，则为热变，浅则抗，深则成内变，人情史料亦是如此。内变阳分，正阳、邪阳相重，当清败二阳，同时使上路有通，否则易坏为阴证。阳分之间还有通路，通路下到阴分，通路邪气，阴分之味以开，阳分之味以安，杂味以成则邪气可罢。阴分邪气在于转，阴分有伏邪，有固瘕、客邪，有内损。凡阴分之邪气当用阴位之药，药通经络多为阴，药体质重多为阴，药性刚烈多为阴，药味浓厚多为阴。人气四降，动力从末出，此间最不能废，故人能常清静，阴分动力出焉，万病容易，动力之所客邪，非温不转，非辛不散，非咸不入位。

5. 阳分

人身中有阴阳二气、气血二物，阴阳、气血二气二物各化，成于六经六气、诸脏气腑气。阳位主发，阴位主藏；阳位生气，阴位化气。阳分者言于阳位所出之形，阳分弥漫全身，以太阳、阳明经为主位，但不可以二经病位皮腠、胃腑、胸膈等言此尽为阳分，此具体之处，阴分病亦可现之。所以阳分，无形阳气所化，出于枢纽，从气血有余而上化于筋膜、三焦，渐漫脏腑，又得诸脏本气所同化，心、肝、脾、肺、肾各出一气与化阳分安于所作为之处，另一气出枢至中土，以纳顺外物，和于胃气，顺于胆气，出胸膈而抵太阳，分能量于实质之器。所为阳分，必具阳性，能同化邪气为阳，能炽身为热，能出诸火于窍。阳分有伏阴邪、有炽邪，阳分有虚实、有痞、有郁，唯独无淤。

6. 阴分

阴分者为阴位所出之形，周身阴气流转，凡阳分气衰，则阴分受之，浅则阳分，深则阴分；外则阳分，体则阴分；气伤多阳分，形残多阴分。阴分以太阴、少阴经为主位，命门、脾肾类尽是阴分大气所聚，所以阴分由四降得全，大水结冰，以蕴内火，内火所发，尽带真水，随处所成，各个为质。阴气不从六经转，大阴之气，一降一成，二降二成，三降三成，四降大成；一降所成脉生，二降所成血藏，三降所成脏腑具，四降所成筋骨现。有人言人生之气发于肾命门云云，非也。先天之气不从肾发，但从肾现，在肾化精，实则在人身整体，非独肾也。肾所以统关身中阴阳，是肾为阳分大脏，阴分大成之处，阳分大气由此出，阴分大气亦在此归。阴分有伏邪，伏阳邪，伏阴邪，阳分止于伏阴，盖阳邪于阳分不能伏也。阴分有虚无实，有瘀，有结，有郁，有淤。

六机非独立八纲、脏腑、六经之外，而是暗含八纲、脏腑、六经之内。所以言机要者，是在中不在外，是印心不在参照，是临证自得感受而非标准框架可依附，欲识于此，《内》《难》《伤寒》《千金》《外台》为经，后世百家为纬。

二、六机生理病理雏形四论

1. 脏腑机要论

一气四降五脏成。一成心脏。心举精气，为先成之使，故神在其内，心脉四布，心气四威，故凡四脏有疾，心神蒙感，邪正交争，心神不安也。

勿言脑主神明，脑中所寄，唯一灵明而已，灵明以无为而不无为，五脏之精气，皆有一途清升于脑，脑中灵明得精气而能沟通实质，以为思维。脑不受外邪，所谓风邪入脑者非真入脑也。脑中所感邪气，皆内邪扰及，脑体病者灵明与精气无媾交之所，故能有诸疾患。

二成肺脏。肺纳精气，为次成之使，其始纳精气已成阴位之一衰，居阳位而代行阳位之职责，并精气而出入，所以言肺之神，魄也。魄为阳位虚魂，故阴邪攻神，虚魂先动。肺纳精气则脏腑阴水初成，阴水来于脉气所于肺而凝，此为归终而化，故不能入脉道，以未凝精，故不能入脏腑，而别出一途名曰三焦，居皮膝脉道之内、脏腑之外。肺何以喜燥？盖阴水初成下注灌溉，最不能有浊水入也。肺何以恶燥？以肺体居阳位，阴水成而不住，且一咽户通于外界，邪气易入、易化热而伤于肺体。

三成肝脏。肝化精气，为再成之使，其始化精气为阴位之二衰，阴水初凝而得元精，此元精之成而魂出也。故阴位之病，邪气上扰，先不扰神，而先干其魂，夜则怪梦纷纭，魂机病也。其于此化阴水之气入脉，始生后天气血，凝阴水下行元精化液也。肝能得心血大汇，故通心血中阳气，于阴位能有决断之功，此所得之气，能兼温煦三焦，以使通道所余阴水能活泛而成津用。肝恶风气，以此为阳性，凝精恶之，得气亦恶之，所以肝之真阳，绝无上亢之说，所言肝火、肝阳上亢者，肝真阳虚也！肝所成之阳，全在阴水脉气，本来肝居阴位之首，所以言肝阳皆阴分所化，风气扰之，阴分亏之，邪热炽之，则肝之真阳则微，肝真阳一微，所以余气则放肆而出阳位，或在胃腑，或在肺体，或在头目等。

四成脾脏。脾运精气，为后成之使，其始运精气为阴位之一成，阴水至此而能入脏中脉内，血气初生于阳为神，血气后运于阴则为意。意杂虑多，是阴分不足，当补之于气血，上通之于气机，阴水下降，阳气上通，则心安。意通少虑，是阴分沉气稳健，人寿而多学。意塞欠周，是阴阳枢结，当除阴分伏邪。脾脏无自运之阳，所以脾阳者以他脏或阴水有余之气也。

脾能善藏肝化送之阴水，凡不凝精者，阴气大成于脾至，脾再无津，以阴气大成故，故脾颓则阴气败，脾燥者心肝之血俱燥，所以脾为阴分之司。脾恶湿者，以脾为分流阴分诸水之动力，无受自身，盖受外气，所以脾阳最易不足，又最难不足，所言不足，多为假不足，邪气干之，则现运化无力之象，人言脾阳虚也，实则邪客也，故所以恶湿，湿最能客干脾阳。故有医家言，运脾则是补脾，盖因为此也。故有医验实脾阴亦能善疗所谓脾气虚之证，盖也因此也。脾不自生阳气，所得阳气，一者阴水自带之余气，二者四脏已生成后后天发挥于体内阴分之火气，阴气大成，补于中土阴分，则有余气入脾也。莫以阴水为纯阴寒，阴水不于肾凝精，俱带阳性。何以五脏唯脾不带自阳？以天地气化，所成四季；人体气化，所成四脏，生理之脾为肝降旁途阴气所生。

五成肾脏。肾藏精气，为末成之使，其始藏精气为阴位之大成，阴水由此凝精，阴气由此尽也。元精大成而现意中之阳，意中之阳者，志也。故而志短者，元精不足；志刚者，真水亏虚。肾中何以言肾水？肾水为元精所融之水；何以言肾阳？肾阳为阴气尽之所生动力。与肾相交者，四脏俱有，心交以阴阳，肺交以气，肝交以精，脾交以阴水。肾有元气，此为元精所储；肾有阳气，此为阴气尽所现之火热，故肾中元气无寒热，能续神明则是阳，能化实精则为阴。阴水下降则为肾阴，元精融水则为肾水，阴气罢尽则为肾阳。

五味补法，酸温助肝阳，咸温补肾阳，辛温通肺阳，苦温实脾阳，甘温扶心阳。

2. 气脉经络论

精气并，识神启，人道成，天理用。人之所生，先发乎元气，后气降成精，精聚成体，体成而后有经脉络道。经脉之先别有气者，此中通途实非经络，乃气脉也，气脉既成，神得有途返以先天。经脉者，以输送后天精气；气脉者，以运行元气。经脉者，其大归于精气，受制于心血；气脉者，大归于元气，旁通开窍于脑体。经络以后天，气脉以先天。经者十二，六律以分立，是灵感地气，顺天应时之象。母孕胎中，以脐为先天，非也。脐亦是后天沟通之气，先天成于精，形成虚于腹下。此气先贯一脉通于巅顶，为始成之脉。首成之脉为后天生命根本，由此脉之气不得常感，故变生后天余气，气发会阴，成任、督、冲三脉。中脉之气从脐部一轮分之为四，四脉气行，旁生数十支，然此等脉灸针不到，调内气方能感，此等杂脉余气又化后天，成为带脉，可以针以感之。中脉之旁纵有两道，伴中气而启，以化中脉生气之变化，由此两道开出诸丛，内气开始实至四肢，从足而起，阴维、阳维、阴跷、阳跷四脉以变化入心脑，贯上和阴阳。中丛开启胸气，以成上肢表气，由手太阴气，贯注而启诸脉之路，十二经由成也。

3. 痞论

痞不独于胃，六经五脏皆有坏痞。痞之成在阳分，结在阴位；痞成阴分，现在阳位。痞者，气邪、阴水病理产物共积，其类症状若瘀血，以病位不入血，而为痞证，不成血证。阴阳交为精，阴阳结为痞。痞中虚、实、寒、热本聚，然因其发病之因，亦分虚痞、实痞、热痞、寒痞。以痞无论在阴分、阳分俱居二分阳位，故寒痞多转结、瘕、癥、积等病，而以寒痞成而为病者，病位必深固，所以纯寒痞者少见。现在有用一二温药治疗一痞证，即谓我治一寒痞，实非寒痞，仍是内气杂痞。所谓寒痞者，多以巴豆类药方能除之。痞者之治，热痞宜散，虚痞宜和，实痞宜攻，寒痞宜下。六经各有其痞，五脏各有其痞，阴阳二分各有其痞，太阳、阳明痞结胸膈，此二位痞结一处者，是太阳结痞，必是内气损。太阳内气出胸膈为太阳，入胸膈为阳明；出胸膈为大阳，入胸膈为小阳，此成在阳分，结在阴位也。少阳痞结筋膜三焦，热也无阳热，寒无阴寒。太阴痞结胃腑中焦，牵连腹中，有言半夏泻心汤之类治太阴痞满者，略显泛泛，三泻心汤实在阴分阳分之间病位，多经之坏俱可调顺，所言细分病位者，生姜泻心汤在少阳阴分，半夏泻心汤在少阳、太阴之间，甘草泻心汤在太阴阳分。莫以一胃定阳明、太阴，胃中之变，三阳俱有其气所主。少阴、厥阴以二气深里，邪变多因内气故，故经痞少见，但调以寒热，顺以气机。少阴痞者发于阳，痰多咽痛，时发口舌疮毒，又非寒邪客经之半夏散、麻黄附子细辛汤证，以地黄汤治之，地黄、半夏、山茱萸、泽泻、射干。少阴痞发于阴，真武汤加鳖甲、桃仁治证。厥阴痞，经痞以乌梅丸，寒热痞以四逆散，脏痞发于阳以麻黄升麻汤、发于阴以真武汤。五脏痞者必已病深入体，如不入体，类痞证，或六经痞，或内气痞不为脏痞。

心痞者，非心下痞也。心下痞得于阳，成于阴；脏痞得于阴，现于阳。心痞之症，有人言心、腹、胃、背沉重满闷，肢麻气短，咳嗽而吐涎，大便利而小便难，轻证开以桂枝瓜蒌薤白汤；重则以沉心汤，旋覆花、茜草、桂枝、生姜、紫石英、半夏、五味子、乌头、桃仁、徐长卿、薤白、桑白皮。

肺痞者，胸痛气闷冲心，咳喘不息，痰白或黄，甚则咳血，以沉肺汤，紫石英、檀香、石膏、麻黄、桂枝、桃仁、地龙、麦冬、半夏、五味子、紫菀、生姜、旋覆花、大枣、甘草。

肝痞者，腹胀胁痛，口苦目胀，二便不利，食纳不开，与沉肝汤，茜草、鳖甲、桃仁、甘草、檀香、金钱草、水红花子、芍药、黄连、干姜、黄芩、白豆蔻、滑石、柴胡、黑丑、桂枝。

脾痞者，腹胀纳呆，少眠多噫，便溏不爽，与沉脾汤，人参、升麻、枳实、柴胡、鸡矢藤、白术、草豆蔻、厚朴、郁金、泽兰、桑白皮、半夏、芍药、滑石。

肾痨者，腰痛尿浊，甚者见血，与沉肾汤，萆薢、泽兰、桃仁、桂枝、茜草、干地黄、续断、茯苓、柴胡、蒲黄、山茱萸、巴戟天、莪术、当归、蜂房。

4.六机邪论

六机之中，邪正相立，邪者有五，一言六淫，二言暴气，三言阴魅，四言败精，五言心僻。六淫病者，天地气象不正，人身卫气不足，以致外气所感，依经脏气血而留。暴气者，言阳鬼入身或里阴大亏，身中正位之气失所而离经致邪。阴魅者，人身中正气不病，本气受阴，而反现病气于正气，此类病或感于坟地尸场，或受于巫祝蛊者，或由自身心术不正，发即为腰痛、背痛、头痛、畏寒、过敏、夜梦、鼻衄等诸杂症，不可尽述，以常法无效，此当以顺气汤治之，据其何因、何象加减。败精者，非独指生殖精液，一切血气精微由内外因，如病气、劳损、习武不当、气功、思想不治等所致，观其所在，以法治之。心僻者，心有不当不自主之于据抗善因，违逆善法，固执己见，倒因为果，求医言病实则所虑尽于病之无关。此类余归于邪气，实非独立致病之邪，盖病者有此者尤其难治，故归于一病一邪。此类病家，未及四诊先疑于医者之术，先以试探诘难，服药更难，药未尽剂心先疑怖，有效与否俱不应医嘱，频频换医，尝探听人见言某医、某巫术高药奇，辄而寻之，名为治病，实为消遣。治此类邪见，莫全凭病家所言主诉，所谓内证，能吐即吐，能下即下，不适吐下之舌脉，当和法大开，先大转身气再言病患。

三、六机药解

1. 桂枝

味甘性温，气味微厚。善温血脉透肌络之邪出表，内扶心气通胸膈郁结，温胃，透内气宣达，通轻浅病位之郁，开窍补虚，温助心阳以摄五脏，转里脏之气而济太阳，通阳散结，消癥顺气，化气降逆，最善逐阴邪，内外表里阴邪无一不畏桂枝，凡阳陷于阴，此药能做舟楫之渡。善能借气行水，调达气水之通道于常位。能逐阴邪，为心家所喜；温而不燥，开膈气，透邪出表，为肺家喜；暖胃升中助清阳，去筋膜之余水，为脾家喜；助气以刚用，舒筋脉，调木气，为肝家喜；降逆，降浊阴，借气利水，为肾家喜。

配芍药则入营卫止痛，配麻黄则悍表，配石膏则肃筋膜膈中结水，配白术则养阳精，配当归养阳血，配黄芪实肺表，配甘草助心气，配大黄升降中焦，通阴结，配人参以荣脉，配羊肉以温经，配川芎以行滞，配柴胡以透邪，配五味以宁神，配泽泻以降浊，配茯苓以安君，配薤白以宽胸。配熟地一味，最为精巧，桂枝本诸阴所畏，熟地养诸阴之母，桂枝多以强心而为人识，但人鲜知其助肝木升；熟地多以补肾被人用，人少识其助肺精降。心肝与肺肾中之土脏，而桂枝最增胃中热，而能至呕而于人嫌；熟地以滋腻中土，能致痞满、泄泻而被人嫌弃，殊不知此二味配伍得当，桂枝治疗胃热气滞疼痛，邪重者，能于寒药中拔气而出而调胃；熟地治疗湿阻痞满，配伍去浊开气之辛药，再以淡渗熟地以质重而浊，能夹浊下行，此无用泻药，而人体自泻，而以泻后痞满安。此二味配伍能善调内虚而除阴中之浊，升清泌精，用于虚损夹邪最为可靠。

2. 麻黄

味辛，性温，味薄气厚。悍卫开腠，跃气透邪，利咽气，善调三阳里郁，亦发筋骨之伏邪。开太阳之气，耗升中阳与胸膈气，阳盛则生邪热，阳弱则增中虚。以动气除皮肉痹而止痛，以动气行周身表浅而活血。能驱内寒，亦能去结寒于胞宫精室。能助肺家气升达，使之不郁塞。桂枝入营，麻黄专气，故津亏用之以不能和，血虚用之以内消，凡属邪郁在内外气结不利，麻黄与之，俱能开破，湿未成实水时，阴霾不见日光，麻黄能拨云行雨，故水气得降。脉浮滑、浮紧俱宜，弦硬亦佳；紧脉乃血气受阻而甚，当以麻黄配血药以开；细微脉见证，仍可以麻黄佐于养血药中，如阳和汤。唯有浮大无根，脉来拍拍无滞，来去势无阻者忌麻黄，浮大无根是里气不支，以麻黄本非温养之药，所得温效，全在于动人自身之里阳中气，故里气不支慎之。拍拍无滞，来去势无阻，是经脉、脏腑血气流利，无论洪脉或是他脉，脉势无滞者，麻黄无必用之理由。散脉见无论何证俱不得用麻黄，当先以甘温敛收药调和脉势。

配石膏，利皮下膈间中腑气漫之热或水；配大黄，里通外发，适合外郁内结；配鱼腥草、虎杖，肃肺解毒去痈；配连翘，轻扬散卫；配豆豉，能解胸膈；配薤白能通心胸之气；配白术，能助中除湿；配附子，能振寒去邪；配薏仁能入经络筋骨；配人参能助气通上滞；配全虫、蜈蚣，去顽风肿毒，经络顽痹；配细辛最善走头面通窍，亦走血脉除痹；配熟地黄，去血分、髓骨之久寒，亦除下焦胞宫精室之瘀寒；配秦艽能除经络湿痹；配柴胡，此二味能加减调整用量佐于是方中，通治一切表证；配白鲜皮，能止痒；配路路通更善利深处之水。

3. 石膏

味辛，性寒，味薄气薄。最善清利膜间气阳煦处有余之水，折里气漫跃之热，寡薄肠胃，疗时热头痛，以分正邪之间亢气，此气一分，余热尽由表泄，此石膏能解表之机理也。止烦除燥，非为润剂，但能生水，即如热燥天气，冷风过境，冷热相汇，必生云雨。能收汗，能发汗，尤其清阳腑，反气火积上之头面口齿病，或痛或肿或溢血，俱能以断其病源。古言石膏伤脾阳，故有如此，但非主要，凉药用不当，俱能伤脾阳，非独责石膏。石膏能伤胃阳明确，但于脾，能消缓而益，稍加配伍，即能益脾。此药以清气见长，以宣透为特色，古言大寒伤正未免过于其实。

石膏配甘类即能生阴，能益气，断邪气之数，以复正养虚。石膏配辛类即能发表，能利水，能消阳积。石膏配苦类能直折火势，此类配伍才现大寒伤正之力。石膏配淡类佐甘味，消阳火，去溢水，实脾阴。石膏配酸类，遇阳证能涌吐热痰，清神志，醒脑。石膏配涩类，多外用收疮。后世如蒲辅周一类平淡轻灵路线之高手，言石膏不宜用大，此当商榷。蒲乃批判见热病不明病因滥用石膏者，实真用石膏之处，石膏非大剂量不能救生。陈世铎言："石膏救死之药也，石膏能变死为生。"大剂量之石膏配伍地龙能止人所无策之疑难头痛，能出复邪正中生气，能救挽于旦夕，能消腹胀，不论伤寒瘟疫，凡气热甚入，即便见血热者，只消见邪逼气乱，脉仍有根，即可大剂量石膏以复生气，莫执温病学家到血不可清气之言，实热伏气，轻以宣卫，稍重去阴分伏邪，再重清里，极重，当以大量石膏开透。

4. 术

白术，味苦，性平，气微厚味平而适中。最益脾精，生胃津，然典型脾阴不足，当以益脾滋脏，此证脾胃虚具备，常能迷惑于人，以白术、党参、砂仁投之，或能见一时效而反复，长此则陨生。善去皮肉里腑之湿水，止汗除热，生津益胃。白术一味即能升降，苦以降浊阴，气厚以升脾阳，能滞气，但亦能开气；能医泄利，亦能医便难，大剂量白术治阳明太阴痞证便秘如神，故于脾虚气滞常能壅塞，于脾胃痞证常能开破，其药甚巧，莫以一燥湿以蔽之全部。

白术一味配行气药最能消痞，配甘药能养，配温药能散充气血肌肉，配凉药能除中热虚结。苍术气厚味薄，亦能治便秘，能收泄利，但苍术治便秘是以气厚开气以用，痰湿内阻最宜，白术以疗中虚生胃津以软便。苍术善能开郁，去里之伏毒瘴气，消行中焦，能去中下之固结阴湿。

5. 半夏

利咽去邪止痛，逐阴邪痞饮，开胸膈降浊止呕吐，去稀涎水饮，疗气逆阴结，醒神豁痰。能助阳弱不寐，凡邪气不寐，热配夏枯草、地龙、木贼、合欢，虚配枣仁、远志、柏子仁，寒配菖蒲、桂枝，瘀配川芎，俱为催眠之良品。用生者，善消固痕积聚，通络脉之痰淤气滞，止痛生肌。此药善治肠鸣，与生姜配伍治水汽肠鸣更佳；降气止咳，阴积痰咳或气郁痰咳，与金沸草配佳。

后世有妊娠忌用半夏，以半夏能堕胎，其实不然，药未切病机，无论何药皆可堕胎，非独半夏。半夏一味药治妇人妊娠呕吐、咳嗽、脾胃诸病，药证相应，并无半分损害，但应考虑此药劫气动气，用之不当确会引起胎动流产，还需全面把握患者身体状态。

亦有认为半夏辛燥，故咽病不用，多以沙参、麦冬；不寐不用，而多以柏子仁、天麦冬、首乌藤以养心阴；高血压不用，以为半夏能升血压，如是等等，俱为荒谬。半夏邪气客咽有神效，如阴伤热重，以苦酒汤即可；如内伤阴虚咽痹，局部气邪火结甚，亦可以清热利咽之品如沙参、射干、锦灯笼、金果榄、知母、玄参之类配伍半夏，非不会有害，只会增效。不寐时现燥热虚烦，未见其他阴虚指征，苔腻者，是邪与血结，入里日久，因瘀生热，不可还以枣仁、麦冬、天王补心丹这类，当以大剂量半夏配伍夏枯草、川芎、知母、柴胡、牡蛎，方能全功。高血压亦是此理，其人面色烘热，血压高、口苦，此皆以清火凉肝，但看苔腻，脉象多弦滑、细滑类，无阳明热、阴虚津亏余证，不要一味谓之阴虚肝热也，此乃败浊生毒，火郁不通，当以越鞠丸加半夏，热重再佐以配伍清热散气之品即可。

半夏性滑利，燥不如肉桂、草果、豆蔻、麻黄，故莫受明清后诸医桎梏，以为半夏这可不用，那不可用。柴胡、半夏俱为破结气要药，内科杂病适用之广，效用之佳无可比拟，但明清以来受温病学说影响，以半夏燥火、柴胡劫阴论，诸多限制，乃有条件也。温热病自当忌破结气之药，但内科杂病莫以此为窠臼，切准病机便是。半夏用之得当亦能生津，如白术一样。现在亦有网络推崇医生，以为制半夏毫无一是，药性全无，而推崇大剂量生半夏治诸病，此观点有可取之处，即生半夏治疗某类疾病之殊攻无可比拟，但又莫上当。生半夏真劫阴耗气之品，且有毒，煎熬不当即可陨命，我治疗固痕痞块，邪瘀入络，以生半夏开之，止痛消积佳，但常规杂病，脾胃病等，用生半夏嫌其气性太烈，而反生诸证，其他功效未必超制半夏多少。至于姜半夏，个人习惯问题，从未使用，一般遇此证直接配伍生姜，或其他切病机药，不愿于一药上烦琐。

6. 吴茱萸

气厚味厚，味辛，苦，大热。化积癖败阴，止痛降浊。其辛烈而通阳助火，胃中有热，得之则呕；胃中有寒，得之呕止。其辛则通调气机，亦以辛能补肝阳，通肝气，疗疝痛，亦能回转肠胃中气，化毒积，止泻。其烈能杀虫去毒，除蛊。化寒痰，治一切冷积。疗多涎多唾、下焦漏下清带。止咳逆，断湿疮痒毒，除痹。今常见之高血压、糖尿病，均鲜有人用吴茱萸，以高血压多肝火，糖尿病多阴虚，而一味滋阴潜阳。实内科杂病中，高血压无阳证，常发头痛，此乃浊阴上逆，当以吴茱萸、生姜加磁石、牡蛎以镇，降压如神。

糖尿病谓之消渴，众人盲从数十年教材以阴虚为主，阴虚消渴若主证俱，当然以是方，实则今人之糖尿病，亦多湿热温毒内蕴，上下气机不并，当以三仁汤加丹参、牡蛎、郁金。无论何证，到后期必伤阳气，晚期疑难性糖尿病，诸证并现，肢麻坏死，痿而不用，口中泛甜浊多涎，个人经验当以吴茱萸配黄连、丹参、水蛭、蜂房、桂枝、麦冬、大蒜，佐少量大黄，其验也效。

7. 姜

气厚味厚，味辛，温。生姜，能除痰水痞气，降浊止呕，温肺止咳，解药毒，和胃气，能宽中和胃，而气归于内，故止汗；辛能悍表，除水，故能通痹。一切重症属中焦气乱毒攻者，大剂量生姜配合他药以恢复中气，尚能有救。生姜能动中气出表，故表实可助悍药开腠，表虚可引内气济营卫，其最善温血而不留燥弊。能开胸顺气，故胸肺弊阻，生姜能当重任。配槐花、地榆能助此凉药迅收下血。最善活中气而去毒瘴，故毒瘴不洁下利，一派热象，生姜亦能配伍他药而收全功。能通鼻止痛排脓。

干姜，温胃燥湿止痛，涩血，冷气在腹中，此药定之。止泄泻，燥升胃阳，实脾气，收汗，止呕吐，暖胞宫，温四末。配伍附片，能收其热回济后天；配伍黄连，能爕里中焦升降阴阳；配伍白术，能实脾精脾气，暖胃土，消食物止泄利；配伍桂枝，能引中土阳热入筋膜透表而去寒气；配厚朴能消积胀；配地黄，长养后天之气，长肌肉增气力。

炮姜，涩血收肠，温中。

8. 细辛

气薄味厚，味辛，热，属烈辛药之润剂。能开气生津，降冲逆，通经脉，暖营卫，振寒出表，引药入经，引气入位，通一切局部瘀滞无论寒热。上开头面诸窍，生发阳气，疗寒热头痛，肢体、心腹痹痛宽胸膈益肺气，助肝补肺温脏，莫以细辛为燥药，更有燥于细辛多者。止咳嗽，通大小二便。启窍闭，收虚寒久漏之清水，上可通鼻窍、耳窍如神，去眼目翳障，收清涕、眼泪；下可收虚寒带下，配木通善通月水。疗齿冷疼痛，一切风气在表在里均以此为仰仗。逐水饮寒气，能驱滞留之冷水归于阳热河谷通道。常服益气，明目，生津，除病，抗肿瘤积聚。

古有细辛不过钱，故今人用之慎重，以多用能痹喉阻气而死，实则细辛散用为末多能害人，但细辛煎入汤剂，世人多以多熬先煎而去其毒，用量不过一钱两钱三钱，虽细辛此大将，少用亦可达效，但此将之韬略则隐矣。细辛可后下，用量大者可至五钱到十钱，对于一些热证搭配他药有意想不到之殊功，尤其一些血管性疾病、肿瘤、顽痹、高血压等。莫以陈见桎梏，但也莫不问病机而孟浪大用，戕人身体，医者之难，难在于此。

我看诸药之中，麻黄、桂枝、附子、细辛、生姜俱为决断之元帅，石膏、大黄为猛而黠慧之将军，地黄、人参为粮草之主管，川芎、柴胡、香附、元胡等为途路之前锋，银翘、芦根类为参谋帐下之使臣，古之犀角、麝香、冰片类是出以奇兵也。今人有用药，畏惧麻黄、桂枝、附子者，是陷小积无须元帅也；畏石膏、大黄者而以平淡药者，是以能招安之，则免动干戈也，然临大敌顽疾，元帅、裨将、奇兵都需备选，方可收效迅。

9. 人参

气平味平，味甘。最能生津，大补元气，实脾阴，助胃气；能生不举之清气，能收漫散逆上之浊阴，振中焦之颓废；最善止渴，大行气津，止血，止利；轻量即行而通，能通行后天元气周流，中量能滋内阴不足，大量能转元气回先天续命挽绝。药润中非常，野类带灵。能启心智、不忘。

配凉滑药，能除中虚之湿热，清气分之伏暑；配地黄，能填肾髓；配茯苓、远志、龙眼肉能补心气；配阿胶、麦冬、秦艽、紫菀能润肺体；配吴茱萸、乌药能顺肝气；配白术、甘草能实脾胃，实为五脏之要药。

现用有党参、太子参、西洋参、生晒参、红参类。党参其性颇壅，能助湿热，益气为五参中仅优于太子参，但善入脾胃，实胃土之力则优于其他四者，价廉易得，故多常用此。太子参力薄，补气不堪重用，但其凉润实脾阴之力优于四者，不壅塞气机，分利湿热，热病需用参者，气虚不甚，则以太子参为缓图。洋参寒润，能助阴气之启，热病热重气虚，以此为佳，能除血水气之结热。生晒参为助气良品，实五脏之阴枯，启身中之颓废。红参性温，于心、肾阴阳竭，虚寒客，最能回元纳气，心病、肾病后期当以此为选。参之成者得地灵天气，现规模种植之人参鲜有此功；野山参不论何者，年份到了自有人所不识之灵力。今人用参、灵芝类，无古籍所述之功效，实是药材质量问题。人参、灵芝野外生者，年份一到，修行人服用，能感气机顺畅，元力满归，常人以此服三月，能增记忆，开心智，过目不忘。

10. 桃仁

味薄气薄，苦，性平。善逐瘀血，破宿血瘀滞，通月水，除癥瘕，凡邪气实俱能为他药舟楫；止腹痛，去内痈，通大便，润肺燥，止咳，通脉，杀虫去疟疾。

配鳖甲能消肝积；配桂枝能除胞宫淤塞；配大黄能下血气，利心脉；配水蛭能去血肿；配柴胡能消疟母，并能除血中淤热毒积；配全蝎、徐长卿、豨莶草止顽固痒癣如神。实证出血能止血，如斑疹、漏下、鼻衄、尿血等。能解毒，故肾病后期适证配水蛭最能增功。

此物亦为有灵之品，蛊毒，降头，尸咒，滇南湘西杂术，以毒虫攻人者，以余验方辟毒汤：黄连，升麻，龙胆，徐长卿，贯众，蚤休，桃仁，木香，其效如桴鼓。桃仁、木香两味能够收魂魄，止惊，安神，治梦魇。化瘀血之功效众之所识，其桃仁亦能利瘀水，治邪瘀水肿水气，桃仁可下可开，水气病桃仁以除邪通脉而大有所为。

11. 柴胡

味薄气厚，味苦、辛。益气，除满，去结气，能去游离内外之邪气，散脉中结内之风，开窍。此物除邪最胜，兼可升清阳，利浊气积聚，止痛，透疹。大剂量可以除邪气，通月水，止邪稽虚汗，发热，寒热往来，除疟第一品。头面诸窍之邪积，或寒或热，皆能以此疏散。肝气郁闷，胸膈腹中气积，见胁痛、肠鸣、胃痛、心胸闷痛，为此君所主。善疗咳嗽，配合枳壳能升降中焦气机，亦可舒达肺气，不可以此配伍简单而忽视，能治多病，但用方不宜杂。

清代叶氏以此物劫肝阴而言，后皆盲从，每用柴胡必配芍药，言防止柴胡劫夺肝阴，此类观点盛行，实为大误，则柴胡之功效瘗也。柴胡对某些证型，非大剂量不能除结气、调达诸脏腑气机，若配芍药，则此二药所作用之病位局限于筋膜肝胆，不可盲从先见。诸药里面，病位作用宽泛者，附子是一，附子能暖脏腑经脉去寒气；人参是二，人参能填脏腑经络充阴气；柴胡是三，柴胡能疏脏腑经络去结气；石膏是四，石膏能清脏腑经络去火气。附子、石膏、人参俱有用武之指征，柴胡此君贵在虚实寒热俱可以用之发挥作用，适应柴胡证者比之任何药都要广泛。

12. 当归

气味稍厚，味苦、辛。和血调脉，止痛定咳，虽润尤燥。人皆谓之补血，然其真填血髓者地黄、阿胶、黄精、首乌是也。此物补血功在于温通脉道，刺激生血之动力，故多配芪参而增温养之功。润而能实肝体，故筋膜之间虚而夹邪者最适；辛温而行脉道，故营血寒而动力不足，此常鼓舞。然血虚者莫以当归为补，体型消瘦、脉细有力而贫血者，以当归一味足以致瘗。然此物善在能佐诸将而收全功，气不生血佐人参、黄芪、白术，精髓内消佐地黄、阿胶、首乌，凡血脉病不论寒热佐以经络药，总能开药物之通途。脉病者，莫以为独现于血，肺为百脉之汇，故脉病及肺者咳逆，一味当归即能安。凡行血者须当归使，补血者须当归运，破血者须当归缓。莫以当归温而风证忌用，内外风气，肝虚风动当归能效，但须知此将润中有燥，血分有湿热最能增助，其随热煽反能耗血。其润性能助肠中血运而通大便，安胎产，调月水，去陈生新，既是一稳将，又为一悍将。

配鸡血藤治疗生血无力诸证能于通中现良功；配鸡血藤、乌药大剂量其温四末去内寒之力为最上，唯伏固之寒需吴茱萸，里阳不振需附子。古有归身养血，归尾破血之说，虽可参鉴，但归身活血之力亦佳，归尾对非大虚之人补血之效也彰。此药为厥阴经之要药，厥阴阳回之气首从里脏起而不住，后从内气发而不归，次从血脉贯归太阳方重返为里气，故厥阴气逆肢寒不顺，当归为主药。

13. 地黄

气薄味厚，味苦，沉降。得地气秉厚，质重厚腻，为土中降气所固凝。生者其言凉血者以其至阴之气，填血髓不足，收脉中浮妄之升燥。润脏燥，入肝阴而收木气，入肾阴而降心火，疗脉枯而实肺金，软滑大便，脾家燥者，此以厚腻汁液入肠道去肠积浊毒。生者滑肠者能通而不闭，熟者脾胃不伤，亦可以卷带肠浊而出下。消腹胀，为阴中至精，阴伤浊聚，虽言湿者，不忌地黄，地黄凡能推陈而通畅。生者凉血消斑毒，逐血痹开经脉，扶羸弱干瘦、自削肌肉；疗骨蒸劳热、干血瘀结，生津止渴，止血，疗崩。

从医之人，有畏附子如豺狼者，亦可有畏地黄如虎豹者，盖因此物为阴中绝品，最能闭塞阳气，增益内湿，凡湿不去，气则不升，阳气不转而百病丛生。更有甚者，以习经方者批判熟地百无一用，以此制法为大弊，其实所言所陈，俱为一面，虽有中切之处，但是偏激过甚，不堪为论。地黄久制，能实真脏，填精髓，续绝伤，治精虚失眠如神；大剂量消浊水，涤荡浊阴外出。妇科最善，搭配甚广，配阳药能于阳中阴分固守，以生阳气之源；配阴药能于深位生水，以绝表浅顽燥。

14. 知母

气薄味厚，味苦、甘，性浮。能去三焦水气，定咳逆，下坚肾水，收成于金禀性纯厚，位浮而能杀上下无根火，凡阴分大虚忌。后世多以盐炙，盐炙入血，更清脉燥。生品最善消渴、阴疟，能退寒热，清阳明，上达阴中通道，五脏皆受其气，故阳分不足，用之则速逆作阴。凡有因火致于痿者，知母能拨其塞，下其流，润其体。此物亦杀精鬼，大热入阳道，此物杀上坚下，最为相宜。

配甘药则润，苦药则杀，辛药则利，升药则透。有寒热邪气积聚成浊水，此物若配附子、细辛，消利最快。

15. 大枣

气味俱平，味甘微涩。补土脏精微，缓燥和营，化生胃气，解药毒，生津润脏。此为阴分之要药，凡精损阴分不至脏，大枣最妙。赤色安神尤佳，其色通于血，其味通于精，其气通于阳，凡虚劳羸弱，阴分诸不足，皆以此君缓之。莫以大枣性情温和，似聊胜于无之品，大枣实为阴分之悍将，阴分各部位之精，大枣虽不能直接补之，但能助血脉之气安之。

大枣配秦艽，善治各类虚热不瘇；大枣配姜，能和内外血气；大枣配白术，最能培中州气血；大枣配乌头，能收乌头峻性于血脉；桂枝配枣善生阳血。于阴位之药配伍能引入浅，于阳位之药配伍能引入深。

16. 徐长卿

气味稍厚，味辛。破杀精鬼阴魅，起阴气，通阳道，善调身中内气，去结气，利水，安眠，助肝阳游行筋脉，止疼痛除痹，祛风化湿平疟。此为阳分最阴之药，桃仁为阴分最阳之药，此二药配伍，善治邪气于阴阳胶塞一切不通。活血止痒，消肿痛蛊毒，并疗一切麻木，善治咳喘痰饮，此为发动内气之功也。

药中以长卿最起阴气，亦最劫阴气，故长卿常须配伍阴分阴药，不见阴分大实之邪，而其人阴分不静者，用之暴起肝阳反见不愈。长卿配地黄最佳，盖以地黄之润，长卿则入阴分脉道；长卿配桂枝入皮部，善治内气不偕之皮痹；长卿配杏仁，治阳分伏邪咳嗽；长卿配麻黄，治风痹；长卿配伍龙胆，治暴热内毒，祛尸气；长卿配柴胡，治伏气温疟。

17. 薏苡仁

气薄味厚，味甘微涩。舒筋缓急，清气分稽留入阳位深处之邪，疗痹通经络，大能清阳分余水，以甘而缓胃，津浓而实阳精，清肺通淋，开阳位气筋流通之气。虽通利而养胃津，但无余气用之寒体，不可常服保健。化清浅之浊毒，消痈愈疮，配伍绿豆、甘草，解毒尤神。此物疗痹者，尤适合阳位余气夹邪水痹阻经络，若病位深，正气亏，用之则不妥。疗肺痿，治焦枯痿厥，盖以此物能清能滋、能燥能润。象比秋露，以清净而洁腑。

得桂枝则利阳分肌肉夹湿，得路路通善通一身皮部之气，得附片则能深入阳分深处而通利，得参术则养脾阴。色白质重，故能导高位余气于下。大剂薏仁清木火亦佳，盖能顺利各类浮游之逆。

18. 茯苓

气薄味薄，味淡甘。消满利气。茯苓为三阳阴分之要药，能行水去结，于三阳能大补阴气，此于三阳阴损而积致呕泻可疗。于三阴能去阴邪，安神强心，盖以补阴气固；去悸强心，盖以去阴邪固。甘淡能实脾，生津长肌肉。定风气，得阴物则清润而固，得阳物则佐而去阴。故用茯苓，补方配以茯苓，则增补而泻浊；通方配以茯苓，则缓竣而利；攻方配以茯苓，则能使水津下流。开胸气，疗腰膝结气，化痰止眩，久服耳目清明，长夜无梦。若论经性，此实为阳明经药是也。所言能启阴气，皆从阳明经而启，使阳精能下化阴水，故与阴分药类比，又有些差。

苓配术，是从阳明启精于中；苓配葳蕤，是从阳明启精于间；苓配百合，是从阳明启精于上；苓配地黄，是从阳明启精于下。苓配姜，是化阴于中；苓配桂，是化阴于间；苓配风药，是化阴于表；苓配附片，是化阴于脏间。

19. 菖蒲

气味俱厚，味芳香苦辛。开胸豁气，疗痹散结，尤入阴分散痰滞。辟精鬼邪物，去一身浊气，上达头目开窍，最善治气破阴痹。止咳逆，散风寒，但非为祛寒止咳之品，不过撼动内气，使阴气有出路以去而已。此君最内调内气伏邪之杂证，譬如癫狂、不寐等，配伍桃仁、川芎下达阴分，内透阳分用之必佳。菖蒲辛燥，阴分不足，阳分有热，用之胜过热药。此药开心气以顺气达脉，亦扇邪火，临证尤需识此。热症见心包内气不开，亦可于凉药中用此以佐凉气四散。

20. 附片

气薄味稍厚，味辛甘。入脉行血，破阴攻坚。此为阴分启气之第一品，凡阴分之气，唯此君最能激发，疗一切冷气积聚、脉骨痿痹、泻痢下脱、四末不温、阳绝阴亡。有言桂枝走而附片守，此误导之论。阳气病三阳颓，桂枝看似走实则守，附片看似守实则更耗散；阳气病三阴颓，桂枝看似温痛实则虚里，附片看似温里实则交通上下也。故手足挛拘，看似阳分病阳位病，实多为阴分不交气，桂枝与之反大枯津液，附片与之反津生口润，肢节得舒，此乃附片交合之功也。

　　附片此君，轻量通气，中量暖脏，重量回阳，极量化水生阴使人体阴气不绝。善用附片者，莫只言一阳气热量，此孤立之看待人体矣。附片、桂枝俱是生阴回阴之品，人所不识，混淆他见，千年未彰。从景岳此老温补学派兴起，明清至今数百年之主流盖以为通阳药为温补肾阳脾阳之品，狭隘论断，为祸不轻！人命之将息，徒事脾肾，反碍真气流转，气息奄奄之时，叹补之不进，何其愚钝！有医案以上火之证，投附片、肉桂而愈，言此引火归元，所谓病理之火焉能引济归于元气？粗工盲从尽为偏见。今之上热本寒证，不过阴分客邪或阴分亏而结内气，无论客邪内气，结重有现阴分，有现阴位，亦有不顺气于三阳，逸出阳分病位，此本阴证，去阴分结气或培补阴分动气，自然邪退积热消解，何以有引归之巧妙之论？有以磁石、紫石英、龙牡等镇之者，不过阴分动气不安，以镇之反凝精之途顺其以厥阴途路归于阳分罢了。附片配姜，有言脾肾双补，脏本受阴精，此二物何以补脏？脾虚以干姜补？肾虚以附片补？不过是姜以开太阴至少阳通途，降浊逆渣滓，暖中气以助附片升阳于阳分再行循环，中间过处血脉俱暖，何独言脾肾？古时一家学术之论今反而成教科群生不变之真理，令人感叹！所谓明清童便、甘草制附片更是一家之论，今反而成通行解毒之要法，全然抹杀药之个性，古伤寒体系传承之难尤其在此。

21. 黄芪

气薄味薄，味甘苦。此物大补阳分，实阳分阴气，托气升举，透邪外出，消疮敛溃，阳分气陷者不可缺之。祛风气，补虚损，去一身阳分余出水气。大实肌腠，敛汗固卫。治消渴，提精神，通脑窍，启神明。调血脉，胜百毒。此物唯不入阴分，故阴分气虚当搭配其余阴分之药，否则扇动邪火于阳分反受其害，阴分气虚，参也；阳分气虚，芪也。轻用则动化阳分脉气，中用提升中土伏气，重用能大通阳分诸病位排毒利浊。有前人言黄芪补脾胃，以我之见，黄芪非补脾胃之品，所谓补脾胃之功效俱在升动阳分气机也，仍为运法不为补法。此物还善生脉气，通心窍，故生血如神。

芪配桂，通血痹；芪配参，补血肉之气；芪配地黄，养精血也；芪配茯苓、泽泻利浊水；芪配麻黄，祛羁风；芪配桃仁，清脉淤；芪配柴胡，鼓动阳分运气也。

言黄芪壅塞者，必未用至位置，倘若阳分本来郁气，不以启发之物以散，反从不郁处升气至郁处，岂不壅滞？若见阳分气不动散证，黄芪一斤尚无半点壅塞，何需搭配行气之物。

22. 升麻

气微厚味薄，味辛甘微苦。此君善拂中里阴气上达头目、心胸，疗胸痹，开胸气，止噎嗝。味气纯阳，能治诸鬼，散伏尸之气，辟瘴湿之毒，最善治疗蛊毒腹痛，阴鬼肢痛。解毒升阳，回复正气，修行者服之脉通，常人多服上火壅塞。烦闷壅塞，此物最通。亦散头面外风，退邪热，助阳分真气，解痧痘疮毒，疗口疮齿冷。

用配厚味之品，升麻独引阳分济阴，断漏下浊白血气，虽谓升阳，实则以升阳分以降阴气之纯，所谓能升能降，此君性也。配黄芪，能大实阳分，兼拉内陷阳气。配清热之品，则引入上位，助寒药清散，更兼解局部毒邪。升麻解毒，即便见口干内热，配伍生津之品即可。

大剂量用升麻不惧，莫言升火助痰，稍稍与之，阳分之净气才出便从窍散，直需大量，则阳分净气方入血脉肌肤，寻毒而溃。

23. 大黄

石类有功无情，草木有性无情，血肉有情有性，然草木之中将军堪为情性俱备之品。气厚味薄，味苦而性滑。将军得令不待，痛下瘀血，急收阳分血气，大镇阳位诸火上逆热气。通肠利腑，开咽膈闭气，速畅三焦恶气。调化积聚，通调月水，疗消渴、不孕。新老败血、干结伏蛊，俱可开下。解伏毒，止逆经之血。热毒肿于阳分之浅，无论寒热症状，用之不欺。利心气，止痛，醒神明。熟用性缓，配伍地黄，可缓消干结，生肌填血。人畏将军伤正，不敢轻用，岂不知城下无贼，何以帅令聚军？又恰似小集打闹，又何以虎符出山？盖以滥用不明，而见本气虚伤，怪于医非怪药也。今天之医，恭维谨慎，喉科之病，只知玄参、麦冬、桔梗几味，或兼清热，隔靴搔痒，多不知大黄治喉有奇功。大黄治喉，半夏治咽，花粉治口，三部三将，善用如神。凡属热病，非火电灼伤之疾，焉不知所谓之热，尽出于内气，在表散之，在气透之，在血凉之，但无论何热，动犯阳分内气翻灼之热，尽可以将军断乎后道，勿持些许非见大便闭塞、腹中胀满、舌黄口燥方想及此药。杂病之内，下焦脏腑淤水毒气，不与血交，不必大黄；若与血交，必用大黄大量，徒以苓泽通利阳分经水，也是可笑。此下焦淤水毒气，见寒证，见虚证，见便溏等，亦不惧大黄，不过寒者配伍生姜、附子、肉桂，虚则配伍地黄、人参、肉桂、黄芪，便溏配伍醒阴分湿气之药罢了。

24. 山药

气薄味薄，汁滑而涩，味甘淡。此药中顺臣也，治乱常不需，治安则长倚之。汁液滑涩，清养脾胃，亦能涩缓中焦游溢杂气，止泻利。开胃口，去虚羸，补气健脾，育养阳分阴气，凡阳分阴气虚疲，此药最安。小剂量健脾益气，大剂量大实阴气，长肌肉，兼去下焦伏火。去阴火虚劳腰痛，止遗浊。化痰火余气，治咳嗽，收痰，下利浊水。败寒热虚火。去烦渴，疗便秘，亦止便溏。亦禀冲和之气，润养土金二脏，大剂量治疗消渴肺萎，为不可或缺之药。此药于阳分降，阴分升，大能止滑泻、崩漏、带下、遗精诸病。亦能滋阴，亦能去湿，是善性良臣。滋阴者，滋阳分之津水，实脏腑阴气；去湿者，去阴分浊气，亦去阳分陷入阴气之湿热。

配伍草薢治膏淋、尿浊、带下、湿气腰痛；配伍参类养脏腑阴气，健脾养胃；配伍白术止中焦虚利；配伍射干治疗肺萎客热；配伍滑石止气热消渴；配伍地黄直充血脉肌肉；配伍海螵蛸治经带白浊、经枯闭经。

25. 白芷

气厚味薄，味辛。白芷色净，性烈，最燥阴气，阳分阴气结，白芷制之以升；阴分阴气结，白芷制之以降。此君阴阳二分俱入，皮腠脏腑皆达，阴分败之，阳分逐之。补虚寒，暖宫助孕，活血散结，清浊毒入阴分，排脓消痈，止痛散风。以其能入脏动气，以除深位之积聚，去癥结，止败血漏下、暗疮缓蚀。其味芳香，能达上下，去阳分诸风，散表寒，通窍除痹，疗麻木耳聋、阴积浊涕、止头痛脑鸣。下暖脏腑，止胃痛、经痛、带下浊臭。邪气入腹与内气结阴，此物分解阴阳，断泄泻无度。皮腠浅邪，白芷香能出而发之；皮腠深邪，白芷能出而拔之，燥血暖气，疗痤痱，使人面白，愈顽疮癞癣。六经之中，白芷、当归太阴血气药，入经病者鲜，入杂病者多，然六经凡属阴气结阳之诸痛，白芷善调治。

配桂入燥太阳病位之湿阻，配黄芪鞭皮肉之风毒，配桃仁止阴气血瘀之脑鸣疼痛，配连翘、蔓荆类善去表卫寒热结，配吴萸暖脏顺气如神，配败酱、红藤去内外热毒蚀痛，配羌活止骨痛，配柴胡调太阴、少阳气枢积热，配花粉、茯苓、泽泻类疗脾胃湿浊内阻之杂症，亦治顽固口干、不寐。

26. 枳实

气稍厚味厚，味苦、酸。枳实此物，苦寒而不滞，通气而不劫津，以厚味酸苦故。最善除阳分气水间邪气，又可下坚阴气，亦治阴分上浮之妄热。除满消肿利水，此君最佳。除邪结阳分，欲出不出，烦苦热闷，肌肤作痒，身肿如囊，以祛风药无效者，加柴胡、枳实，验之如神。此物顺气利下，泻痰除饮，在阳分则通利，在阴分则镇余气，散血止痛。此君最让人喜爱之处在于，凡是积聚，无论寒热、毒瘴、血气、疮伤、败精，他药皆有适应之范围，逾矩则不逮，而枳实能顺诸气，除诸积，虚者即配相裨益补物亦未见枳实有禁忌不用之处。现药材多用麸炒枳实，气力大伤，去邪之功大减也。

枳实配伍柴胡，最是殊胜经典，凡阴阳分之结而不发之气，柴胡、枳实可以引气归位；枳实配厚朴，仲景之经典搭配，善消腑道积聚，实物壅塞、阳分之气结而热俱可散消；配伍大黄，则阳分通肠，阴分除败血积聚，癥瘕痞块；枳实配参则通中气于阴气，配黄芪则通中气于阳气。枳实配瓜蒌则涌泻痰水，小量宽胸止咳，大量涌吐，通经络。配桂枝、半夏开胸膈郁气，疗胸痹；配小豆止痒解风毒；配徐长卿止痒解风痹。

附枳壳：功效相近。亦有争议仲景所用枳实为枳壳，论据充分合理。笔者尤不喜用枳壳，除开气分轻证偶用枳壳拨气，余尽用枳实，故对枳壳无特殊感情，亦无心得总结。

27. 紫石英

气薄味厚，甘涩。石英有白、紫二色，功效相近，白者通耗之性较强，紫者潜镇之性较强；外用入皮肉通气，用白非紫，内服效果相近，然久服欲益气镇精，用紫非白。此物能镇逆气从里迫外，收游逸火气，无论寒热，其逆气自阴分出者，皆可与之。能镇心气，收散神，心脉之气有降方有阳分精血，心降成阴，不降为内洞之火，心不降则神气先精气而损，故夜梦纷纭，心悸怔忡。白者配黄芪、当归、白芷内服能消久溃之痈疮。《本草经》言治疗妇人风寒在子宫，绝孕十年无子，后医多多附会为温阳暖宫，然温药、补药皆多助阳暖宫，此君助孕之个性，岂可泛泛而结，不假思索也？然宫寒一证，有经寒，乌药、胡芦巴、巴戟天、细辛与疗；有脏寒，吴茱萸、附片、干姜、鹿茸、补骨脂与之；有气寒，白芷、麻黄、生姜、苏叶、肉桂与之；有血寒，当归、桂枝、鸡血藤与之；有精虚之寒，仙灵脾、菟丝子、熟地黄、阿胶、沙苑子、锁阳等与之。上所列之药，其驱逐寒气皆由他位而灌注气血热量与胞宫，所以寒者，因在外也。紫石英所暖之处、所杀之寒，亦为内外因所致，然石英驱寒，以纳诸气归丹田。石类药最杀邪风，所谓风久成瘕，非一定是胞宫肿瘤积聚等，亦有不孕不见肿物，然邪伏至深，病位现寒，亦是瘕证，以至于不孕，紫石英直入此位，兼杀邪气，其余暖宫药则显得位置过浅，譬如放火烧林，枝叶尽毁，根在土中未必能除尽，石英得石性，沉入深处，透顽风外出，故兼助孕常能有良效。此物镇咳喘，有常以虚火思之，见虚寒咳喘动辄不假思索以石英、龙骨、牡蛎、白芍、肉桂这类处方，不知脏寒咳喘，非大寒痹经，石英纳气当配山茱萸、熟地黄、当归此类，方能良久收功。有医见患者苔白腻水滑、舌淡紫，干姜、肉桂、附子、石英俱上，以为当燥阴邪，而鄙弃地黄、枣皮助湿，然此湿生于精气亏，常当用阴药、腻药助下焦化气。

28. 肉苁蓉

气薄味厚，味甘、咸。此物言补阳，实则补阴气也，所以其温性亦在温阴气。能长肌肉，悦颜色，为草木中滋润之品，又无血肉有情之品之浊毒，最适修行人充饥补能，体脉通泰，阴平阳秘，内无余邪者，久服确能轻身延年抗衰老。然常人体浊，尤其纵欲者，下焦浊毒湿气多生，竟以服苁蓉为养身喜好，久服莫不气结、上火，反以苁蓉燥火，实在非也。润肠道，治阴精不足；润肺下痰，治喘咳。阴气不足诸结，此物可填塞阴气，辅助通化之品，则除顽久癥瘕。起诸痿，常合男女交欢；填肾精，断腰痛酸软，令能有子。月事过后腰痛酸软，用此物泡酒胜过诸药大补。

29. 巴戟天

气稍厚，味厚，味辛、甘。巴戟大实阴气，亦以辛故耗散阴气。除风冷湿积，燥下部诸寒湿，起萎靡，治疗腿脚无力。涩精壮骨，除风气，止痹通，通经络。凡虚损诸病，邪气重者，巴戟配生地黄，最壮阴气，生地绝巴戟耗散阴气之弊，以生地黄入髓除诸邪痹，填髓生血，巴戟善除深处诸风，二物相合，最能透邪实精血。巴戟从肾精燥寒，此寒非外感之寒，亦非燥外感之湿，但以阴气疲惫故，所以阳气幽幽，不能化生精血，故巴戟配燥物能化微微阳气不能运之余水余浊，配润物能使静物不静，配杀物能杀诸邪气。

巴戟位置虽在阴分，不出阳分，但巴戟绝非深位之药，以位置浅故，能配伍做诸阴分深浅位置之功。巴戟能益气，功类黄芪。何以言巴戟类黄芪？黄芪补阳分之气，巴戟补阴分之气；黄芪燥阳分之火，巴戟燥阴分之火；阳分黄芪配花粉可存津，阴分巴戟配地黄可增液也；黄芪振阳疲，巴戟起阴痿也。巴戟另有一功乃可清神智，疗健忘、不寐。益智不忘，益智仁亦有此效，远志亦有此效，巴戟类能有此效者，盖因味中有辛，阴分病智志受损，无他因者，阴分之药，必具辛散方能启气于阳分，有启方有法，此乃此类药之机要，以阴分药辛能窜气入于阳分，阳分药辛能窜气入阴分，盖因此也。

30. 连翘

气厚味薄，味苦。连翘为药中君子，气性轻灵，最解外气。连翘为阳分最浅之药，为表位最外之品，而其药位虽浅，常解表不逮；而其因苦味，亦内败里毒火；以疏散之性，又能散诸结积。能合大局，亦能一针见血，乃君子作风。此君凉血解卫，散风疏毒，治毒瘴热气初感之头痛、发热、流涕；亦具升举之力，拔内陷之毒，故内陷诸毒，无论寒热，连翘皆有用处，尤其陷于阳经之毒，连翘最喜。浅位之毒，连翘由腠理疏散之；深位之毒，连翘由深位透归水道、肠道以解。连翘唯不善浊毒，反毒性清者，连翘味入，一切邪气如避日光而退之。以其苦散，入胃能消浊积。温病学家言连翘属卫，气血之热则未能有功，其实温病家用药轻灵，少量连翘自然功胜于卫，气血之热连翘用至 60 ～ 120g 亦有殊效，提之以供参考。

连翘配枯草，消结疏散头面，尤善清目；配银花解热毒疮疡，亦疏散表卫；配贝母化热痰留结；配青叶治斑毒出血，亦治血热发疹；配桂枝治浊涕不散，配苍耳亦治此。配附片解癌肿，配黄芪化疮毒，配白芷治痤痱，配山楂消积食。

31. 厚朴

气厚味厚，味苦。厚朴此君药中稳臣，能行中直之谏，性直而不害，不妨大局，能操善见。此物撼气透表，止诸外伤，振内外壅塞阳分之伏气，上抵胸膈而出肺，下止小腹而宽肠，中入胃腑而消满。有古籍言厚朴可疗伤寒头痛、寒热，有循此论者便以为厚朴可透头面皮腠，其非也。厚朴之通道，唯在阳分内位之上下，上从胸出肺，下从肠出肛，所以厚朴可发汗者，实撼内气转动，结气一散，先从肺出诸脉，自然微汗而爽。头痛寒热，表气郁闷而内气不行，上攻头面者，厚朴强转内气出肺，气从此解，而表郁自除。故凡喘满之结气证，轻则在肺，可以苏梗、桔梗类；中则在内位积聚，可以厚朴、半夏类；重则在阳，可以细辛、桂附之类。

医皆言厚朴为降物。厚朴虽无升举之效，但凡气机不升属结气之故，厚朴破气而升者归其途也。故用东垣补中益气汤之人，常多见气虚不升动辄大从阳分升举，以致原证未愈，常多生口疮、头晕、昏蒙、胸胃痞塞诸证。故补中汤加减法，一者阴分亏虚，须加熟地、牛膝、知母、山茱萸类；二者本病位在中位不纯而结，须加厚朴、大腹皮、槟榔，上下和之；阳分阴气不足，须加蜂蜜、山药、沙参和之。

又言虚胀禁厚朴。虚证既已为胀，亦有气弱致壅，阳分虚胀绝无虚在阳气，只有虚在阴气；阴分虚胀才有虚在阳气，而少虚在阴气，故凡补虚治胀者，推陈之力，厚朴亦可酌用。另在湿热痢疾、泻泄不止，厚朴配以解毒之品，乃能助解毒之功专入阳腑，且厚朴辛燥，本能破诸瘴毒，更助湿热分化，而正气能顺归脏腑。厚朴不入血分，深位血结，乃至邪正相固结癥瘕，厚朴以气分分化，除满除痞，消胀化肿。腹腔肿瘤者，虽血分药必用，然气分不开，终是百夫独将，故厚朴配伍将军，生者推陈之力迅猛，熟者缓化血结亦佳。

32. 代赭石

气薄味厚，味苦。所载皆以赭石平肝潜阳，我看不尽然。赭石位置尽在阳分，不同牡蛎、石决明、鳖甲类，无直接息风平肝之阴分功用。所以赭石治肝风证，必搭配他药而辅助方有此效。所谓赭石平肝之效，不过因赭石重镇之用，但赭石之重镇止于阳分。又因赭石性寒，于阳分重镇，善消诸痰火，尤其对上扰神智之浮火能降于阳分内位，再化为津水。另赭石收涩而不敛邪，所谓有医生用之收涩而见敛邪者，是不当降而行降法，气闷之故，何怪其敛邪？赭石色赤，而药位在阳分，故阳分深位及诸积血皆能入之，能收能散。凡石类赤者，皆有去邪散毒清神之效，故有妇人漏下为癥瘕，类桂枝茯苓丸证，用之愈重者，当以阿胶、枳实、白芍、赭石、山茱萸、桃仁、蚤休、当归治之，此种种药赤色多半，赤药除积，实道医不传之心要。腹痛一证，有当归芍药汤之筋膜积邪证，亦有当归赭石汤之血分积邪证；有药如将军，有药如直臣，有药如君子，此药如国之秘士。所以邪气出血，他药收涩止血都有敛邪之弊，赭石能收净血，而逐恶血实在难得。凡阳分诸火，因有根者，当治其根，以断火源。因无根冲上，赭石俱收之；喘满呕逆，无根之逆赭石定之；

头目晕眩，因于阴分者，用补阴分之药，再以赭石于阳分收敛，首尾俱顾也。

33. 葛根

气薄味薄，味甘淡。葛根乃安定药也，人中之聪明者如是。分清浊，理邪正，透阴阳。其性言升上，我看不尽然。葛根所以言升者，不过因其有解表透疹类功效。其药非太阳药，亦非解表药，所以宣透之性，全在阳明之位。病入阳明，或表证入阳明，凡入里则热，津涩不行，郁气满闷，有以豆豉涌胃气而透，有以苍术燥湿浊而透，有以厚朴开里气而透，葛根之透，源在于调阳明之津，津润而阳明本气能载于津上流布抗邪，故热病家食葛根能透汗，消渴家食葛根能止汗，此理同。故今言葛根动辄上升胃气，呕家不敢用，惧升；晕眩不敢，惧升；今之西医诊断高血压不敢用，惧升，尽是一知半解之论。用药之工，先不通药性，动辄辨证，下手便错。葛根生胃津，润咽喉，催睡眠，调阳郁。三阳之郁，桂枝调太阳，柴胡调少阳，葛根调阳明，然葛根亦有三阳共理的功效，在阳明调津、少阳调气、太阳调通道。葛根、葛花能解酒毒。解酒，此为古之记载，葛花解醒汤类都是解酒良方，但我觉得可能是古代酒度数低，前几月有一日应酬饮酒，日三餐伴饮，已逾斤余，期间一直服葛根、葛花，也貌似毫无寸功，所以这个喝酒啊，还是控制量，不要寄希望于啥子解酒的。其能外透痧疹，也能疗皮肤之金创毒伤，以托阳明故，所以皮肤病啊，脾胃阳明这类是重点。盖以为很多药在皮腠起效，乃觉是太阳，实则都在内部。

34. 茜草

气薄味稍厚，味苦。行血止血，通经络，深浅皆入；止瘙痒，去固瘕，止疼痛。去瘀不伤血，分别新陈，微有补阴气之功效。虽茜草人言寒性，但寒而不闭，虚寒出血亦可以搭配温药佐助，配以收涩之品，更无温劫阴气、变生他证之虞。虚实寒热，多可以从搭配上选用茜草而助功，海螵蛸配茜草为《内经》所留之经典搭配，处理带下、崩漏、淋漓不尽、月经后期、经量少等疾患，皆有良效，能收能通；茜草配海螵蛸治疗胃痛、反酸，配以旋覆花治疗呕吐、呃逆，配伍秦艽、鸡血藤治疗背心痛等亦是佳效。茜草配紫草、乌梅能去血热，消瘾疹，疗多种过敏性疾患。茜草配桂枝、丹皮消积聚更速，而无其他破血药消积之弊。带下精浊类病，医多知湿热、肾虚、脾虚、肝热，实证配茜草可帮助清化药更迅，虚证配茜草能推陈出新，其功更彰。

35. 丹皮

气薄味稍厚，味苦、辛。丹皮退劳热，生津液，清阳分，坚阴分，深浅皆入。通经脉，化瘀血癥瘕，虽为凉血之品，在阳分凉血，在阴分清气，故时气温热之气热诸痛、汗证，皆可与之。丹皮虽为退热之品，但邪气入血动经，现诸阳证、风证，看似外证，实则丹皮确有釜底抽薪之大功。排脓清血，去痤疮，治面黑无色；通关节，去风痒，治疗内外痈疮，肿毒，风痛。疗经闭、先期，去淤结，清神明。

配桃仁治疗内积壅热；配冬瓜仁更利肠清肺；配桂枝善消风瘕；配熟地黄坚阴润燥，去死血死精；配黄芪托疮去痘，兼消腹部积血，再配白芍止腹痛。配白芷消疮止带，燥血脏淤湿；配生地黄止血凉血化血；配贝母更消热痰，散结节；配续断止肾风，除腰痛。

36. 蒲公英

气味稍厚，味甘淡。公英乃性善之稳将，清热消肿，疗疔疮毒风，尤善治乳痈，散滞气，去结热，寒不伤胃，于某类体质更有健胃之功效。李时珍《本草纲目》载此物有固齿乌发之功效，后人多以为无稽，其实不然，非公英直接能补肾也。盖此药能入血清浊，凉血而不壅气，更兼有疏通之效，肾虚夹湿，或下焦陷湿热者，多以此药能见效，此药可以清水道，虽力量不如通淋药，但其入精室之力量非他药可比，故精室湿热之头面油腻、脱发白发，常需配伍公英。故而一些男科、妇科疾病，实有肾精亏虚，而用补肾之物屡屡不见效者，配伍公英、土茯苓入精室清扫，方可收效。

37. 五味子

气薄味厚，味酸涩。五味最能补阴气。酸涩而温之品，五味是一个，枣皮是一个，枣皮入阴分，五味入阳分；五味涩心气，枣皮涩肾气，故多汗之证，发于阴分以枣皮收之，发于阳分以五味敛之。同理，阳分浮跃虚火，枣皮收之入阴；阴分相火不藏滑利，五味涩心以藏相火。五味尚能止呕，生津，止胃痛，心火逆上诸疮，以玄参配五味常有佳效。消虚胀，开胃进饮食，疗鼓胀，利水消肿。酸能涩气，但凡酸味之品少见壅气，反而辛温用之不当，壅塞多重，但有余邪莫用酸敛。此药去邪之功效亦强，能消多种蛊毒。近年药理研究多谓五味保肝降酶、调节免疫等，故而一时竟成肝病神药，我看也稀奇。凡肝病，五味虽能去邪消水，实阴补气，亦分病情邪气性质，用之不当，还是白花钱。凡阴气耗散过度，五味皆可与之，泄泻、喘满、腹胀、滑精，若无邪客，皆因阴气不足而起，更年期诸证、耗心劳神诸病，五味可补可清。还有中焦痞证，看似湿阻，屡用芳香辛温，不见成效，配五味、滑石可分别湿气，非五味能化湿，是五味能分别清浊，敛阴去浊，更助顽湿清化。

五味配乌梅，消潮热，止汗，定喘，涩精，缓胃痛。五味配诃子，定心气，止泄泻，收肺气，止咳嗽。五味配地黄，起阴气。五味配桂枝，止悸闷。五味配射干，止咽痒咽干。五味配参，敛心气，救脱，止绝汗。

38. 射干

气厚味厚，味苦。解毒利咽，去喉痹，散结气，消阴重，宽胸膈利肺下痰，止咳逆。解毒之品多寒滞，不见热象不可轻用，而射干虽散热而通豁利气，无论寒热皆可佐之，以能去邪气故。其更有行内气之功效，凡阴分积邪，现鼓胀于阳分，射干亦可消满于中焦。下焦女子阴分邪积，月事不来，发干热咽痛，射干一味即可通月水。

配柴胡能除疟，消寒热；配鳖甲能消结节、肿瘤；配麻黄、细辛、桂枝、芍药、厚朴，类射干麻黄汤架子，能大除胸中积阴所痹，佐助麻黄开气分，更能内杀邪气；配苍耳子，消鼻痉；配牛大力、僵蚕，除面风腮肿。

39. 薤白

气味俱厚，味辛、苦。去风寒，疗疮毒，疮痈初起只知艾条，而不知薤白亦是良药。温中散结，下气开胸，健脾胃助饮食。止泄利，解毒，疗霍乱，配生姜、厚朴最善治疗饮食不洁之吐逆。消肿利水，治脚气及寒湿带下、便秘不通。阳分三行气药，太阳薤白，阳明厚朴，少阳柴胡，皆堪大用。治疗饮证喘满，射干麻黄汤、小青龙汤中我亦常搭薤白、柴胡、厚朴以取效。胸痹用薤白早自《金匮要略》以经验留世，薤白确为胸痹良药，除瓜蒌、枳实、半夏、桂枝等经典搭配外，薤白配茜草、丹参、红花、蒲黄亦颇有效。薤白配杏仁、苏梗、苏子、桃仁可疗肺积，亦可通大便。薤白配茯苓、生姜，开胸利肺，亦去水肿。四逆散配薤白，则转气向上，治诸表位证。三子养亲汤配薤白更佳。

40. 瓜蒌

气味俱平，味甘微苦。瓜蒌有用壳、用仁之分，我用瓜蒌只分一点，邪重用仁不用壳，邪弱用壳不用仁。虽全瓜蒌亦被人喜用，但我甚少如此用法。瓜蒌善开诸结，分化气血之热，配行气药可开胸痹，配养阴药可定阴伤痰喘，配解毒药可疗痈疽，尤其内痈，瓜蒌配伍于方中常有殊效。瓜蒌善涤痰润燥，痰火上升阻滞经络者，全瓜蒌善去内气余火，而绝痰扰。利咽喉，下气，止阳明经热呕逆。配通阳药止胸痛烦躁。

41. 麦冬

气味俱平，味甘、淡。麦冬大实阳分阴气，润肺下精，养胃开结，治劳饥伤脾，隐隐发热。定气缓急，安脏润血，令人肥健。其虽养阴但以利精故，故能分别浊气，亦能利水。凡热伤咽燥咳嗽，痰或白或如涎沫，莫以为是寒，肺精降也，以麦冬、南北沙参、黄芪、砂仁从脾肺而降。久虚羸之人，虽见阳气弱，但以骨肉尽消，补阳之时，配以麦冬、石斛，润养胃津，反能开胃。一片湿浊之人，苔如腐腻，久用辛温行气开胃之品，愈疲惫不堪，当养阳分阴气，古方有左归丸治阴分真阴不足，阳分真阴不足，当以参麦石斛汤，人参、麦冬、石斛、山药、沙参、太子参、芡实、茯苓。心火致淋，古方有导赤散，肺胃虚热至下焦津干，亦可致淋，当以麦冬、桑白皮、冬瓜仁、滑石、沙参与之。另有诸便秘，但不见阳分气颇无力，麦冬皆可与之。若心火虚热，麦冬不如天冬；阳分虚热烦躁，天冬不如麦冬。

42. 防己

气味俱平，味微苦、微辛。去风湿，微有发散之效，去皮下之水，泻余气，治肿满，亦除阳分结经之水汽，散余火，定惊止颤。去邪气，止痒，透疮毒，利大小便，能轻身，泻膀胱。唯独耗散阴气，阴分有伤常须慎用。皮下之水，膈与筋膜间热痰，此物可以与之也，过量可致吐泻。大剂量使用治癫痫、惊狂，诸邪气伏阳分内位神志病亦不可缺。另治经中结水之手足挛急，利关节，去风湿。

防己配桂，可开筋膜；防己配麻黄，直散皮下；防己配枳实，最消肠水；防己配花粉，败阳分火毒；防己配白术，善消肿满；防己配细辛，最定痹痛；防己配黄芪，颇利阳水；防己配路路通，治疗耳鸣，兼利小便；防己配生姜，开心下痞。

43. 白矾

气薄味厚，味酸涩。燥毒止带，治疗妇人阴中诸疮，月事不来。止泻利崩注，除诸邪气，杀精鬼，善消有形之积，除一切息肉内外痔疮。下痰涎，清神志，疗口中热毒，经气被遏，不能言语。外用多配他药治疗疥疮癫癣，亦除恶肉，断腐，生新肉，止脓水。此物是阴分之劫杀药，断阴分固结不去之邪，凡坚积在腹，或胀满，或吐涎，或疼痛下脓水，此物最能收诸恶邪而排出。耳鼻喉科，外用可用此药，治诸热积，内服亦治耳聋。

此物收涩甚强，腹中邪积久泻，当配干姜、诃子、黄连、甘草，止泻如神。配防己、杏仁、鳖甲，治腹水；配海螵蛸，止崩止带；配皂荚，开痰醒神。

44. 黄连

气味稍厚，味清苦。黄连清气，入气分最深位，除诸积毒湿热，止泄利不止，除消渴、胃中热。小剂量黄连1～3g有健脾胃之功效。中焦虚热，黄连配参，可补气兼杀邪气，清尘垢。黄连配伍白豆蔻，可除口臭，消疳积，亦治多种肿瘤积聚。黄连配干姜，最开痞气，整肃阳分内位之气机，消积化淤，止泻如神，除中满。降实火，治多种实火疮毒，火积痛证。

45. 泽泻

气味俱薄，味甘淡。泽泻为外交之官，识大体明分寸，每用之甚放心。其善养阳精，利水药之不备功效在此也。实肌肉，消浮肿，令人面白，所谓泽泻耗气，损肾气之类俱为讹传。泽泻平人用之，阳分养气，阴分坚精，无有他弊。其先言补之效，再言通利，此为正解；止言通利，不言补益，则误人甚多。故多言泽泻利小便，以泽泻分化湿气也。泽泻为阳分内位药，凡阳分各位有湿，泽泻分化而经三焦出之，而阴分之湿，泽泻并无直接通利之功效，所以多言泽泻利下焦也不然。泽泻对下焦之功效，或来自阳分病扰，或来自下焦阴伤，以泽泻在阳分去湿浊而又有从阳分降阴水之效，阴水阴气纯者下降下焦，下焦湿气自然分化。故阳分之湿多由阳损，阴分之湿多由精不足也。泽泻善治晕眩、耳鸣诸证，鹿衔草、泽泻、白术三药配伍，经之所载，用之功效凿然，此三味坚阳分气精，得鹿衔草以通，诸伏邪已去，阳分病位诸不足有余俱得以综合。

46. 浙贝母

气味俱平，味苦。贝母分川、浙两种，说来惭愧，因川贝价贵，且临证多能配伍取代，至今未用过川贝，未有践用之物，不敢妄言附会。浙贝最善清化阳分热痰，开郁散结，苦寒泄肺。浙贝能清阳分诸经热火，且清火不滞气，散诸郁结。最善消肿胀痈疮，肝经伏火之肿胀，乳癖疼痛，目肿流泪，尤其对于囊肿因热伏结气者浙贝最佳。下气止咳，配瓜蒌消痰热。

浙贝配细辛，除胸痹神速；浙贝配附子、桂枝善治胸痛；配青皮、玄参降痰火，消结节；配射干清喉利咽，疗喉痹、咽痹。杀诸虫，治虫毒肺病亦有效。制胃酸，配败酱草、白芍、瓦楞子、海螵蛸其效如神，不效再加干姜即效。配白芷、海藻、蛇舌草善治一切疮疡肿毒及痤疮面风。

47. 羌活

气味俱厚，味辛、苦。羌独活在晋以前应用未分，我师赖宇曾以为仲景所用皆为独活，我看也是。后有论"身半之上用羌活，身半之下用独活"，数百年竟被行业奉为圭臬，此等谬论，也能通行，我百思不得其解。羌独活实无多大区别，所以细微区别者，羌活作用位置浅，独活作用位置深而已，而这个深浅非身之上下，羌活发皮肉之气，独活亦如此，较之更深一层能在血分拔气。故上肢之病，若邪气深当用独活，邪气浅当用羌活；下肢之病邪气浅用羌活，邪气深用羌活。羌独活皆为阳分药，亦无显著位置区别，细微区别也是层次不同而已。羌活悍气出表，性燥胜湿，除金创，散风寒。疮在皮肉，羌活可通调血脉以散邪气，癥瘕在腹内，羌活顺脉而散，凡风久成瘕者，羌活首选。胞宫亦为阴分阳位，贯血脉与表位，受滋养于阴气，故常以表位药能散胞宫之寒气，羌活其中尤是，能暖散胞宫，通阳助孕，故寒结胞宫久不受孕，我有验方暖宫汤：紫石英、羌活、生地黄、桂枝、巴戟天、菟丝子。能驱稽留血脉之固邪，化瘀血，中风但见阴分不虚，羌活配鸡血藤与之，今之论中风，动辄平肝潜阳，简直费解。除头痛，发表，能发汗亦能止汗，凡湿热壅塞于气分，湿重郁热，汗出淋漓，动辄出汗，食则大汗出，怕热不畏寒，以收汗之品无效、清热之品无效，当以羌活配滑石。湿在皮下，瘙痒难耐，邪气游离脉道，遍身抓痒，以我验方：羌活、生地黄、全蝎、滑石、杏仁、防己与之。

48. 前胡

气厚味薄，味苦、辛。前胡为先锋之将，去寒热，散表郁，开结气，逐痰水，除胸痹，消腹胀。柴胡药品太差时，前胡可代柴胡上阵。现在教材多将前胡归为化痰药，我看也不妥，前胡归为解表药、行气药均可。前胡尚可明目，去眼翳，何以故？前胡下浊气，清洁阳分，凡上润眼目之气，浊则眼目昏暗，前胡下浊气，眼目自明。前胡配葛根、升麻、连翘、菖蒲升降气分，对阳分气浊之眼目昏花尤佳。前胡止咳止嗽自不用提，然亦可开胸气，配薤白，散胸中积气，定霍乱，止厥逆。况前胡虽化痰多在胸胃，亦开痞结，通经络，治表积气滞之骨节烦疼、腹胀水鼓、瘴气、蛊毒等皆有疗效。

49. 川芎

气味稍厚，味苦、辛。川芎为阴分浅位药，外透内消，散诸郁邪，破诸积聚，分化血气之结，使阴气沉，阳气升，善治诸风脑痛、鼻渊、头目诸窍闭塞不通。凡见诸痛，因于各因，总是以结气为主，川芎通破中尤其有分化作用，使诸位得安，其实少见燥伤血气之弊。以其此性，故诸痹不通，川芎不可缺，尤其四肢病、情志病、神志病，少有如川芎类药性能切多病机之品，故痹痛川芎除之，自然不必多言。而此药因在阴分，而具燥阴分不纯之气的功效，且升阴气、济阳分，通阴阳之路，布散阴气于诸经，故神志病常不能离其开路。其善破癥瘕，亦调血气，催月水，去死血，活阳气，妇女病常用，不必赘言。王好古言此物补肝血，调肝燥，此亦为正解。以我之理论，肝阳当用酸温补，肝阴当用辛温通。现医见我此论，多以我哗众取宠，其实不然。所谓肝阳暴上，多用潜镇平肝养阴，便以肝阴虚为此病病机，实则肝为阴分二位，仍是传导阴气，何来本阴亏虚，所谓肝阴虚，即阴分深浅位各自因虚、因淤、因不纯阴水竭之证，哪有啥肝阴本虚？故补肝阴之品多是补肾阴或直接补阴水阴精之物，后人附会肝肾同源云云。凡火起阴分之气位，上逆，哪有肝阴一位亏虚而单致？此类病，本于阳气虚，阴分气塞，水不下降，深精先耗，阴分上下不交，阳分不得内气而暂现亏像。阳分得内气，人则能含蓄精神；阳分得交争余气，则是得火气，人则亢奋妄动，如深精再耗，由最深位内启周身精气，此通道则疲惫，此通道疲惫，阳分内亏更多，则急调升气以从阴分助，阴分本自交争余气余火，此受阳分妄调升于上，火气不如阳气精纯，则容易突发诸脑梗中风类，实则病机在此，非一肝阳上亢简单概述。故中风者，多以年高常见，少儿阴分阳气足，少耗阴精，年岁愈高阳气愈疲，阴精亏耗，道路不通，则为此证。亦常见中风前体质素热，中风经数月后则不复有当初之所谓阳亢体质，因以前之热，全在于内阳不足，阴分火气以代阳气用功，至暴上退去后，本质方现。故肝阴在不病之时，多需辛温通阴分道路，以济其塞。

50. 玄参

气薄味厚，味苦、咸。玄参为阴分浅位药，有重启第一层阴气之效，以启阴气最浅位。能上灌阳分，除诸热积，协调阴阳二分水气升降。玄参味厚，阳分味厚之品最能除邪，阴分浅位厚味之药最善解毒，深位厚味则最善补精。为忠直老将，凡用之得当，能安大事。暴热邪气入体，与风湿不同，风者先从表位后入深，止不过阳分，而现诸变证，若现阴分证，必有内病。湿从肌肉而直入阳分深处而伏，后据阴阳各病位虚实而乘入，诡谲多端。暴热邪气，亦从阳分表位而入，但多持战阳位，窃体内之气，直入深位，内变多位伏邪，此类邪气，最暴最烈，不可迎击于表，亦不可伏兵于最深处，迎击于表，则兵重在外，内气必亏，但有余邪，殒命即刻；伏兵于深，邪已多变，贼寇势渐大，内变外患，用药虽深而晚矣。故玄参能在适当之位，行勤王之责，外透内安，实为温热病之良药。有医执着在气不可清血、在卫不可治气之类说法，不到血分热动而不用玄参，每用即已晚，患家徒增痛苦。暴蛊腹胀大，腹痛便血，玄参、白头翁、木香、桃仁主之；经年头痛不愈，玄参、羌活、桃仁主之。

伏热结于病位，多生瘿瘤结节肿痛，在咽、在喉、在淋巴等，玄参配以行气化痰之品，或配桂枝，速消。

51. 阿胶

气薄味厚，味甘。真补血者，阿胶、地黄、鹿胶类。阿胶最善润脏燥，止血润肺，疗积年咳嗽、咳血，虚羸瑟瑟。止血尤良，因深位阴气不足，血溢经脉者，阿胶与之，气力渐回，血方可止。或以他因出血者，出血久则漏而不止，凡伤形日久，阴分虚颓，当与阿胶配伍之。肺萎类肺积证，见胸闷吐涎，如开积药不效，当以阿胶、白及、天麦冬、枇杷叶主之。亦治血虚晕眩，身痛不止。

52. 山茱萸

气稍厚味厚，味酸涩。《本经》功效言山茱萸主心下邪气寒热，此条多被忽视，而后世鲜论。山茱萸虽在阴分收涩阴精，而兼壮肾气，凡阴分大亏逆气冲上入阳分，人颤抖不能持，神情恍惚，貌言心痛，似喘似悸，汗出淋漓，言热而畏风，此即是山茱萸之标准证。山茱萸此君我喜爱极了，适应范围之广非他药能比。有知我用药者，在阳分柴胡、桂枝最常使用，阴分便是山茱萸最常用，无论外感、内伤杂病，我多在配方中使用山茱萸，甚慰患者心。山茱萸不入血，不入气，专入精，而常能调诸血气之病，难得在此。血热，山茱萸固精气以使得新血有根；血寒，山茱萸温下焦以使血气有荣；气热，山茱萸收浮火，以使逆气不上；气寒，山茱萸暖精血以使不至虚颓。

山茱萸收涩亦不滞邪，我所以言此非常重要，诸君留心。他药不滞邪气，我皆有条件可言，譬如在病机相应、辨证合适情况下很多收敛药如乌梅、诃子等不滞邪气，而山茱萸不滞邪，我不言前提条件，以我的思路用药，山茱萸还真没有前提，本来就不滞邪气。精室浊，以山茱萸敛精气而去浊时，常见腹泻排邪，但阴气不纯迫脾胃下利时，山茱萸止泻，又胜所谓赤石脂、诃子等。山茱萸、地黄、菟丝子三药为补阴精三剑客，常常共用，治疗耳鸣耳聋、白发脱发、痤疮等精虚杂症常常有效。今人劳逸失常，思绪不静，醉酒入房，常致面生暗疮，山茱萸必用。至于山茱萸涩精补肾这类常用功效，大家都晓得，我就不说了。

山茱萸配滑石、桑叶、青蒿止汗最强，配皂角刺除阴分不纯之毒疮。山茱萸还能定喘止咳，止尿血，喘而汗出，阴分内伤者，山茱萸大剂量与之。前人多谓肝无阳虚，而山茱萸酸涩补肝阴，此大错特错。肝有阳虚，山茱萸是肝阳虚之第一药，如桂枝为太阳病之第一药一样。若不以六机来论，只论脏腑，世人多混淆寒凝肝脉与肝阳虚，以为乌药、小茴香、葫芦巴为补肝阳，实则也不然。五味补法，苦温实脾阳，酸温补肝阳，辛温补肺阳，咸温补肾阳，甘温补心阳，故酸温之山茱萸、五味子都为肝阳之补药。张锡纯华而不实，用药经验多附会杂理，但张锡纯之山茱萸救脱论述实在可贵。

53. 木香

气厚味平，味苦、辛。木香为阴分最浅之气药，扼阴阳分之交通位，上可燥阳分湿水，下可除阴分冷逆。宽胸厚肠，最能定痛，心痛、腹痛、胁痛、背心痛、头痛等，凡内气积邪致痛，木香皆可与之。神气不自病，凡神气病，因于内者，必起于阴分；因于热者，必起于内气；因为邪客者，必起自阳分及外。无论内气或邪干，以木香在位，阴分阳分之枢，虽不善转精，但尤善出邪，阴分之邪不致由通道上阳分脏精腑津，而自筋膜而透也。故蛊毒、温鬼、尸气、阴魅最惧此物。木香亦治痹证，凡冷痹入深位，徒以羌活发表，则力不至位；徒以附子温精，则邪不出血肉，反而津伤肉急，若顽湿冷当配木香，燥内气，去筋骨、肌肉之水。阳精夜静，凡入夜梦魇，惊悸难安，阴分无精伤者，当以菖蒲、木香、砂仁、夜交藤以辟鬼毒。实肠转气，凡因暴热泄泻，热毒客肠者，邪气进中气阻，木香能拔邪气，驱中气复位，故配解毒药最能止泻。以其气辛性燥，且阴阳兼入，故常能辅助诸通道运行，除积年冷块，去痞去结，消肿散瘀，亦治疮毒。

54. 龙骨

　　气薄味薄，味甘涩。安精神，定五脏，收神气，止咳逆，除热定惊。牡蛎在阳分，龙骨在阴分；牡蛎虽涩而通，龙骨涩收之力更强。阴分浅位之浮气，龙骨俱收之，故常能疗惊悸、癫痫，配清热药则除热痫，配辛温药则定神气，配滋补药则收精血。牡蛎尚可用煅，而龙骨无论何证，我俱不可能用煅烧，以龙骨煅后并无明显优于他药之收涩之功，反失个性，位置骤然变至阳分，百无一用。此药其他功效不必赘言，唯有止血尤其值得重视，凡出血证，病机复杂，但无论上下二部身体毛窍何处出血，迫血之气皆须从阴分阳位外升，龙骨于此位首先涩气，故多种出血不拘寒热俱可践用。

55. 牡蛎

　　气薄味薄，味咸涩。牡蛎善养阳分阴水，降水下流，以济阴亏，去留热，止消渴，阳明病虚热可用，以能安阳明故。去伤寒多种寒热温疟。此物咸而入阴分，强筋骨，养津液，清阴水，去诸湿，固崩止带。另可收汗止遗，以治阴气不足故。以咸故，能软坚散结，去诸痞结血积，癥瘕。惊狂之证，牡蛎能重镇潜阳，亦是收阴水下流，自去火气。可散腹中邪气，治疗阳明虚热之胃酸吐水，心腹疼痛，口干呃逆，配海螵蛸、天花粉、白芍更佳。痰火病，瘰瘤结核、乳癖等，牡蛎配以青皮、海藻、瓜蒌能消肿止痛。多以牡蛎安神助眠而配安神之品，实则牡蛎助眠，亦是调津收火气，适证配伍即可，但牡蛎配菖蒲、葛根、山茱萸、川芎对杂病失眠，确有催眠之效。煅牡蛎收涩之效更强，但除督虚带下滑泄类证外，余者我皆常用生牡蛎。药之功效，如人之性情，我多喜用净药，以留其性情也。有时炮制过多，失了性情，反不堪重用。医者用药有时常需与药互相成全，做人亦如此。

四、六机注《伤寒论》三阴病条文（序号为条文在《金匮要略》原著中的顺序）

太阴之为病，腹满而吐，食不下，自利益甚，时腹自痛。若下之，必胸下结硬。（273）

太阴经病初得时，其经气不利，先郁中腑，故腹满；太阴经气不交腑道，其胃腑无气，故不食而利。腹痛者，经气结血气不运，此为阴分之初证，可以少阳方调之。反不调阴枢，用阳明下法，胃本不病，而虚胃气，胸中大气空虚，阴经之邪不罢，阳分反现阴结也。

附案： 赵某，学生。有数日不更衣，大便难，饮食不下，腹胀益甚。以为阳明腑证，而自服大黄30g，未见寸效，而问于我何故。我言此少阳筋膜邪气初入太阴证，病位不同，故以将军之力亦不得寸功。因不愿再服中药，予以颠茄片服用，腹痛稍缓。行中元五针法，进针则得矢气，当日断续行针4次，当夜得下大量黑色硬结大便。

此案非太阴本证，故患者服大黄无胃损结阴之后果，但仍为少阳初入太阴之腹痛，若当时与方，应以芍药甘草汤加白术、枳实、柴胡。

太阴中风，四肢烦疼，脉阳微阴涩而长者，为欲愈。（274）

实中风证皆从太阳中风而来。太阳中风，阳位一衰为阳明中风，阴位一衰为少阳中风，阴位二衰为太阴中风。太阴中风是风气伏阴分血气，见四肢烦疼，亦见腹泻腹痛。四肢烦疼者，阴分留阳邪，以致阴气不降，火气上行，流于四末。太阴出气于少阳，太阴中风，则少阳不得内里阴气，而生少阳经气再出于三焦别途时，已生相火矣。此火留则三焦，散则阳明，入则筋膜，出则四肢。凡脉阳微，知太阴风气所致诸变不干阳分，即少阳邪退。阴涩而长者，阴涩知少阴有余气，邪不内传；脉长知太阴有余气邪不内结，故欲愈。

太阴病，欲解时，从亥至丑上。（275）

太阴为阴水大成，邪入三阳以退邪为治，邪入三阴以调气为治。太阴之病病在阴气不纯，亥时至丑，天阴大成，地阳回藏，根阳初生，此为阴气凝精之象，故阴水能降，太阴经气足而邪罢。入太阴之邪气，所谓阴水不净，则邪气不罢，故亥至丑上，阴气归根，则邪气无附。故太阳以阳旺为解，阳明以阳衰为解，少阳以阳藏为解；太阴以阴旺为解，少阴以阴衰为解，厥阴以阴顺为解。

太阴病，脉浮者，可发汗，宜桂枝汤。（276）

太阴浮气，邪欲出者，脉弦以小柴胡汤，此为调枢之法；脉浮以桂枝汤，此为调血气之法。何以太阳方以解太阴？盖太阴经气一途归于血气，弥散脉中而行周身，故而桂枝汤以合脉，亦能振奋太阴也。

自利不渴者，属太阴，以其脏有寒故也。当温之，宜服四逆辈。（277）

六经皆有下利，而言自利者，须明其本病止在太少两阴。所谓太阳言自利，阳明言自利，厥阴言自利，实非自利本病，或以邪进而利，或以邪出而利，或以气顺而利，或以气逆而利，总非自利本位病。凡自利而不渴，所言属太阴非指唯太阴病，此点尤须注意，原文其意应为自利不渴者，太少二阴俱可为病，然其病气所出终过太阴，故以言"脏有寒"三字而概括之。少阴下利病其经气不病过阴水则不下利，病过阴水则脏寒也，故言温之，以四逆辈。

伤寒脉浮而缓，手足自温者，系在太阴。太阴当发身黄，若小便自利者，不能发黄。至七八日，虽暴烦下利日十余行，必自止，以脾家实，腐秽当去故也。（278）

脉浮而缓，病在外者，系在太阳，邪轻气薄，病始恶风；病在里者，为阴分羁阳邪，阴水内沸，过在太阴。太阴阴水留邪，其藏精不净，阴水不能凝精则上下承启失位，浊气由此四流。浊气在阳分则伤气，浊气在阴分则伤形，浊气在阳分之表则正气欲外争，浊气在阴分之表则流于四末，抑或郁发血气。流于四末者肢冷手汗，双足臭痒；郁发血气者，蒸蒸发热，此非邪气之热，乃内气热也，身目发黄，小便不利。应知浊气在阳出于肺咽、胃道与膝里，浊气在阴出于膀胱、肠道；小便自利者，浊气欲分而出也，故身不发黄。过经七日后，不解反暴烦下利，此为未愈之象。胃家实下利至多不过三而解，脾家积秽，以肠静胃空，知饥能食为未愈。以阴水浊邪，最不纳外浊，故食之五谷，不为脾喜而下利，此暴烦下利是大泄阴气，真阴水实不能外泄，外泄者阴气水浊由此出也。

本太阳病，医反下之，因尔腹满时痛者，属太阴也，桂枝加芍药汤主之；大实痛者，桂枝加大黄汤主之。（279）

太阳病误下，于阳分陷则陷胸膈，阳旺则为阳明病，阳弱则为阳明虚痞，阴强则为胸饮；于阴分，阴弱则陷筋膜，阴强则亏少阴。筋膜阴分邪陷而痛，此为太阴病，桂枝加芍药汤主。若实痛是筋膜邪气欲从阳出，不顺出少阳反横结腹中，血结气滞，当加大黄。

少阴之为病，脉微细，但欲寐也。（281）

少阴病，脉微细者，此阴分深处病气现，少阴为精微之精者，亦为六经阳气所发处；但欲寐者，是阴精不上交阳气也。

少阴病，欲吐不吐，心烦，但欲寐，五六日自利而渴者，属少阴也，虚故引水自救；若小便色白者，少阴病形悉具，小便白者，以下焦虚有寒，不能制水，故令色白也。（282）

少阴病何以见吐，是阴分凝精受制，此不纯阴水上泛，故欲有吐，心中烦恼，而欲寐也。五六日后自利而渴，此转属少阴，以阴水下流不彻，反见真阴分伤故，自利者是阴分浊，渴是阴分伤。小便色白，知邪在阴分无疑，下焦虚而有寒，此亦是阴分伤故；下焦虚而有热，亦是阴分伤故，故色白、色黄是两种少阴病。色黄又可见三阳病，但属少阴小便黄者，阴分伤而伏气化火，阳气不归顺厥阴也。故少阴虚寒不易转属厥阴病，少阴虚热易转属厥阴病也。

病人脉阴阳俱紧，反汗出者，亡阳也，此属少阴，法当咽痛而复吐利。（283）

病人脉阴阳俱紧，不汗出，此为阳分克阴邪；反汗出，乃阴分大虚，当属少阴。咽痛者，是少阴经克邪之外现；吐利，是内阳不固，反出阴分，阳分不得阴分正常输送之阳气，反见不纳。

少阴病，咳而下利，谵语者，被火气劫故也；小便必难，以强责少阴汗也。（284）

少阴咳当如何？一者少阴伏寒，胸膈与肺当间不得内气而结阴；二者阴分亏，浮阳虚热上泛，肺家不纳而咳，脾家不纳而泄，此火气劫水，以至于通途不顺。此少阴病坐实，再强责其汗，小便必难，此阴分亏终现于阴，死证。

少阴病，脉细沉数，病为在里，不可发汗。（285）

脉细沉数，邪气伏深在阴精，但以不微，知此邪能交阴气而生热。凡邪交阴气必热也，邪抗阴气则阳虚也。故不可发汗，发汗则阴精大亏，热出阳明，焦干五脏。

少阴病，脉微，不可发汗，亡阳故也，阳已虚，尺脉弱涩者，复不可下之。（286）

病入少阴，此解唯有从阴分，或顺经而解。何以有发汗之法？上条述，少阴凝精病不可发汗，此条言少阴本病亦不可发汗，然脉微阳已弱，发汗动太阳，实乃空耗内气，譬如锅中水冷，欲加热者，不从下部生火，凡见冷象，以吹风机鼓动热风从上而吹，锅中水干亦不得热分毫，此虽可笑，历来犯此误者多。尺中脉弱而涩，精血已败，不可以下，徒耗津液，更损元气。

少阴病，脉紧，至七八日，自下利，脉暴微，手足反温，脉紧反去者，为欲解也，虽烦，下利必自愈。（287）

少阴病脉紧是为邪交正也，正气不得舒展，过经七八日，下利，而脉暴微，是气回少阴，邪从浅处出也，故手足反温，更知是少阴气已能出阳分而秩序周流，此为欲解。见烦者，是阳分初交阴气，暂不顺阳分三经，余气漫阳分脏腑也。少阴脉微见下利，是少阴本病下利，是少阴气离所，为危；少阴脉紧下利，反是少阴气归所，邪气出解，故言自愈。

少阴病，下利，若利自止，恶寒而踡卧，手足温者，可治。（288）

少阴本病，下利，是本经阳气先不上出于脏腑；利止，恶寒而踡卧，是阳气已能上出脏腑，但不交三阳经，其待受气厥阴，病不传；手足温，此为病之顺，可治也。

少阴病，恶寒而踡，时自烦，欲去衣被者，可治。（289）

少阴病，恶寒踡卧，是根阳不交三阳经；其自烦，烦者可见太少同病，少阴阳脱证，少阴热化，少阴干病阳明等，重在一"时"字，知非他证，仍少阴本病。见其人欲去衣被，阳气流通有根，可治。

少阴中风，脉阳微阴浮者，为欲愈。（290）

少阴中风证，阴脉为本位，阳脉为客位，本位、客位脉象以顺病机为可愈。少阴中风乃邪客少阴本气呈动象，此本位脉若反沉而微，则是气不顺邪，本气反弱，则病深变；本位脉见浮，是气邪相应，阳脉微则知邪静不燥，不生他变，故为欲愈。

少阴病，欲解时，从子至寅上。（291）

子中应阴气凝精，一阳以生，能破至阴结浊，故应少阴邪去。

少阴病，吐利，手足不逆冷，反发热者，不死。脉不至者，灸少阴七壮。（292）

少阴病，发吐利者，手足逆冷，无热，知真气内绝，不能化外物故吐利；手足不冷，反见发热，内外气尚能相交，故能不死。脉不至，为郁不为绝，灸少阴以实里气。灸少阴者，灸涌泉以复脉也，亦可灸关元。

少阴病八九日，一身手足尽热者，以热在膀胱，必便血也。
（293）

少阴病过经七日以上气回本经，合当作变，不见传经，亦不解者，当此病气坏流入少阴病位。一身手足尽热，此为阴分邪扰热变，坏在少阴病位，非独在膀胱，亦非言病位止在膀胱，但阴分病位其解在下窍，出在下窍，故云热在膀胱，必便血。此类似太阳壅阳之表实证，久而衄，以阳分邪积不坏、不解则壅，从上窍出也。

少阴病，但厥无汗，而强发之，必动其血。未知从何道出，或从口鼻，或从目出者，是名下厥上竭，为难治。（294）

少阴病，厥而有汗，此厥为逆经厥；厥而无汗，此为内气顺经厥。顺经厥是阴阳不顺，但逆气从厥阴病位出而后至阳；逆经厥是气逆从阴分浅出而后至阳。顺经厥可从汗解，逆经厥发汗必再动内气阴水，使逆气加更助，逆上加逆，则阳气积上，阴气乏内，津气亏上，阳气虚里，此为二逆，二逆相加，难治。

少阴病，恶寒身蜷而利，手足逆冷者，不治。（295）

少阴病，恶寒是本气本病，身蜷是阳气不展阳分，亦是脏病，有前二者见下利经脏同病无疑。手足逆冷，则是阴分真亡，不治。

少阴病，吐利、躁烦、四逆者，死。（296）

此续上条，诸症亦足示阴分真绝，阳气亡，死。

少阴病，下利止而头眩，时时自冒者，死。（297）

少阴病，利止，头眩，自冒，此为阳隔，死。阴气已亡，故利止，浮阳无根故。

少阴病，四逆，恶寒而身蜷，脉不至，不烦而躁者，死。（298）

少阴病，四末凉微，恶寒身蜷，脉不至，此有二因：一者阴结不顺于阳，此为内结症，得之而顺其枢则生；内结见烦，此为郁气使然，不烦而躁，躁者非阳症，乃知阴气绝，与上三条同现，阴阳同绝而死。

少阴病，六七日，息高者，死。（299）

少阴病，六七日本经受气，气病同归本经，息低则正能胜邪也；息高者，精绝，死。

少阴病，脉微细沉，但欲卧，汗出不烦，自欲吐。至五六日，自利，复烦躁不得卧寐者，死。（300）

少阴病，脉微细沉，欲卧，汗出不烦，此本证本病也。欲吐是内气虚结，不纳外气。五六日后，自利，烦躁不卧，此是内气俱外脱，阴气真亡也。

少阴病，始得之，反发热脉沉者，麻黄细辛附子汤主之。（301）

始得之，知阴分凝精以郁为主，以虚为次；以客邪为主，以阴分绝气为次。发热而脉沉，此热出阴分，非内热，乃内外闭。麻黄非在解表，盖借细辛之力通窜脉中以顺阴郁。

少阴病，得之二三日，麻黄附子甘草汤微发汗。以二三日无证，故微发汗也。（302）

少阴病二三日何以无证，以人身血气功能无论病在阴阳，始现证于阳才为明证，不现证于阳则为暗证。阴病亦如是，必现证于阳分气位。莫以此言谬，以我言阴阳实乃阴阳二分病位气位所属，非传统阴阳，阴分即内流精化之位，少阴为阴分最深，故得之现证，必待阳分不受气或受气现扰。"少阴病得之二三日，麻黄附子甘草汤微发汗"，此条莫要以为微发汗是目的，微发汗不过可有可无之结果。麻黄附子甘草汤本位是在振阴分邪气出外，以麻黄为上位，甘草守中位，附子振内位，此三药是在回复身中气机，以外透内转也。微发汗是气机流畅后之征象，不必当作追求之结果。

少阴病，得之二三日以上，心中烦，不得卧，黄连阿胶汤主之。（303）

病在少阴，过经二三日，乃本气受而作变之时，此时见心中烦，不卧不眠，无四逆阳微证，知阴分凝精内气不损于根，反以客邪，邪发于至阴不阻，随顺气上干阴分所润之脉府，是阴病病阴水不病凝精，以病位深故，当以黄连阿胶汤。

少阴病，得之一二日，口中和，其背恶寒者，当灸之，附子汤主之。（304）

背恶寒，阳分病见于气机阻，如病少阴见背恶寒，知是阴分真阳阻在太阴阳明，以不能从此二经顺气，故客邪无可再疏脉道而外出，以附子汤鼓动阳气出此二经。

少阴病，身体痛，手足寒，骨节痛，脉沉者，附子汤主之。（305）

体痛，手足寒，骨中痛，脉见沉，知是一过少阴真气，二过太阴阴水，此二者不顺，凡属阴分肌肉筋骨俱不得气。何以不用桂枝、麻黄，实乃以内不足为主，非以邪伏不顺为主。

少阴病，下利，便脓血者，桃花汤主之。（306）

少阴病，二三日至四五日，腹痛，小便不利，下利不止，便脓血者，桃花汤主之。（307）

少阴病具，本气病轻，而下利便脓血，见脉无阳证，知是本气病变邪外交于腑，当塞当温，不宜通利。盖利而腑寒，肠络无气反至毒积，下脓血而腹痛，病位即离本气，故当以土味温中，塞利而邪气罢。

少阴病，吐利，手足逆冷，烦躁欲死者，吴茱萸汤主之。（309）

吐利，烦躁欲死，手足逆冷，此谓内格病。中气格物，故上不纳，下不受；阳分格阴分顺气，则手足逆冷不温；烦躁欲死，非内脱，乃内格，其脏气不受少阴顺气则烦躁，此非脱乃格，故以吴茱萸汤，大温中土内外，使中气得顺，而后阴阳分才有顺气可言。

少阴病，下利，咽痛，胸满，心烦，猪肤汤主之。（310）

少阴病具，不见四逆本气病，而下利咽痛者，此乃少阴气能顺阳分但夹邪而上，以气不纯，故阳分反病。咽为少阴门户，故其得不纯之气而生热变，阳分气足得阴分上逆之邪，则从阴道利而排之；阳分气弱得阴分上逆之邪，则从阳道吐而越之。胸满心烦者，俱为逆气动阴水不下流凝精故。故病在阴分治在阳分，以猪肤、白蜜、白粉甘涩而降浮气，收逆气于阳分阴部，则阴水下藏病方转愈。此绝非火也，更非实火虚火，实火虚火别有治法，此即阴分逆气病在阳分，当安缓阳分，使阴阳二分气有所归则愈。

少阴病二三日，咽痛者，可与甘草汤；不差者，与桔梗汤。
（311）

少阴病二三日，无余证见咽痛，知是本气顺，客气逆，离深位而客居阳位，以少阴所出客邪在上，不见阴郁阳拒，不得用发表药以散其通途。此邪从何而出？一味甘草以大缓中气，兼解毒邪以化之。若不差，加桔梗使其邪从病位溃而消之。肺郁咽痛，加桔梗以提肺咽郁气；少阴咽痛，以桔梗、甘草是和气溃毒，此二者用药常似，治法有别。

少阴病，咽中伤，生疮，不能语言，声不出者，苦酒汤主之。
（312）

此为少阴疮客阳分病位，见咽伤如疮，以辛苦酸三味以和气邪积。阳分疮以辛苦搭配，此少阴客气疮，当以酸而灭降浊火。

少阴病，咽中痛，半夏散及汤主之。（313）

此非太阳体质，感阴邪犯少阴，乃少阴体质感阳邪，病位未干及少阴本气，少阴气鼓舞邪气克太阳病位，当以桂枝、半夏去结气、通阳道，使少阴能顺气于太阳，咽痛自解。

少阴病，下利，白通汤主之。（314）

少阴病下利，本气客邪病，阳气不上通第一关，即积为阴塞，第一关主阴水，化气脾胃，从此升气入中，然后出于三阳，此等下利阴塞病也，以白通汤。白通汤乃四逆去甘草，减干姜加葱白。何以此通阳不以细辛而以葱白？盖细辛本性难驯，其破积邪仍需耗动内气，上部无阳，本来气弱矣，细辛悍之，脉通而气绝。葱白一物，最善轻启内气，味辣而开宣中气，上达皮毛脉道，乃破第一关阴塞之巧物。

少阴病，下利，脉微者，与白通汤。利不止，厥逆无脉，干呕烦者，白通加猪胆汁汤主之。服汤，脉暴出者死，微续者生。（315）

与白通汤后反利不止，厥逆无脉，是通破第一关后止阳气交而不回也。阳气交三阳而返，是当愈，脉必和；交三阳而不回，是无脉阳脱。干呕而烦，是内气客阳分而不顺，当以白通加猪胆汁汤以回降不返之阳。阳气既反，脉当缓缓从阴分续气而出，脉暴出者是从阳分出脉，本已为逆证，脉从阳分暴出，逆上加逆。若遇此证，当以大剂量四逆汤原方以济阴分，或可转还。

少阴病，二三日不已，至四五日，腹痛，小便不利，四肢沉重疼痛，自下利者，此为有水气。其人或咳，或小便利，或下利，或呕者，真武汤主之。（316）

二三日未解，四五日不笃，本气病不见，而见腹痛、咳利或呕、肢重等症状，所病在阴分，所现虽类阴病，实阳分之证也。又为阳分内气病，所以何也？以阴分邪气出阳分化为水气病，当以真武汤。

少阴病，下利清谷，里寒外热，手足厥逆，脉微欲绝，身反不恶寒，其人面色赤。或腹痛，或干呕，或咽痛，或利止脉不出者，通脉四逆汤主之。（317）

四逆汤证乃治少阴本气病三病：一病被邪客阻，二病本气虚衰，三病本气不顺。通脉四逆汤乃真救亡阳之本方，所现之证，厥逆脉微，面色戴阳，解本气暴脱离位，既已离位，再温助本气反而脱之欲速，当以干姜重用，守住重关第一层，才能使本气得复。内有积寒当原方加破阴内降之物，如吴茱萸。

少阴病，四逆，其人或咳，或悸，或小便不利，或腹中痛，或泄利下重者，四逆散主之。（318）

此为阴气内结阳分证，以柴枳芍药甘草汤主之。阴分之逆气，出于阳分，先蒙本气之路，其邪羁留气机，漫于胸中则咳悸，郁于三焦则小便不利，留于腑道筋膜则泄利下重。何以四逆散症状颇多？以此邪气来源于内逆，非外气，故无固结病位。

少阴病，下利六七日，咳而呕渴，心烦不得眠者，猪苓汤主之。（319）

猪苓汤不得阿胶，是阳分中位方剂，得阿胶则是阳分阴位方。所以言阳明病用猪苓汤者，是阳明气病燥入血气，阳位反致水津不利。如今少阴病以猪苓汤者，是少阴气病，结阳位也，知宜厚味实阴，淡渗填阴气。今见下利六七日，是少阴客气病阳位，阳位不耐杂气而利欲出；咳而见呕渴，呕而见利而腑道不病，中无结饮，更知发于阴而肺发于阳；渴而见咳嗽，非肺热积饮，亦是阴分病，以阴分出气阳位，先伤脉络，后阻水津；心烦不眠，是脉病，阿胶、滑石主之。

少阴病，得之二三日，口燥咽干者，急下之，宜大承气汤。（320）

少阴病二三日，若无本证本气病变，口咽燥干有二因，一者气逆阳分，坏于阳明。何以言急下之？阳分传病于阳明，是为邪入里位，为顺传，故可待时，待结热已成，可以下之；阴分病传于阳明，为伏气逆传，此本发于阴分，更煽阳位之热，若见之，此热不待结，即阳分津干，阳分津干阴水即不下流，以阴分本病，阴水不下流，少阴病更不解也，二逆相加病甚急危，故见此急下，不待结实。二者少阴坏证。此留阴分之邪溢于阴分病位，譬如膀胱结热，亦见咽干口燥，当以清血。此二者何以区分？前者口燥重，后者咽燥重，此阴阳二位之别也。

少阴病，自利清水，色纯青，心下必痛，口干燥者，急下之，宜大承气汤。（321）

少阴病，阴分热起，不见阴热，反见热结阳分；不言腹中痛，反见心下痛，热结实在阴分阳位。若结在肠此为阴位，可以凉血清润以治，不必急下。反自利清水，色纯清，口干舌燥，此亦可知本病气在阴分不在阳分也。病阴结阳，当以急下，何以故？阳热阴气竭，此为阴阳离决，阴将脱也；病阳结阴，当以急温，何以故？此外阳脱也。

少阴病，六七日，腹胀不大便者，急下之，宜大承气汤。（322）

少阴病六七日，腹胀不大便，当急下。何以言六七日，盖二三日若腹胀不大便，可不必下，当治阴分。腹胀不大便可知结在肠道，阴分阴位，时日不长可以清润，若六七日，气循六经而过，少阴不见本证，反见病位证，气离经病，当治病位。又何以言急下？六七日不大便，又为少阴病起，阴经以病位病不速治，则易变经作病。

少阴病，脉沉者，急温之，宜四逆场。（323）

气伏阴位，不现阳脉，以四逆急温。

少阴病，饮食入口则吐，心中温温欲吐，复不能吐，始得之，手足寒，脉弦迟者，此胸中实，不可下也，当吐之；若膈上有寒饮，干呕者，不可吐也，当温之，宜四逆汤。（324）

胸中、膈上病位相近，而受气全非，胸中受气于阳分，膈上受气于阴分。胸中受邪，欲吐不吐，此为阳分结气；膈上有寒，干呕，不可吐，以病位异也。胸中有寒实，以阳重可以吐后阳气顺经；膈上有寒饮，吐反虚中气，徒生他变，当温阴分而去邪气。

少阴病，下利，脉微涩，呕而汗出，必数更衣，反少者，当温其上，灸之。（325）

少阴下利，脉微而涩，知是阴分虚滑，此本位本气病，而见呕而汗出，此阳分反欲作跃热，此热非真热，但使阳分之气壮而阳气反能实内，随阴气下流，阴分阴阳俱实，故此处灸是言灸阳分之穴，譬如百会、神阙、气海。

厥阴之为病，消渴，气上撞心，心中疼热，饥而不欲食，食则吐蚘。下之，利不止。（326）

厥阴受气于阴精，发气于阳，经气深内，又现用于诸外经，阴阳由此而顺也。前之医家皆以为厥阴最危急，病势最笃，其实非也。

六经皆有死证，本气位置少阴最深，少阴启阳乃生厥阴，厥阴所言之象不过是气血阴阳不顺之逆象，非为命陨顷刻之逆象。厥阴亦为六经普通一经，有常象，有病象，有危象，如此等等。

厥阴为病，消渴，气上撞心，心中疼热，此等之热非邪气热，亦非内气热，实乃逆气经热。厥阴为病者，本气不负少阴而出太阳，反此阴精所出之阳复加于阴，以现阴伤消渴，盖阴本非不足，故非常规伤阴之渴热。气上撞心，心中疼热者，此内气反攻脏腑，其逆在太阳少阴。饥不欲食，食者吐蚘，以此邪气从阴者阴病，出阳者阳病，阴阳二病此逆在太阴、阳明。

厥阴中风，脉微浮为欲愈，不浮为未愈。（327）

所谓中风证，有外气中风、内气中风、杂气中风。厥阴之经气中风，乃内气中风也。厥阴不受外邪，所谓厥阴邪气其实俱客于其他五经，以邪在他经气病厥阴是也。凡见六经中风证，俱为内气扇动为病机，正气能退而安即为胜，正气不退不安即为却。厥阴中风，脉微而浮上，厥阴气能顺出阳分，为欲愈象。

厥阴病，欲解时，从丑至卯上。（328）

丑至卯时，地气愈冷，阳气愈进，此应厥阴也，以厥阴阴气凝精愈寒，而凝精之阳气愈生。

厥阴病，渴欲饮水者，少少与之愈。（329）

厥阴见渴，一者病阴分精损，二者病阳分煽热，其不欲饮水为阴阳拮抗，内气未调顺归腑气，以欲饮水知阳分静，少少与饮，阳分化精，阴分自顺。

诸四逆厥者，不可下之，虚家亦然。（330）

四逆厥者积气在阴分，下法攻气于阳分，病位各异常，故言不可。

伤寒先厥，后发热而利者，必自止，见厥复利。（331）

见厥而后发热下利，阳分利者生，阴分利者危。若于阳分利，是胃厥后气不先行阳分诸形，壅积阳分内气，故见发热下利，此不为病，盖以利尽阳分再转气则愈。再见厥者，可知阳分仍不行气于四末诸形，气积仍在中腑，故又复利。

伤寒始发热六日，厥反九日而利。凡厥利者，当不能食，今反能食者，恐为除中。食以索饼，不发热者，知胃气尚在，必愈。恐暴热来出而复去也，后三日脉之，其热续在者，期之旦日夜半愈。所以然者，本发热六日，厥反九日，复发热三日，并前六日，亦为九日，与厥相应，故期之旦日夜半愈。后三日脉之而脉数，其热不罢者，此为热气有余，必发痈脓也。（332）

伤寒厥阴病发热六日，以尽厥阴—太阳—阳明—少阳—太阴—少阴六经，于入阴分时应厥而热，是厥气从阳分不解而内变，应入阴分病位生阴分诸热证，即为变证。而六日后经气再入太阳而厥，是不变入阴分病位，以在阴分发热故，阴分阳气益颓，厥气不解，再变入阳分则邪重正微，故厥反，至九日，经气再入三阴，阴分阳气不足，不受逆气，解之以利。故见厥利者，阳气先内洞，应不能食，反能食者，是根阳不附，命即危矣。根阳被厥气胜，本应深伏，身体现一片大寒，而胃能食者，是根阳已浮散至中焦，即恐为除中。食后发热，阳气随中焦之运，尽然出于更表处，阴阳离绝，死。食后不发热，知非除中，亦非内脱，正胜于邪故。条文后所述三日、六日，亦是流经规律，前已详解，后可自己推论，不赘述。

伤寒脉迟六七日，而反与黄芩汤彻其热。脉迟为寒，今与黄芩汤复除其热，腹中应冷，当不能食，今反能食，此名除中，必死。（333）

内寒入阴分，反用苦寒清燥阳分，应知此阴阳二分当俱虚，腹中虚冷，应不能进饮食，此当以吴茱萸、附片急温其脏。但凡见病人能纳水谷者，是大寒直伤阴分；凡见阳分不病，所能纳谷物之气早非阳分用气，乃外脱绝气以暖其腑，见之多死。

伤寒先厥后发热，下利必自止，而反汗出，咽中痛者，其喉为痹。发热无汗，而利必自止，若不止，必便脓血，便脓血者，其喉不痹。（334）

伤寒先厥后发热，是逆气出阳分，故阴分利自止；反汗出，是逆气出于太阳，不作内郁；咽痹，是客气出阳分，现于本经病位，此为阳顺阴郁，厥阴咽痛。若发热无汗，则逆气在阳分不能同三阳经气而顺，当坏成阳证，而利不止，则逆气不顺阳分，反积于阴分阳位，故便脓血。肠腑出脓者，咽喉不痹，何以故？盖因热阴分阳位出脓，阴热由此发也。咽中痹者，总因阴气不利，阴气所结有深部出口，必不痹上位。

伤寒一二日至四五日，厥者必发热，前热者后必厥，厥深者热亦深，厥微者热亦微。厥应下之，而反发汗者，必口伤烂赤。（335）

伤寒厥阴病一二日至四五日，必发热，前热后厥者，过在阴分或在里位；前厥后热者，过在阳分，或在外位。前者应下，而发汗者，无异于引火星入林，徒动阳分之热。

伤寒病，厥五日，热亦五日。设六日，当复厥，不厥者自愈。厥终不过五日，以热五日，故知自愈。（336）

厥病者，阴阳争也，争于阳分见寒热往来，争于阴分见厥。阳分寒热往来以七为数，六日终尽；阴分厥证以六为数，五日终尽。寒热病于阳分，七日者，一日受气营卫，二日受气阳明，三日受气筋膜，四日受气心肺，五日少阳，六日肝胆阴脏，七日不坏则返。厥病六日者，一日在厥阴，二日在肾，三日在气血，四日在腑道，五日出营卫，六日则返。厥复五日，不再现者，逆出亦顺解。

凡厥者，阴阳气不相顺接，便为厥。厥者，手足逆冷者是也。（337）

凡有形者，俱有阴阳之气，阴阳之气不顺，任何病位皆可见，大之若身中大气，微之如局部结塞；巨大为少阴，巨小为杂病。厥阴所言阴阳气不顺接者，是六经顺序之阴阳不顺接，便为厥气，厥之发于六经之气，现于厥阴，故六经厥亦是厥阴病。经厥之病，即病阴阳二分，阴不交阳，阳气则不通于阳位，阳位之先即为太阳四肢，故手足逆冷。

伤寒，脉微而厥，至七八日肤冷，其人躁无暂安时者，此为脏厥，非蛔厥也。蛔厥者，其人当吐蛔。今病者静，而复时烦者，此为脏寒。蛔上入其膈，故烦，须臾复止，得食而呕又烦者，蛔闻食臭出，其人常自吐蛔。蛔厥者，乌梅丸主之，又主久利。（338）

蛔厥是虫厥脏病，过在经气，虽非脏厥，常需治脏。乌梅丸非蛔厥圣药，另有妙用。蛔厥脏寒重者，附子理中汤主之；虫毒深者，当以巴豆霜、木香、白矾、牙皂、甘草、败酱草、炮姜以治。乌梅丸之方，以酸之乌梅，辛之细辛、干姜、附子、川椒顺脏经二气，黄柏、黄连以苦燥中土，人参以和胃气，虫得酸以吐，得辛以燥，得苦以下，得甘以活，诸药并用，则虫不耐诸味，所逆经气急顺而逼，乃消其厥。久利见顽邪逆经，亦以此顺，乌梅配参本有止泻之用，黄连、黄柏有燥清肠腑湿热之效，再得姜、附、椒，是治阴分痞逆之泻，阳分痞逆之泻以泻心汤而已。如此便明。

伤寒热少微厥，指头寒，嘿嘿不欲食，烦躁。数日，小便利，色白者，此热除也，欲得食，其病为愈；若厥而呕，胸胁烦满者，其后必便血。（339）

伤寒厥阴病，热少见微厥，是阳分厥气内伏阴分；指寒，不欲饮食，烦躁，类少阳经伴内气病变，然此厥气出阴分，类少阳经伴，然此厥气出阴分，解在阴位之窍，少阳内气变，经气解在阳分，病气可随位而解。肢寒是阴分逆出客出胸胃阻气，指寒是阴分逆气客出津液而扰血，何以故？津受邪则趋大径而舍小道，少阳本气结，四肢冷，乃阴分气不交胸胃，阳结胸胃四肢冷，乃胸胃气不交膈肺。不欲饮食者，胸胃受气不纯，微微内结，以阴分不入位而交，津败烦躁，热在内位，则精阳疲出四末。以津败故，阴气不降，膀胱腑涩，小便利，阴气降故，色白不赤，阴分内气升而顺位，故离经逆气消，言热除也，以欲得食否鉴逆气是否归经。厥后而呕，胸胁烦满，何以便血？是厥阴病之坏归，不止于少阴必败于阴位，阴位者，膀胱与肠腑，呕知阳分阴气不下流，胁满阴分出气不柔筋，阳分邪出在汗，阴分邪出在血，少阴出膀胱，厥阴出肠腑。

病者手足厥冷，言我不结胸，小腹满，按之痛者，此冷结在膀胱关元也。（340）

此阴分冷气厥，客邪在脏，现邪在腹，言满而痛，由阳病传来，当以真武汤以净水中之寒；由阴病而发，当以干姜、胡芦巴、附子、吴茱萸、金铃子、猪骨、大腹皮、人参、茯苓。

伤寒发热四日，厥反三日，复热四日，厥少热多者，其病当愈；四日至七日，热不除者，必便脓血。（341）

伤寒病，发热四日，是厥阴、太阳、阳明、少阳四位，受气之热，非四位病变之热，以厥阴顺出阳分而循六经受气过程而热，为病之顺；厥反三日，是受气续入太阴、少阴、厥阴三位阴分而厥，亦为病之自和，若不和者，再顺出阳分时，必乱也。寒热无定，则是流入固定病位而成诸病，复热四日，即下个周期之顺，此往复即邪气未进未变，正气能愈也。

待解于发热四日之阳分三经，即愈。若热过四日，受气流于阴分时，反不厥寒，而续发热，则是阴分三经不受气，病陷阴分病位，热稽阳分之气，必便脓血。

伤寒厥四日，热反三日，复厥五日，其病为进。寒多热少，阳气退，故为进也。（342）

伤寒厥四日，即厥阴之气顺出厥阴、太阳、阳明、少阳，所顺气之病位俱厥，流入三阴反热，复入厥阴、太阳、阳明、少阳、阴分之五位周期亦厥，此为厥阴病进，则阴分阳分俱不能承气而发病气，阳阳气衰败不能出气于阳分，故为病进。当以麻黄附子细辛汤加当归以治。

伤寒六七日，脉微，手足厥冷，烦躁，灸厥阴，厥不还者，死。（343）

伤寒六七日，诸病位已过，脉微，手足逆冷，烦躁，此为阳绝症，灸气海、关元，若现微热，手足温，微汗出者，阳气复能循环六经；若灸之发热重，而汗出微，为邪气重；若缓数时辰，脉气复，当再灸，热渐轻为正气能持，病愈；若灸之，大汗出，阴气绝也，死；若灸之，手足温而后凉，阳气脱也，死；若灸之仍冷，阳气绝也，死。

伤寒发热，下利厥逆，躁不得卧者，死。（344）

厥逆本为经病，经病最纯，最忌夹脏病，则经、脏二现病，为危急。譬如厥逆现下利者，外厥，内利，脏绝，经气更无阳以复，当急温脏，四逆与之。再现烦躁不卧，阴分绝，阳分阳积，经气厥，三病相加，死。

伤寒发热，下利至甚，厥不止者，死。（345）

发热而厥，是阳出阳分，伴下利至甚，是阴出阴分，阴阳离绝，是死。

伤寒六七日不利，便发热而利，其人汗出不止者，死，有阴无阳故也。（346）

凡厥阴病过经一周而不利，他证见微者，或愈也。七日厥阴阴分阳分受尽，即再复阳分，发热而利，汗出不止，

伤寒五六日，不结胸，腹濡，脉虚复厥者，不可下。此亡血，下之，死。（347）

此为经、脏二现病，与单病厥阴或兼病他经亦不同，当补身中阴气。误下之后必现脏虚极，而经病笃，死。

发热而厥，七日下利者，为难治。（348）

此条若见厥阴阳分证，不应难治，以清阳明、少阳为治。若见厥阴阴分证，当速温少阴，或见生机。

伤寒，脉促，手足厥逆，可灸之。（349）

脉促而四末厥逆，以脉促知内气不绝，此气欲顺出阳分之象，更可以灸而和气。

伤寒，脉滑而厥者，里有热，白虎汤主之。（350）

厥阴以顺为愈，顺者顺太阳也。故见厥阴逆气病，有逆出少阴，

附子类方主之；有逆出太阴，以干姜类方主之；有逆出少阳，柴胡类方主之；有逆出阳明，石膏类方主之，此俱为逆气病以其逆出病位之顺治也，故以其经主药以治。此条即厥阴逆气出阳明，反见脉滑而厥，此里热伤筋，外体之器官、肢体不受内出之阳，何以故？此阳非顺流乃逆出，故以白虎汤以折逆气。

手足厥寒，脉细欲绝者，当归四逆汤主之。（351）

脉细欲绝者，一辨阳脱，二辨阴气绝，三辨脏绝，四辨厥证。此即为厥阴本位病。气厥不厥阳分而厥阴分，故阴分内气俱出离秩序，阴上交阳之途路不通，阳位不现温暖，阳分不现脉气，当归四逆汤以主。当归、细辛以入脉阴阳俱启，桂枝、芍药以和脉表、脉里之血气，通草以下泻阴分厥乱之内气结。故又言此为脉厥，寒不在脏，以阴气不通故。

若其人内有久寒者，宜当归四逆加吴茱萸生姜汤。（352）

何为内有久寒，此为脉厥加脏寒，如不加温脏之品，以当归四逆通脉气，必夹脏深处寒气出脉，寒气外出即为火，火气下阴分久留寒根，固当以吴茱萸、生姜温脏气。我注解条文至此，深感《伤寒论》全书说来说去，都在反复强调一个秩序、一个位置，秩序对、位置不对是偏差，位置对、秩序不对也是偏差，大概《伤寒论》精微之处就在此吧！

大汗出，热不去，内拘急，四肢疼，又下利厥逆而恶寒者，四逆汤主之。（353）

此为太阳逆厥证。

大汗，若大下利而厥冷者，四逆汤主之。（354）

此非厥阴病独现，当知少阴气为六经之始终，六经之病凡见病及少阴阴气绝证，都需大温少阴，不作他经治。

病人手足厥冷，脉乍紧者，邪结在胸中；心下满而烦，饥不能食者，病在胸中；当须吐之，宜瓜蒂散。（355）

阴分厥有两种，一者阴气绝，二者邪伏内气。阳分厥有三种，一者化气受阻，二者不受阴分所传经之不纯之气，三者通道内阻。阳分厥之通道，一在胸胃，以化气入肢干；二在阳明，以津载出胸胃；三在少阳，以转气入二阳经筋脉。此邪结胸中，脉紧是结气重故，心满烦闷，当去胸胃之邪。何以不用行气法？行气法作用位置终究过深，能解内伤之滞，用之开实邪之结，此邪当应能被内气所驯。何以不用下法？下法仍然作用位置过深，恐内陷重邪，且因此作厥者，本自阳分表位不受气，当祛邪之时，能引内气出表位，故用吐法，且瓜蒂本就善作用于胸胃，用之正好。

伤寒厥而心下悸，宜先治水，当服茯苓甘草汤，却治其厥。不尔，水渍入胃，必作利也。（356）

厥而心下悸，何以先治水？以亦是阳分厥中，胸胃通道阻滞证，当破结邪，以开胸胃，方言其他。不治水而治厥，邪气不去，先动内气，邪乘虚内陷，必然作利。

伤寒六七日，大下后，寸脉沉而迟，手足厥逆，下部脉不至，喉咽不利，唾脓血，泄利不止者，为难治。麻黄升麻汤主之。（357）

伤寒六七日，本自经气顺一周，宜和缓以待或微微动表，反而大下，大气内陷，寸脉不至，邪从高位阻，乘入里便因正虚而化热结于阴分病位。以我之见，加之内陷之气壅塞阴分，阳分三经不得气，胃薄无阳，以泄利不止，阴分内陷之正邪相搏，此即速烂于阴分阳位。手足厥逆者，阳分本气未回，何以灌注手足？

伤寒四五日，腹中痛，若转气下趣少腹者，此欲自利也。（358）
此为邪由阴分之表位出自阳分腑道，非积膀胱，积膀胱恐为脏结，去肠道为解，以次序顺也。

伤寒，本自寒下，医反复吐下之，寒格，更逆吐下，若食入口即吐，干姜黄芩黄连人参汤主之。（359）
寒下之病，本是结在深处，吐下不及，徒伤浅位之气，阳分大伤，阴分寒结，则内格，或见食入口而吐，应或下利，原文中未示。先不应顾深处之患，当冲和胃中虚痞之热即安。若内格再重，大便不通，干姜黄芩黄连人参汤入口亦吐，当以砒霜与开，但我仅从理上附会，未有践用。忆我曾治一胃癌晚期患者，入口即吐，大便不通，诸药罔效，曾有想用砒霜之冲动，然而此药现在极其难得，今非古代，风险极大，想想而已，仍然作罢。

下利，有微热而渴，脉弱者，今自愈。（360）

凡病先无热、渴，后有热而渴，见于脉促者一为阳分病深入，二为阴分病逆出。阴分逆出病，病在干阳分本气秩序，而脉弱者，是阳分本位本气复回而正常运行之秩象。

下利，脉数，有微热汗出，今自愈；设复紧，为未解。（361）

阴病，下利脉数，有微热汗出者，此解于阳也。复紧者，不从阳解始终不愈。

下利，手足厥冷，无脉者，灸之。不温，若脉不还，反微喘者，死；少阴负趺阳者为顺也。（362）

下利，手足厥冷而无脉，一者阴气不交阳分而出形，盖以虚故，盖以郁故，灸之看似补阳，实则是从皮肉处以热气内注，以启深气重交于形。若灸之不温，脉不还，病如故，未必死，盖因阳分能耐气，知阴分不绝；反见微喘，是真气出而不现于形，反从阳分内气而出通路，当知阴绝。少阴负趺阳者为顺，此句历代注家言阳明胃经，言水旺生土等，皆是隔靴搔痒，不得其旨，俱不可凭，盖以理不通达穷尽。阳分化形气，脉先出趺阳，阴分病见阳绝，阴分未必绝，少阴气先交阳分，必见趺阳得气，故此处见，即知阴分未绝，当可随其而治，气有归时。趺阳负少阴是阳分病，凡见阴气绝内，为死证。

下利，寸脉反浮数，尺中自涩者，必清脓血。（363）

利久，经病罢，气病罢；寸脉浮数，是热气壅肿；尺中见涩，是此热出血分，故知邪气入血，坏为血病，余证不变证，按痈者治，以验方主之，白头翁、丹皮、干姜、败酱草、白芍、木香、苍术、槐花、百部、五倍子。

下利清谷，不可攻表，汗出必胀满。（364）

下利清谷，本中气与阴气亏也，若猛攻其表，汗出之后，此阴分上气壅塞中焦，当降阴气，施补法以降。

下利，脉沉弦者，下重也；脉大者，为未止；脉微弱数者，为欲自止，虽发热，不死。（365）

下利，脉沉弦者，积邪于阴分也。气机随利结肠道，邪不散者，阴气不上升。脉大则邪进，故危；脉微而数者，是阴分得气，邪退正气进也。

下利，脉沉而迟，其人面少赤，身有微热，下利清谷者，必郁冒汗出而解，病人必微厥。所以然者，其面戴阳，下虚故也。（366）

脉沉迟见利，身微热者，是阴气大陷，此当以内陷阴气转出阳分，则安。何以矫之？大补阴分，则阳气下流，阴中升者升矣、降者降矣。

下利，脉数而渴者，今自愈。设不差，必清脓血，以有热故也。（367）

利见脉数、渴，为顺证，何以故？盖阳分受病气。不愈者，阴位余邪不尽，当清脓血，此阴分伤热病。

下利后脉绝，手足厥冷，晬时脉还，手足温者生，脉不还者死。
（368）

利后肢冷，脉绝，见于少阴者死，见于厥阴者生。厥阴之中，气能由厥而顺者，生，是气乱而厥；利后脉不还，是气脱厥，仍归属少阴，死。

伤寒下利，日十余行，脉反实者，死。（369）

厥病日利十余行，脉见弦、滑、紧、微、数均为顺象；脉不乱、不虚反成大实象，阴分利者言死，盖阴气将暴出也。

下利清谷，里寒外热，汗出而厥者，通脉四逆汤主之。（370）

阴分寒积重，阴气不能顺出阳分，阳分之气亦因寒阻不能下降阴分，故阳分蓄热，阴分下利而厥。诸君仔细，此非阴分极虚而致的阳脱绝汗，乃闭塞证，当以干姜大量以开中位，附子大一枚以速和诸脉，顺其气也。若是亡阳证之虚阳上浮以致内寒外热，也不可用通脉。

热利，下重者，白头翁汤主之。（371）

热利，有协热而利，有气热而利，有结热而利。此处病位即在肠腑，所以下重不见虚证，缘愈结热壅塞局部之气，机体欲出下气于魄门，当助热下出，散壅结之血气，气方得顺。

下利腹胀满，身体疼痛者，先温其里，乃攻其表。温里，宜四逆汤；攻表，宜桂枝汤。（372）

下利胀满者，一者湿热积肠腑，伤中气升降而作胀满，此当解毒行气；二者邪入阳分中位，欲不得发，迫出内位，而利下不止；三者中气内洞，不从阳分而展出外体，虚者不耐谷，不展则壅塞中焦，中气洞者，阳分阴气衰，衰而不展，体肉间不得阴气，温温而热，倦怠疼痛，此从东垣法。此条文所述病机，乃阴分外位客邪，内位虚疲，阴分气之衰而不出，不展阳位，阴气不纯壅结腹中，阳位不得气，不化水谷。此身体疼痛者，则是阴分之气不展阳分内位脾胃肠道之属，此先不用，阳气不出阳分外位营卫分肉，身体故疼，此当从下而上渐升顺其气。四逆大镇阴分，而后可以桂枝汤以达胃精中气出营卫。若筋疼，不展，四逆后，当以柴胡桂枝汤从经而展气。

下利，欲饮水者，以有热故也，白头翁汤主之。（373）

有热在阳分下利，治当在胃，以黄连汤主之。有热入阴分病位而利，热毒遗于肠中，毒热而利，此为阴热利，白头翁汤主之。下重是毒入阴分，以病位在肠，单纯阳分利不见下重也。黄柏燥湿毒，秦皮敛疮凉血，白头翁更肃内外热气。清苦入阳分，厚苦入阴分。

下利，谵语者，有燥屎也，宜小承气汤。（374）

厥阴传气于阳明，阴分见利，阳分见结，然阴分气病亦离经，徒留阳病，当速下亦去燥。

下利后，更烦，按之心下濡者，为虚烦也，宜栀子豉汤。（375）

厥阴传气于阳明，阴分已尽，结留余热于胸胃，坏成栀子豉汤证。

呕家，有痈脓者，不可治呕，脓尽自愈。（376）

因有脓痈，胃不纳浊败毒水，故而逆上呕吐。治呕者，脓毒不去，热毒若攻脏腑，亦可见暴注吐血，当去浊毒脓痈，而清气自复。

呕而脉弱，小便复利，身有微热，见厥者难治。四逆汤主之。（377）

呕者阳位逆不和，乃受病于胃，但治呕证，以病具体之位易，以病无形之气难；以病阳分易，病阴分难。厥乃阴分逆，阴分逆气不干阳位者顺，干阳位者为杂；不干阳分者顺，干阳分者难。呕出阳分，病受阴逆，脉弱而静，小便自下者，身反有热而厥，此是阴分大气内损，阴分反静，气脱阳分，脱阳病是也。呕、冒、热均为内气欲脱，在位之气无根而游离，急以四逆辈安之。

干呕，吐涎沫，头痛者，吴茱萸汤主之。（378）

吴茱萸汤应用，莫死拘泥寒热，必见其人脏寒脉阴才以为此为吴茱萸汤证也。凡见呕吐清水、头痛剧烈者，但非他证，如气热、肝阳、瘀血等典型指征，皆可投吴茱萸汤以治之，盖因此方实是降阴分逆气上攻证，以吴茱萸汤以转镇，非只虚寒证也。

呕而发热者，小柴胡汤主之。（379）

发热无阴证，反而见呕，是厥气已出阴分，经少阳、阳明通途而逆。以此邪从阴分来，故见二阳兼病，当治病位更深一经。太阳、阳明二经受厥亦是如此，当治病位更深之阳明。

伤寒，大吐，大下之，极虚，复极汗，其人外气怫郁，复与之水，以发其汗，因得哕。所以然者，胃中寒冷故也。（380）

大吐下之后，其阳分大虚，阴气内洞，所言极虚者阳分之气以吐下而乱，以津脱而出。见面色微红，微恶寒而发热，此是阳分三位之厥逆，当速守中土，温补阴分浅位以出生气。再以汤水取汗者，温出阳分途路之气，而不济阳分内亏之气，热汗再出，以阳分虚极，病流入太阴。现二分交流之逆乱，阴分之气从太阴时时欲济阳分，阳分之颓从膈胃时时欲转阴分，故现哕证。盖此为阳分厥证，温补胃土，则阳分三位气有所归，上不跃出表，下不流病于阴，中气自顺。

五、六机注解《伤寒论》太阳病条文

所谓今言伤寒，大多实名伤寒，已非伤寒。是前有注《伤寒论》三阳病篇条文于 2015 年，今之再批以补当时赶稿时间不逮之弊。上次研解条文已是 2 年前事，2 年之间治学、临床确又有新思，前注偏重于病机本身之细化，新意不过临床别裁。而我亦是从细化病机后渐独立出六机思维，回看前注竟有"群沙胜尽双目翳，雷音寺前问西天"之感，及至有六机论病之新悟时，已与唐后伤寒之思维有差，以六机视角再注诸条，供同行参鉴。

太阳之为病，脉浮，头项强痛而恶寒。（1）
言太阳为病，一者示经不自病，即经病在态，不在经。二者经态之变不止于邪气，以异象为病之根，亦调象为病之愈，故经不坏病时，无以邪气区别也。阳分气出胸膈，受心之使，成脉贯身，外现阳位即成寸口之脉，以阳位气浮郁，通路塞，脉见浮表可触。头项强痛者，一经络受邪，二皮毛郁闷，阳气表积不通，再逆表之枢纽，所病上位恰是表枢病，以表位仍有阴阳表里也。恶寒亦上卫郁表枢病。

太阳病，发热，汗出，恶风，脉缓者，名为中风。（2）
病在阳分浅位，其阻塞在表，阳分实肌腠、皮肉、脉道之气损衰者，不得从细孔而出，譬如身在尘烟中，以气不纯而浊不出，而郁闷呛咳，久则肺疲气积，胸中阻塞。此阻塞败浊于皮下，正气与浊交争，故发热。以清气离位，浊乱持关，故津气外逃，本于孔腠间行职之卒，不得司护，关门无守，恶风、汗出是也。阳分浅证，亦是表部内证，即表阴证。所谓表实证实乃表枢证。

太阳病，或已发热，或未发热，必恶寒，体痛，呕逆，脉阴阳俱紧者，名为伤寒。（3）

太阳，经病不出阳分。其发热者，以阳郁见表位也，未发热者，或阳郁陷阴。言必恶寒，以阳分之气流灌皮腠，此时秩序紊乱，阳郁积表，则原本温养皮肉之力则怠，以离其所故。离经之气则为邪象，内郁积则温养不及，温养不及而郁闷，则成内迫邪气，皮腠最浅，气最交通弥散，所以不存在局部某位郁邪，所成体表之郁尽犯侵于肌肉，津若不行则见僵，寒气内迫则见关节疼痛。阳分之气从中过胸经肺出脉，下流塞，则上源塞，此为逆流郁病，呕逆知是如此。

伤寒一日，太阳受之，脉若静者，为不传；颇欲吐，若躁烦，脉数急者，为传也。（4）

所谓传经者，不过以一方罢者一方起，以内气与邪气病位变化，非有一邪如有灵明自跑内外。吐而躁烦，脉变者，此病气随脉，乃顺传经。

伤寒二三日，阳明、少阳证不见者，为不传也。（5）

伤寒有本气传变，本气传变即三阳三阴受气；有病态传变，即三阳三阴受病，二三日是该经本气应邪之时，本气应邪不生变化，即非正传经，过日现病是内变邪变或坏经病，不是正传经病。

太阳病，发热而渴，不恶寒者为温病。若发汗已，身灼热者，名风温。风温为病，脉阴阳俱浮，自汗出，身重，多眠睡，鼻息必鼾，语言难出。若被下者，小便不利，直视失溲；若被火者，微发黄色，剧则如惊痫，时瘛疭；若火熏之，一逆尚引日，再逆促命期。（6）

太阳本位病，起时在肌腠营卫，当以卫郁为先，故见发热恶寒。而渴者，病必至离阳分表卫，因外感而渴，或津伤热灼，或津阻气不利，无论是其中何者，必离太阳之位，因太阳病位不在津液本位，唯见津阻，而太阳津阻往往见蓄水，或肿于皮面，或滞于腑道，皆不至于内渴。发热内渴，不见里经之症候，仲景不以为正经病，而因此类症现为初，亦不为经坏病，故以病象名之为温病。病起不见正太阳经病，类阳明证而非阳明病，以病位仍在太阳，此应为表部气热，始蕴热于表之皮腠，中蕴热于营脉，后则由脉反逆诸身，先逆肺再逆阳明后及阴分。脉阴阳俱浮是脉气病，知此邪能有入阴之性。误以下之徒为虚里，浅处病位热不能减，因此热本不出内气，而反虎视内气。被火之治，是强引内气出外与邪相煽，言发黄是皮腠余津大亏，热积血分，剧则伤不在皮腠，在筋在脏也。

病有发热恶寒者，发于阳也；无热恶寒者，发于阴也。发于阳，七日愈；发于阴，六日愈，以阳数七阴数六故也。（7）

发于太阳，七日本经回气能有愈势；发于少阴，六日太阴本气应时，阴水即下流得气少阴故能愈。

太阳病，头痛至七日以上自愈者，以行其经尽故也。若欲作再经者，针足阳明，使经不传则愈。（8）

七日太阳受气复旺，病有传气，譬如一病太阳后传阳明，则不定时日俱可以传，或一二三四五皆在理中。病有受气，一日太阳、二日阳明、三日少阳、四日太阴、五日少阴、六日厥阴、气日受气复归太阳此循环不断之受气圆运，故邪有入任何一经必有受气循环、传气进展二途，而受气循环又为传气进展之重要影响但非唯一影响，盖其传气所依要素众多，非独六经也。若欲再经是受气并传气，是邪不进不退，以针法调动内气也。

太阳病，欲解时，从巳至未上。（9）

正邪病解皆从通外之窍，阳分诸位之病解从气道，中内位病可由津从溺道解，阴阳分之间之客邪病，可从腑道、溺道、气道三位走。阴分诸位之病解在下位诸窍，或从阳分转气出阳分诸窍而解。

风家，表解而不了了者，十二日愈。（10）

风家者何？阳分气弱之人也。阳分气弱客邪之病，七日阳气来复循环一周，故有抗邪外出之力，旧邪得透。尤加五日者，五日为一候，三候一气，五日之变，风也，人法于自然，应亦复如是。风家，七日应愈，不愈待期，五日风化，即可彻透，亦须防时气之变。还有一因，阳分气弱，七日回气太阳，又四日灌注少阴，一日自厥阴而启，故十二日乃举上纳里之人体循环，阴阳二分之循环，十二日尤是一数。

　　病人身大热，反欲得衣者，热在皮肤，寒在骨髓也；身大寒，反欲不近衣者，寒在皮肤，热在骨髓也。（11）

　　身热而欲近衣，是皮毛与内气不应；身寒而不欲近衣，是内气与皮毛不应。皮毛与内气不应，病皮毛者阳郁，病内气者阳脱；内气与皮毛不应，病内气者阴积，病皮毛者经厥。

　　太阳中风，阳浮而阴弱。阳浮者，热自发；阴弱者，汗自出。啬啬恶寒，淅淅恶风，翕翕发热，鼻鸣干呕者，桂枝汤主之。（12）

　　阳浮阴弱，一见内精亏虚病，二见气陷阴分病，三见太阳中风病。太阳中风病中，阳脉浮，是表气欲外发志像，阴弱则为表中内部余气不足，若以表部皮肉做一小人体看，此为表之阴阳不交证，故表气受邪而外发不得热自发，表中阴气无制，因表气郁而失常位，此阴气得内气不得表气，而汗自出也。鼻鸣干呕，鼻鸣乃肺经气不能实太阳以用，故逸出于鼻，干呕是胃中内气不实太阳以用，逸出于口，何以干呕不吐水汤食物，因非胃本病，乃外气病。

　　太阳病，项背强几几，反汗出恶风者，桂枝加葛根汤主之。（14）

　　太阳病，汗出恶风具，见项背僵硬者，是津位与营卫位同病。若久病者，可见津位与少阴位同病；若邪重者，可见太阴位病；若病深者，可见营卫与血位同病，位置不同，治法各异。

太阳病，下之后，其气上冲者，可与桂枝汤，方用前法；若不上冲者，不得与之。（15）

阳分浅位病用以彻下之法，气阳分内气壅塞，非邪陷也，乃自闭出路。见气上冲，是阴分出气阳位之途路阻塞，故不从生理位上济，更塞出路。时时欲冲者，是阳分虚；偶冲气满闷者，是阳分实；冲后厥象见者，是阴分虚，而三者因于下而成，均可以桂枝燮理道路，再言后法。

太阳病三日，已发汗，若吐、若下、若温针，仍不解者，此为坏病，桂枝不中与之也。观其脉证，知犯何逆，随证治之。桂枝本为解肌，若其人脉浮紧，发热汗不出者，不可与之也。常须识此，勿令误也。（16）

本气病以杂法治后，不再以治本气之药也，以太阳本气之病牵扯病位最多，杂治后鲜有仍病本气，若再以桂枝，于不病之位再添新病。脉浮而紧，发热汗不出，此为卫郁病，以桂枝本非开卫药，言桂枝本为解肌肉，直言桂枝之药位在此也。伤寒之精细在于此。

若酒客病，不可与桂枝汤，得之则呕，以酒客不喜甘故也。（17）

酒入身中，消耗元气，燥热动血。酒客者，素饮之人也。素饮之人元气耗乏，阴分伤而阳分燥，脏精少而浮火多。桂枝汤之道路，先从阴分启气，渐入枢而转气，从阳分而开气，经皮毛而出气，此一路是以温元气以胜阴邪，助阳精以化火气，而酒客若用之，则阴分之气更耗，阳分之积更重，从胃腑先不耐受。仲景何言酒客不喜甘故？以甘味是实阳精，阳分虚者用之阴水得下行，阳分实者用之阴水竭于内也。

喘家作，桂枝汤加厚朴、杏子佳。（18）

桂枝汤本位证添一气壅胸膈病位证，以本位证之桂枝汤加病位证之厚朴、杏仁，即如此。言喘不言咳者，是非病在肺脏或肺气，乃此喘发于阳分气虚，以虚气壅塞胸膈，此心病非肺病，类中焦虚胀，此脾病非胃病。

凡服桂枝汤吐者，其后必吐脓血也。（19）

服桂枝汤而吐者，阳分内位实也。阳分内位为气之大会，甘温与之而不耐受，是气浊，气惫阴浊可与桂枝，气强阳浊与桂枝后，当深积从血而解，类外感气强阳浊衄血，同理也。桂枝入后阴伤浮气上攻，阳分肺、胃、心同受不纯浮阳，进而塞。若不吐者，必从咽喉出血，呼吸必重浊而臭；若吐者，从胃络解也。

太阳病，发汗，遂漏不止，其人恶风，小便难，四肢微急，难以屈伸者，桂枝加附子汤主之。（20）

表位之病，过汗则使得内气外升之路无阴以制，漏不只是有出无回，亦是内气不降反升越于外。此气无根，不行温养之职；此气不降，则阴水不降，故小便难，以其非久虚证，以桂枝治本气，附子治客证。久虚当顾及阴分。

太阳病，下之后，脉促，胸满者，桂枝去芍药汤主之。（21）

留芍药与去芍药止在病位之异。误下之过，一者降之过降，升之难升，此气陷证，见诸虚冷滑利；二者降之不降，升之不升，此气逆证，见诸厥逆证；三者降之不降，升之难升，此即本条文所述之证。降之不降何也？是以误下致浅位气行中位无力化成阴水。升之不升何也？是气离位则成逆，气之精者不附阴水而降，则成浊，气之精者成浊，气之清者则少，升而无力。故脉促以象阳分内位气逆，胸满是内气积。去芍药者，以此证不喜酸味，酸能助阴分气升，而不能助阳分气升。

若微寒者，桂枝去芍药加附子汤主之。（22）

脉微而寒，是少阴扶不起太阳；去芍药者，是通路俱疲，桂、姜、附破阴结以速通阴分、止阳分之路，此时不应见汗出、恶风，见之，仍不去芍药。

太阳病，得之八九日，如疟状，发热恶寒，热多寒少，其人不呕，清便欲自可，一日二三度发。脉微缓者，为欲愈也；脉微而恶寒者，此阴阳俱虚，不可更发汗、更下、更吐也；面色反有热色者，未欲解也，以其不能得小汗出，身必痒，宜桂枝麻黄各半汤。（23）

太阳病，八九日气回阳分，而病不解，不坏至他经及具体病位，是邪稽营卫深处。热多寒少、不呕，则是不在阳分内位。此疟发者在营卫，名为太阳疟，邪气伴卫气行于肌表周身，间日而发知已在内；一日二三度发，则言邪随卫气游逸肌表。若有阳疾疮疡，亦于时加重，入卫则发热，入营则恶寒；面有热色，阳郁于表；痒为风邪，祛风当用麻黄，故而以桂枝麻黄各半汤。加麻黄者，是透邪也。

麻黄的通路在胸—肺—肌肉—皮毛，桂枝的通路在阴分—中枢—心、胸胃—脉—脉气—皮毛，故脉外之邪，桂枝虽可温脉而驱，但对内闭稽邪则力有不逮。脉微缓，是内气渐安；脉微而恶寒者，是内气虚，当加参，阴分虚加附片，皮肉虚加黄芪。

太阳病，初服桂枝汤，反烦不解者，先刺风池、风府，却与桂枝汤则愈。（24）

病在阳分，内气闭郁，初服桂枝汤不愈者，是内气表位之郁已由肉腠入经络，桂能调肉腠之积，不及经络之郁，当以针刺深入，调动经气，以振营卫气陷，此升法。后与桂枝汤者，是再行和阳分表位。

服桂枝汤，大汗出，脉洪大者，与桂枝汤如前法。若形似疟，一日再发者，汗出必解，宜桂枝二麻黄一汤。（25）

桂枝服后不应见大汗出，以桂枝此药之走表位止于脉而已。而服桂枝汤后大汗出，一者内气热，温脉而动内气出外，此时见脉洪大，不应再与桂枝；二者邪气积在阳位深处，桂枝所至，以透重邪也。脉洪大存疑，但实有脉洪大一征，脉之洪大而有散乱之象，是气津大伤，表位不固，当续以桂枝以敛阳位之气。形似疟，间日而发，是阳位不耐重泄，外透余邪所在位置更浅，当以轻量麻黄以再透。

服桂枝汤，大汗出后，大烦渴不解，脉洪大者，白虎加人参汤主之。（26）

大汗出后，见烦、渴知是内气已病，白虎清阳分内气，人参降内气化津。参芪二药，虽言补气，但途径不一，黄芪从阳分深位，升气至脉而灌注肌肉；人参从阳分深位降气至阴分，而出津液。

太阳病，发热恶寒，热多寒少。脉微弱者，此无阳也，不可发汗，宜桂枝二越婢一汤。（27）

再谈谈此条"无阳"的问题。郝万山言是作为鉴别肾阳虚衰，鼓动无力的方法。其他注家有言挪换条文，把"宜桂枝二越婢一汤"挪到"热多寒少"后面，若这么一挪也到符合郝万山鉴别肾虚的解释了。李克绍认同吴人驹"脉微弱，即稍弱，微字是副词"的说法，以无阳为无重积之阳，此论较前者稍显圆满些许。于此类主流解释外，还有彭子益之无阳是无寸脉之不刊之论，不足为凭。所谓脉微弱，即是脉微而弱，无可争议，仲景全书用词表意俱符合。至于脉微弱，后又言此无阳也，何以不是所谓肾阳虚衰之论？脉于阴分见微弱，是少阴本气病脉；脉于杂病见微弱，是气血败脉；脉有于阳分见微弱，是阳气亏脉，阳气一亏，阴分病脉则显，故太阳病诸症常变坏于少阴。另阳分微弱脉还有一情况，是变生脉象之气郁，非内气真郁，此郁在内，即是柴胡桂枝汤证。微弱之脉，累补无效，脉不起者，服柴胡桂枝数剂，脉象则与内气和，现本来之象。此郁在外，即是津气夹营卫共病，客邪于津气，变伤营卫，本应作结证，缘此二病位机能既紧密联系，又各自独立，又邪气不重，邪入津气则见郁气水稍热，变伤营卫则寒热作，阳分郁邪在膈焦津水，阻内气荣脉，变伤营卫之邪非重邪亦非主邪，故现轻脉，此二者共使脉象现微弱也。

附今年之时案：邓某，女，教师，50岁。外感头晕、发热、咳嗽，冬月作，延访诸医余症平，但咳不能止，脉浮滑，于我处以小青龙汤二剂主之而愈。后入春又外感发热，阵阵烘热出汗，医以玉屏风、小柴胡，及养阴敛汗诸品不效，又于我处。知前用小青龙去邪于阳分内位，但留伏余热于津水，入春触时而感，诊脉微弱，此素虚之质，又兼内郁，与桂枝二越婢一汤，2剂症状减，脉变弦滑，后以黄芪、滑石、山茱萸、柴胡、黄芩五药为方而愈。

服桂枝汤，或下之，仍头项强痛，翕翕发热，无汗，心下满微痛，小便不利者，桂枝去桂加茯苓白术汤主之。（28）

此条文去桂加苓术，历来争议颇大，余亦费解。虽诸家为圆条文之述，费加理析，如引太阳之水下行，头项强痛自解，无汗不宜再用桂，和脾胃以宣三焦云云。但中医理论从来宽泛，如不临床，尽可以阴阳五行、甲子运气、脏腑周流长谈，然医者临阵如御兵，非有一成不变治法。今时中医爱好者，盲学大家，理中探药，以化阴化阳周旋天地，略有纸上谈兵之弊端。饮结于胸，亦可头痛，但头项强痛则多非水结，水结痹经有，但少见；发热无汗，既有饮留气化不行，亦可是外邪未解；小便不利，知饮结气化不行，宜解表除水。并非内热结胸，何以去桂？而去桂留芍药，其心下结痞可除否？宜去芍药留桂，有五苓散之味，但非五苓散证，其猪苓、泽泻此处不见其证，不用其药。是下后脾胃气损，故重用苓、术、姜，加炙草、枣、桂以解。此证只宜留桂，或再加桔梗、薤白宣散之品，不宜去桂而留芍药阴柔之物。

补录：此条注解为2015年年底留，后发现亦见有如原文去桂加苓术之方证，故更补为太阳结饮证以去芍药加茯苓白术汤，此汤适应太阳不解，而虚邪内陷结饮。后笔者得以总结伤寒六经亦有阳明气弱而为一病者。阳明气弱证最易结虚痞，此与单纯脾胃气虚又有不同。阳明气弱之虚邪因在阳明，最易化热，易结虚痞，故不宜盲补，如栀子豉汤类方剂为解阳明气弱痞热之方，此方亦为阳明气弱痞饮之方。

伤寒，脉浮，自汗出，小便数，心烦，微恶寒，脚挛急。反与桂枝欲攻其表，此误也。得之便厥，咽中干，烦躁，吐逆者，作甘草干姜汤与之，以复其阳；若厥愈足温者，更作芍药甘草汤与之，其脚即伸；若胃气不和，谵语者，少与调胃承气汤；若重发汗，复加烧针者，四逆汤主之。（29）

脉浮有三因：一者阴气亏，二者阳分表位有邪争，三者内气热动。自汗出有三因：一者阳分升气不降，二者阴分气损不升，三者营卫邪扰不荣。小便数有三因：一者阳分升气不降于腑，阴水不流于经；二者膀胱腑有邪，气化失常；三者阴分气损，不升于内气而养腑气。更见心烦，若非阳分积热，即是阴分气损，阳气不精而不降。脚挛急者，一因津不润筋，二因气不出阴至阳位养筋。上诸症共现者，不能走阳分升气，当从阴分升气，若以桂枝则使得升降无序，阴阳离决。桂枝用后见厥象，咽干，烦躁，吐逆，此时又不可再以前病机而治阴分，当在阴阳二分之间，取中气以谐，甘草干姜汤中，甘味和气，辛味起阴气。咽干、烦躁、吐逆，不可以亡阳视之，亡阳者亡在阴分，此虽有暴气内积，其实病机在阴分，病位在阳分，故言厥证皆多如是。

问曰：证象阳旦，按法治之而增剧，厥逆，咽中干，两胫拘急而谵语。师曰：言夜半手足当温，两脚当伸。后如师言，何以知此？答曰：寸口脉浮而大，浮为风，大为虚，风则生微热，虚则两胫挛，病形象桂枝，因加附子参其间，增桂令汗出，附子温经，亡阳故也。厥逆，咽中干，烦躁，阳明内结，谵语烦乱，更饮甘草干姜汤。夜半阳气还，两足当热，胫尚微拘急，重与芍药甘草汤，尔乃胫伸。以承气汤微溏，则止其谵语，故知病可愈。（30）

条文支离，增述上文。有医家以为非仲景原文，余意亦同。其关于脉象描述，风则生微热，虚则两胫挛，牵强欠妥。外感临证，虽应重脉象，但仍应在症象切入。浮大一脉，今见亦繁。

太阳病，项背强几几，无汗恶风，葛根汤主之。（31）

项背为阳分中气所属，伤寒表实证见项背僵硬之状，不可只治表位。葛根此药通路即是走中位出气津于表位肌肉，与桂枝辅合，共奏解肌之功。麻黄开表位气窍，宣散邪气，与葛根辅合，可调表位津液输布。

太阳与阳明合病者，必自下利，葛根汤主之。（32）

何为合病？必是两经病象、病机俱，若只一经病，而现两经症状者，仍为一经之病。下利本属阳明，两经合病者，于阳明是阳明之津气不能外透阳分浅位，而津气不出不透即为离位阴邪。太阳邪不解，玄府郁结，津输不利，浅位之津不利，则无阴气下降深位，阴气不降深位，则深位阴气浊，此里不虚无积热，乃升降失常，故属内浊而利。以麻黄解外，葛根升提中府气机，故能止下利。经云：

"清气在下，则生飧泄。"葛根升提中焦清气，兼透内邪也。

太阳与阳明合病，不下利，但呕者，葛根加半夏汤主之。（33）

续接上条，清气逆下则下利，浊气逆上则呕呃。下利是阳分深位阴气内浊，以降不至为病，以津为主；呕者是内郁之气无从阳分浅位发之，故从胃腑而跃，故以葛根汤解外，半夏去结气，顺阳经。有以麻黄汤加半夏，则为太阳少阳合病，不与此条方证对应。于此汤中方义不可附会半夏兼透少阳，半夏与葛根配伍取升降中焦。

太阳病，桂枝证，医反下之，利遂不止，脉促者，表未解也；喘而汗出者，葛根黄芩黄连汤主之。（34）

本为桂枝证，粗工误下，重下则脱，引邪于三阴，亡阳失津；小泄则引入阳明而化热，邪热迫胃腑肠道，更兼喘而汗出，故宜用葛根轻透表邪，使下气得上；黄芩清透三焦热气，使汗而止；黄连苦杀胃肠邪热，炙甘草固护胃气。此条若见表未解，以葛根重用；若表邪已微，喘而汗出应是阳明三焦之热，非太阳之邪，重在清中上邪热。临床若见表邪仍重，加桂无妨。

太阳病，头痛发热，身疼腰痛，骨节疼痛，恶风无汗而喘者，麻黄汤主之。（35）

太阳病，第一位在卫气，后则脉，再则肌肉。此伤寒表实，以表郁，故诸脉之气不得从气孔沟通，离经之气即积而发热。人身之中，头面受阳分诸清气而养，阳分表郁，则内气不得从皮毛而沟通，即上攻头面，清升不行，故重浊而疼痛。外出不行，则内攻肌肉，太阳经循腰股脊背，上至颠顶，下抵足根，布散脉气于皮肉，邪积卫郁，则经气郁闷，见身痛腰痛，骨节烦疼。喘者，因胸膈中焦之气自肺而行太阳位，外闭则内阻，不经皮毛而散，则由呼吸道时时出也，故见鼻鼾、喘满等症。

太阳与阳明合病，喘而胸满者，不可下，宜麻黄汤。（36）

二经合病，喘而胸满，是自阳明走太阳之外出路径不畅。此主诉中未言及实邪，非实邪内客，即当从浅位出。下法之所作用位置自阳分中位起可及阴分，如已下者，经病不去，反虚其内气，则浅位邪气入里，成积热之象，或可成饮，此病在升举不行，不可用降法。

太阳病，十日已去，脉浮细而嗜卧者，外已解也。设胸满胁痛者，与小柴胡汤；脉但浮者，与麻黄汤。（37）

太阳病过经十日，则阳分受气尽，欲解不在内气宣发，而在里气收藏。脉浮而细者，是阳长阴弱；嗜卧者，是阳气归复阴气，见此二象知是外邪已静，内气归藏。如见胸满胁痛者，是病渐入阴，客于少阳也。脉但浮者，是受气阴分时阳分浅位仍躁，知邪在表，而内气安静，可与麻黄投之，勿虑。

太阳中风，脉浮紧，发热恶寒，身疼痛，不汗出而烦躁者，大青龙汤主之。若脉微弱，汗出恶风者，不可服之，服之则厥逆，筋惕肉瞤，此为逆也。（38）

麻桂石膏之配伍，仲景时医之匠心所在。石膏折火热，非以降乃以升用之。阳分内位之气，麻黄唯有顺其途路而开，实在可以透内位之气者，非所谓解表药可与之，石膏即透内位火气。若石膏大剂量，可以宣散中阻恶气。石膏配麻桂，石膏剂量小时，实是从内位、中位、表位三位急透，此三药搭配是真正宣透阳分之悍将。若病在阳分气弱，或阴分损，脉微弱，汗出恶风，以大青龙与之，阳分三位气出，则大虚津液，损及三阴，亦见阴阳之逆厥。

伤寒，脉浮缓，身不疼，但重，乍有轻时，无少阴证者，大青龙汤发之。（39）

身重，乍有轻时，此水气结一身肌肉筋膜之间，当以去之。脉无大碍者，以内外气无阻也。欲求稳妥，可以甘草麻黄汤、越婢汤主之。

伤寒表不解，心下有水气，干呕，发热而咳，或渴，或利，或噎，或小便不利、少腹满，或喘者，小青龙汤主之。（40）

心下是阳分化气于周身组织之处，亦是阳分降阴水之始。心下有阴邪水气，表位有气郁不开，则阳分之津液不行，津不降则小便不利。水气凌肺则咳喘；遏阻阳气则致津升不至，心下留饮，则身中呕、利不止。为欲去水湿，呕能振胸气，此排病之反应；水停心下，则中阳不交胃腑中焦，阴邪反凌，故见滑利。

伤寒，心下有水气，咳而微喘，发热不渴。服汤已渴者，此寒去欲解也，小青龙汤主之。（41）

此条文顺序应为："伤寒，心下有水气，咳而微喘，发热不渴，小青龙汤主之。服汤已渴者，此寒去欲解也。"

太阳病，下之微喘者，表未解故也，桂枝加厚朴杏子汤主之。（43）

下后微喘，是内陷邪气于胸膈，气不顺经而出皮腠，虽言表未解，实则与表郁又有殊，以桂枝通心气开胸膈，厚朴行气推陈，杏仁降肺津，仍在转气入皮腠而发。

太阳病，外证未解，不可下也，下之为逆。欲解外者，宜桂枝汤。（44）

此是言伤寒病位经气观下，外证未解，病在阳分阳位，过在太阳，不可以引邪深入，亦不可损内气之顺出途径，故言逆。此与"温病在卫不治气血""热起于外截断当速下之"这类治法是两个体系的概念，体系不同不可盲目附会或否定。

太阳病，脉浮紧，无汗，发热，身疼痛，八九日不解，表证仍在，此当发其汗。服药已微除，其人发烦，目瞑，剧者必衄，衄乃解。所以然者，阳气重故也。麻黄汤主之。（46）

表郁太阳积聚重者，邪随经入内迫肌肉，见身疼痛。邪为外气，不入内位则不坏至局部病位成阳积火毒。邪轻浮上，以药发之，乃使动内气跃外；邪气微泻者，引内气交于邪气于浅位，故目瞑，发烦。此与内气交，方能结热于络，从浅络而积，鼻络为阳分浅位通外气之所，故能嗅，从鼻络之血衄解，此所以然也。

太阳病，脉浮紧，发热，身无汗，自衄者愈。（47）

邪无腠理出路，郁深则另寻旁路。鼻为上路阴气最轻、阳气最重之处，鼻通外气，故从鼻衄，实泻经气。

二阳并病，太阳初得病时，发其汗，汗先出不彻，因转属阳明，续自微汗出，不恶寒。若太阳病证不罢者，不可下，下之为逆，如此可小发汗。设面色缘缘正赤者，阳气怫郁在表，当解之、熏之。若发汗不彻，不足言，阳气怫郁不得越，当汗不汗，其人躁烦，不知痛处，乍在腹中，乍在四肢，按之不可得，其人短气但坐，以汗出不彻故也，更发汗则愈。何以知汗出不彻？以脉涩故知也。（48）

并病者，与合病异也。合病是病从一位起，见二位均有病象，乃是身中之气受一位阻，而续关联下位，病在两经，邪在一经；并病者由传化病而得来，必是邪气离任意一经，此时两经皆有病态，病在两经，邪亦在两经。太阳初得病，发汗不彻，发汗者内气动也，汗出不彻，则邪不罢，气不静，而阳明自热。此时见面色赤，阳气怫郁，非单纯阳积，乃表邪陷津合以内气微热，故微汗出而不恶寒。此时若太阳证在，不可涌泄中热，如此必成坏证。发汗则邪气散，汗而不彻，肌络空虚，邪气因入，游逸脉中，随处而发，故一身不适，难以言表。

短气但坐者，内气热浮，肺津不降。何以言脉涩故知？脉气涩者，阳胜阴也。此时浮阳陷津，当以葛根、麻黄、石膏、杏仁、花粉、豆豉、豆卷、芦根以和之。

脉浮数者，法当汗出而愈。若下之，身重、心悸者，不可发汗，

当自汗出乃解。所以然者，尺中脉微，此里虚，须表里实，津液自和，便自汗出愈。（49）

下法是内断其邪，必有中内位之重积。脉应为结阴之象，浮、数二象，皆主浅位阳结，当上解。若浅位结阳用下法，是断阴分之气上接阳位之途路，下之以后，身重知内位已现结阳，心悸知阴气内亏，故不可再发汗。发汗之法只有两条禁忌：一者阴阳二分交气未阳，二者阳分内位气实而无结。尺中脉微，是阴气疲惫，仲景言表里实，实是言阴气与外接阳气顺而有循环之根，此可以与甘草、桂枝、茯苓、人参、麦冬、五味子、葛根以治。

脉浮紧者，法当身疼痛，宜以汗解之。假令尺中迟者，不可发汗。何以知然？以荣气不足，血少故也。（50）

尺中迟者，是阴气不托阳分之气，若强以汗去之，则内气不荣筋肉，身痛不去，恐见肌紧筋缩。

病常自汗出者，此为荣气和。荣气和者，外不谐，以卫气不共荣气谐和故尔。以荣行脉中，卫行脉外，复发其汗，荣卫和则愈。（53）

汗出有三：一为内热蒸腾，实脏腑之热郁蒸气血从腠理而泄；二为肺肾精气之亏，精不敛内，由下则滑泄淋漓，由上则清窍不养，由里则气化不动，由表则汗出如漏；三为营卫不和，脉中精气，游逸而出。营卫不和者，桂枝汤主之。此言荣气和，则是指邪未深入表纲深位，但以卫气受扰，司腠理开阖之卫阳之气受邪而不能接脉气；卫气不共荣气谐者，其实言太阳表位，现营中脉气不能交卫气，此为内不交外，纵有浅邪，当应从表位深处治。

病人脏无他病，时发热、自汗出而不愈者，此卫气不和也，先其时发汗则愈，宜桂枝汤。（54）

脏无他病，时发热自汗，是脉中留邪，病位在太阳，不瘥者以柴胡桂枝汤。

伤寒，不大便六七日，头痛有热者，与承气汤。其小便清者，知不在里，仍在表也，当须发汗。若头痛者，必衄，宜桂枝汤。（56）

此二者之头痛同为蓄阳所致，前者蓄内以攻上，后者蓄表而郁内，故治法不同。

伤寒发汗，已解。半日许复烦，脉浮数者，可更发汗，宜桂枝汤。（57）

此为表纲中位和法，见烦而内气不燥者，知此烦不出阳明。表纲之中，深者肌肉，中者脉之内外，外者皮毛，皮毛感邪，不随营卫入通心气，不致烦也。邪深肌肉，将从津液病，不入阳明不致烦也。唯邪在营卫间、脉内外，风气可随脉而扰心之清阳，见于烦症。太阳烦，脉不见大、紧、洪、躁，皆按中位和之。所以言更可发汗，实非发汗，仍是和法。

凡病，若发汗，若吐，若下，若亡血、亡津液，阴阳自和者，必自愈。（58）

六机为病，必是动力、位置、通路三因有异。汗发能调阳津，升内位之气；吐能开胸气，透心胸阳热出皮毛，出膈胃及客阳分之痰水；下能清腑道之积聚，折内结之瘀热。亡血之病在阳分者，传化即休，或有坏于病气所在，但少有传变之象，何以故？以亡血者气归阴分，阳经无力抗邪，故病气速坏于所依位置，抑或直入阴分，因无传化之变，或可解于阴分。亡津液者亦复如是，不过略有异在于，亡津者，阴分病加重，阳分之邪即坏于内气中，津液来复时内气与津液交，邪即随所便之出路而解。汗、吐、下解是调阳分升降之要法，择一而用，如升之能降，降之能升，邪亦随之所变，本气阴阳能和者，邪不足虑也。

大下之后，复发汗，小便不利者，亡津液故也。勿治之，得小便利，必自愈。（59）

大下后，腑中津液已亏；行发汗，脉中津液已耗伤，其小便不利，非病在膀胱与气化，是三道之水俱从两道走矣。再利小便，必发燥渴而脱阴，不必治，正气若足，必口渴而饮水，其小便自下。

下之后，复发汗，必振寒，脉微细。所以然者，以内外俱虚故也。（60）

人身中有气，气分内、外、上、下，内、外、上、下之气交于中而出于中，下后中气陷，复以汗法，虚里之中气复跃，所以振寒，是使上下气交，不致格离。脉微细是内外气不交中而荣脉。

下之后，复发汗，昼日烦躁不得眠，夜而安静，不呕，不渴，无表证，脉沉微，身无大热者，干姜附子汤主之。（61）

盖以中气大损，唯见烦躁不见其他阴证者，以阴分本不病，姜附汤鼓动阴分之气而实内外，使虚里之处得气，而浮散之逸气能不独立为病。

发汗后，身疼痛，脉沉迟者，桂枝加芍药生姜各一两人参三两新加汤主之。（62）

病位还在太阳不去桂枝，营分阴损，血气不荣，加旁物。

发汗后，不可更行桂枝汤。汗出而喘，无大热者，可与麻黄杏仁甘草石膏汤。（63）

汗后用桂之治法，仲景在其他条文所录也不鲜见，此处言不可更行桂枝汤，是言病之位置变化。汗后可见余邪稽留营卫，可以有麻桂各半；汗后邪乘津虚入肌肉，可以桂枝加味解肌肉；汗后更汗出身静，可以桂枝汤温养阳精以收。此处似有意言汗后，表纲浅位邪气已去，以桂枝动深位阳气与邪交气津于胸膈气分，故又见汗出，是津不降；无大热是邪离外位肌腠营卫，此时与麻黄杏仁石膏汤，乃为以石膏透内位之热，麻黄助石膏之透而出皮毛气口，杏仁降肺津，使肺能纳余津。此热在气不在肺，真肺热者，阴分病也，必以厚味治之。

发汗过多，其人叉手自冒心，心下悸，欲得按者，桂枝甘草汤主之。（64）

此为发汗动伤内气病，虚里于胸膈故欲得按，伤津及心气故悸。

发汗后，其人脐下悸者，欲作奔豚，茯苓桂枝甘草大枣汤主之。（65）

汗为心之液。汗后心气内洞，脐下为阴分化气于气血之处，阴分化气一赖元气充足，而依阳分气降，唯心气者，在阳分而出诸血脉，灌溉阳气于诸阴质之位，故心阳之气，亦有慑阴分之游气、司阴气归藏而上化之功。心气损后，一有发于心悸，此心气不镇阳分；二有发于夜梦，此心气不镇阴精；三有发于胸痹，此心气不交肺与中焦；四有发于奔豚，此心气不镇阴分游气。君主之气，盖不自虚，宛若于皇城，天下既安，君主何惧？外邪如贼寇，发汗如动禁卫，京师兵虚，藩镇焉能不动？故而伤心气，其人脐下悸动，缘下焦阴水乘虚上凌，君令失威，地方虎视蠢蠢，亦是此理。故此方桂枝扶心阳，茯苓安君神而去饮，炙草、大枣以固护中焦之气，令气血得生。

或另有一因，汗后气津两失，阳分阴气大亏，故阳降不及，阴分之气升至阳分无力在阳分化精，而成阴邪，以心气弱而感受脐下阵阵气冲，故以大枣、甘草缓阳分阴气，用桂振阳分三位之热力，茯苓淡渗去阳分不化之阴水。

发汗后，腹胀满者，厚朴生姜半夏甘草人参汤主之。（66）

汗后引内气于外，邪退内气能回转安位为安，盖因中位气离失所，再又成至清气瘕，以此汤与之。

伤寒，若吐、若下后，心下逆满，气上冲胸，起则头眩，脉沉紧，发汗则动经，身为振振摇者，茯苓桂枝白术甘草汤主之。（67）

本病阳分阳位，徒损阳分阴气，以至于阳分阴阳不并，则头眩身动，逆气上冲。

发汗病不解，反恶寒者，虚故也，芍药甘草附子汤主之。（68）

发汗药之共同路径在发阳分之气而出诸阳位，如皮肉、四末等。故阴分不亏之恶寒，皆可与阳分调气而治之，如阳分气陷，可与补中益气以升之。脉痹邪扰，可以桂枝与之。皮膝气闭，可以麻黄与之。阳分气弱，阳精不荣，可以参芪、白术与之。而以汗法后，反恶寒者，是阳分通路已顺，当知是阴分病，以附片温经而出脉气，以芍药使附片之热归属阳分之精。

发汗，若下之，病仍不解，烦躁者，茯苓四逆汤主之。（69）

不当发汗后，伤心气而内洞阳分；不当下法后，损胃气而内洞阳分。心出脉气，胃出气血，此二位之伤，始可及阴分。汗、下之后病静而恶寒者，病从阴分起；烦躁者病在阳分，乃阳气脱后，阴分升气不能为阳分所用，俱成浮阳，内逼成火，以此火无根，充塞阳位，故见烦躁。膈中内虚人参补回，其若中虚而阴邪凌犯君主，茯苓四两以伐水助阳。诸家注以人参、茯苓养阴，其谬误也。茯苓伐水实为助阳；人参回隔胃中气，以其下之故，阳回气行则阴水自下，岂不如阴云弊日，云雨不下，而气流下沉，热郁地下，其民自烦躁渴水，再以阴寒凉其土地，热不上升，其阴阳不交，云雨更不行也。若其郁热而久，热上而阴雨自下，云行雨施，烦躁自解，土地生灵滋长，此为天一生水之法，圆运动之机，火神立足之论。中用人参、茯苓者，可知此病与阴分脱气之烦躁不同，乃立足阳分化气，阴分气脱烦躁，当以大剂量附片为主，是立足阴分化气。

发汗后恶寒者，虚故也；不恶寒，但热者，实也，当和胃气，与调胃承气汤。（70）

发汗后恶寒，其表里或虚，其邪或不罢。至于不恶寒，而热，是内位升之而不能降，若内位升之能降，则汗静身凉。若是邪陷用白虎，内气自病，当以调胃承气下导其热。

太阳病，发汗后，大汗出，胃中干，烦躁不得眠，欲得饮水者，少少与饮之，令胃气和则愈。若脉浮，小便不利，微热消渴者，五苓散主之。（71）

太阳病，发汗后，大汗出而烦躁不安，先观面赤身热与否，面赤身热者，当辨脉中阴阳，随阴阳而治之。热陷血当清血，若劫夺阴液，当救阴。而其病不温热，亦不发于痈脓，阳气不伤，是津随阳分升气而出，以致内位津干，故言饮水和胃。脉浮、小便不利、微热消渴，亦不应全以五苓散对应。观人阴竭，以五汁、五豆饮，和胃复阴，小便自下，其热自除，渴解脉复。其若不如法而汗，是津从阳分内位出之而不降，溢于经中随经而结，反现太阳不解，小便难下，五苓散主之。

发汗已，脉浮数，烦渴者，五苓散主之。（72）

从此方证立论，发汗已，是动里津出外，里津游逸于表，随太阳经而蓄；浮者，邪未解尽又被游逸津气所遏；数者，结饮已成，里气不和；烦者，水气不归经腑而遏气不宣；渴者，里气不调，气化不行，津不上输于口。故以桂枝振奋太阳经之经气，茯苓、白术和中使津气归腑，猪苓、泽泻渗阳分之逸津。故内科病见数脉不可妄以为热，除稚子阳足数外，修习功法之人气脉通泰脉常缓和，而杂病脉夹数者多，多是阳气损在先，浊湿、败精、败血、顽痰病理产物堆积，与正气相搏而脉躁动，勿要以清热遏其气化。里气不调多郁淤，脉常躁动，此类体质今人多见，实是亏损在前，结聚在后，久病尤是，通阳调气为先。勿以蛮补或温燥，亦戒清热。

伤寒，汗出而渴者，五苓散主之；不渴者，茯苓甘草汤主之。（73）

渴为逆经病，不渴是内气纯病。

中风发热，六七日不解而烦，有表里证，渴欲饮水，水入则吐者，名曰水逆，五苓散主之。（74）

中于风邪发热不解，始终需解外。表里俱备，而水入即吐，又见口渴，中有水积，气化不行津液于上。水逆一证，五苓投之无疑。表不解而甚，从肌腠宣束缚之气，桂枝行之，此气从表解，水从下利；里虚寒停不行，肉桂行之，此气从下温，水由下利。

发汗后，水药不得入口，为逆，若更发汗，必吐下不止。发汗、吐下后，虚烦不得眠，若剧者，必反复颠倒，心中懊恼，栀子豉汤主之；若少气者，栀子甘草豉汤主之；若呕者，栀子生姜豉汤主之。（76）

仲景用阳药发心阳、动膈气、开玄府以透，汗后内位之气外壅，膈胃中气必然不足，再与饮水，其中水为阴物，气不归内位则逆。程郊倩以胃阳属虚，夙有寒饮立论，认为初加制饮散逆之品于发汗，则无此逆。实为大误，有蔽原本《伤寒》之义趣。已为水逆更复发汗，则阳分上下二位成逆象，中气愈虚，则胃不纳外物。若如程氏之阳虚夙寒之人，即便身体动气吐下，也不成栀子豉证，而成飧泄。吐下后，阳气归于中膈，水气俱去，则气由表回，无阴水制衡，反成热郁，则以栀子、豆豉解之。少气乃膈中虚热而结，加炙草复调。仍作呕，非水气也，胃阳不足，气逆不回，加生姜与之。

发汗，若下之，而烦热，胸中窒者，栀子豉汤主之。（77）

汗后下之，是引离经之气而内结，病位不在经中而在胸胃之间。胸中窒塞痞闷，是虚热相抟。何以言虚热？胸胃间结邪，有形为饮，无形为气痞。饮之病，治在心、肺、胃；气痞之病，于阳分绝无真寒证，但结此位，开之在胃之上道，故以栀子降火气归胃，豆豉开膈气宣于胸肺。

伤寒五六日，大下之后，身热不去，心中结痛者，未欲解也，栀子豉汤主之。（78）

结痛是阳分中位之邪坏入膈间筋膜病位，下之后表位内陷邪气。身热者非表位郁闷，乃是阳气结中位。

伤寒，医以丸药大下之，身热不去，微烦者，栀子干姜汤主之。（80）

此条须重视"微烦"一词。凡剧烦者，过在阴分脱气或阳分积热，身热微烦可见阳分外位之太阳疟烦。然言丸药大下之后，热不去，反微烦，中气虚于内不交阴气，故见热象，以干姜动阴气上交，栀子清透内气离位之余热。

凡用栀子汤，病人旧微溏者，不可与服之。（81）

旧微溏者，中焦阳弱或阴邪客积。仲师之意，以理揣度，是平素积寒、积湿，汗吐之后不易坏成栀子证也。何以故？积寒、积湿、阳弱之质，汗吐动阳分内气，其坏病亦在深位，气损则流阴分，病态离栀子所治之中位。

太阳病发汗，汗出不解，其人仍发热，心下悸，头眩，身眴动，振振欲擗地者，真武汤主之。（82）

此条真武汤所列之症，各家有言重在发热，有言重在目眩身动，实真武汤每条俱重，有善用此方者列症不下十数条。尤其四川之地，湿气弥重，苓桂、真武适应之广，远超其他地区。发热者，汗出不解，无实热，责之于内虚，有内气虚如东垣之论，此真武之热，如湿土弥漫，不见日光，太少不交，愈汗愈热，地阴之火外越。东垣之阴火虽从脾土而生，仍为木火，治故在升散甘补。真武是地阴阳火外越，心悸者，阳外越被阴凌；真武之头眩则为苓桂证的重证；筋肉眴动，身动不定，亦是地火动筋，急温元阳而通破阴积，真阳之气通于肢节，而筋动自息，反不宜收。真武之病，是积阴病，仍不出阳分，非阴分病，自然阴分病有以真武取效而愈者，不鲜矣。但真阴分重证或顽证，真武用之未必善也，或以真武取效后，反耽误真实能愈之方药思考，使病缠绵。

淋家，不可发汗，汗出必便血。（84）

此言淋家，乃热淋，汗则热损膀胱脉络而便血。阴分阳位接津气于阳分，此位之病，宜降不宜升，汗乃升法，汗之则降阴不足，邪乘病位而伤形也。膏淋、劳淋亦忌汗，汗则出精。

疮家，虽身疼痛，不可发汗，发汗则痓。（85）

疮家，汗则热入筋络，津液损耗，发为痓证。盖因疮家之病位常在阳分阴位，阳分阴位之病则为伤形病先，伤气病后，与阴分阳位病不同，阴分阳位之病为伤气病先，伤形病后。阳分阴位之邪，以从血—津—气解为顺，汗法之通路为气—血—津，凡由血至气为顺，由气至血为逆。

衄家，不可发汗，汗出，必额上陷脉急紧，直视不能眴，不得眠。（86）

麻黄汤证有衄解一法，以积阳从上解。素衄之人阳热内灼，血逆脉外，再行汗法，三阳燔动于上，脉中津竭，故紧急而拘。目不能眴者，太阳经起于目内眦，少阳起于眼角，阳明由鼻上入交太阳脉于内眦，故而三阳经以汗竭津，热菀于上，血脉不荣于眼，故不能眴。阳热菀上，其脑络亦受，神明亦不安，由不得眠，法当清上。以汗出而衄漏不止，不救阴而攻热，轻者，以丹皮、赤芍、地黄合银翘散；重则专攻阳明，以承气、白虎加牛膝、赭石。急救血者，十灰散主之；衄少而筋急，当先救阴，解从少阳。

亡血家，不可发汗，发汗则寒栗而振。（87）

汗出阴分，以过阳分，凡血伤者，即阴气病，发汗耗动阳分之气。阴气病应从阳分降阴水，反用升跃法，故阴气先绝。

汗家重发汗，必恍惚心乱，小便已阴疼，与禹余粮丸。（88）

汗家者阳分气弱也。若为阳明积热之易汗，为病汗；太阳营卫虚之易汗，为风家。阳分气实之人，重发其汗，则内位气尽出旁位而成热病，坏于阴分者由津至血而渐入。故阳分气弱之人，重发其汗，则心气（阳分）心阳（阴分）俱离出本位，心阳出则神不精，故恍惚心乱。阴疼有三辨：疼而不应利期者阴分阳位有客寒；小便出而疼止而缓，热客也；小便已，阴疼，是阳分大气脱，阴气下流而不上济。故宋本《伤寒论》中禹余粮丸方虽佚，而桂谷本中载方：禹余粮四两、人参三两、附子二枚、五味子三合、茯苓三两、干姜三两右六味，蜜为丸，如梧子大，每服二十丸。此方无论真伪，细考理法，似与条文合。

伤寒，医下之，续得下利清谷不止，身疼痛者，急当救里；后身疼痛，清便自调者，急当救表。救里，宜四逆汤；救表，宜桂枝汤。（91）

下利与身痛俱现，此内气损及至阴，若止于中气，不见身痛，故以四逆汤。清便自调而身痛者，当和脉，以桂枝汤。

病发热头痛，脉反沉，若不差，身体疼痛，当救其里。四逆汤方。（92）

体质各异，脉象有差。有沉细者，标为表证，亦应行桂枝法；

若不罢，桂枝附子汤、麻黄附子细辛汤都无大差。仲景立论精明，用药专精，太阳法后，得汗不解，急须救里，固以四逆。今人用麻桂慎微，未必得汗，也未必伤表，有药力未及而他证未兼之因，可不必撤太阳药而专行四逆，但用表法尽，知确在里者，当遵原文。

太阳病，先下而不愈，因复发汗，以此表里俱虚，其人因致冒，冒家汗出自愈。所以然者，汗出表和故也。里未和，然后复下之。（93）

冒是阳分逆气上攻，逆气上攻，当从表位出。下后再汗至冒，必是气实之体，气虚之体致内洞而不成冒。至冒者，观其气足，不必再行治疗，内气未定，下手即错。其里气自和，战汗而解。

太阳病，发热汗出者，此为荣弱卫强，故使汗出，欲救邪风者，宜桂枝汤。（95）

此条荣弱卫强言强弱者，非以其质之强弱而论，若欲精思，当为荣静卫亢。静者可见真虚，亢则百中不见正气实。以阴阳应象而论，用桂之体质汗出者，一者邪犯卫致卫强，二者荣气虚见卫阳不归反藏阴化阳精。虚有真虚，实无真实，以过在所谓阳气，亦可由此条之机制窥见火神一派用药思路。

伤寒五六日，中风，往来寒热，胸胁苦满，嘿嘿不欲饮食，心烦喜呕，或胸中烦而不呕，或渴，或腹中痛，或胁下痞硬，或心下悸、小便不利，或不渴、身有微热，或咳者，小柴胡汤主之。（96）

太阳桂枝汤证，病位在肌腠营卫；少阳柴胡汤证，病位在筋膜三焦。外邪在三阳，愈深入其犯之地，气血鼓动愈强，故邪愈热化，不得热化则透出表浅不足为患，此亦为阴阳之理。少阳居半表半里，正邪交争缠绵，邪行透外，则表束现寒；邪干于里，则气血内结而郁热，此与太阳麻桂各半之寒热作不同，后者乃是邪拘经络随脉道卫气偕行，随卫气并阴阳而出入，则一日再发、一日数发者，邪气由浅，故得自愈。数日而发，邪随经络而深入，每出于风府而作，此太阳疟之理也，《内经》中刺疟篇阐述详尽。少阳之寒热作，邪伏膜腠三焦，多发作无定，不随卫气而随气血。胸胁为少阳经所过之处，少阳为枢，枢动则利，不动则蠹，故枢机受邪，其外现为经络壅塞而胸胁苦闷。邪在少阳，先入膜腠，此犯三焦，胃之大络会与通道，三焦受邪，壅则胃络中气血亦不行，故不欲饮食，非诸所言木郁克土，肝先受邪，此不为《伤寒》解法。心烦，邪迫内也。喜呕，人体欲从胃道排病之征兆，究竟也是邪在三焦妨碍胃气，胃气反不降，正气愈迫邪从上解，故胃气由从气血迫上，见呕。烦而不呕，是邪正交争归于平，机体不欲自排邪于上。渴者，通道内结，津液不上承。腹痛者，邪干脏腑，或犯肝，或犯脾，或结筋津于肠道而作痉挛。心下悸，三焦水气受邪，而拘散凌心。小便不利，三焦气化受阻，津下而气不下，水道不行。

血弱气尽，腠理开，邪气因入，与正气相搏，结于胁下。正邪分争，往来寒热，休作有时，嘿嘿不欲饮食，脏腑相连，其痛必下，邪高痛下，故使呕也，小柴胡汤主之。服柴胡汤已，渴者属阳明，以法治之。（97）

伤寒学者有"少阳不自感邪，阳明不复传经"之论，其"阳明不复传经"尤应商榷。有邪入阳明而未积胃腑，中里之邪由胃络膜道漫入三焦而见少阳证者亦多。但"少阳不自感邪"理上可知，虽临证有外感、内伤发病起至少阳，终自少阳，解自少阳，然亦非少阳自感，太阳、阳明乃至厥阴多可传经少阳，此当无疑。但外感起病少阳，岂可越太阳肌腠屏障而直入焉？此条血弱气尽，邪气因入亦是此理，仍以病因为太阳气弱，若病初即查，当实肺调太阳营卫，故不为少阳自感之证据。有内伤多因脾胃积邪，不现病态，而得病反现少阳证，其邪于少阳，仍从外传，亦不为少阳自感之注脚。阳明为三阳之里，亦不应有自感邪气之证，但胃腑由上通喉咽出于口腔，外邪能入，饮食可变。

得病六七日，脉迟浮弱，恶风寒，手足温。医二三下之，不能食，而胁下满痛，面目及身黄，颈项强，小便难者，与柴胡汤，后必下重。本渴饮水而呕者，柴胡不中与也，食谷者哕。（98）

得病六七日后手足温，是内气回交脉气中，仍恶风寒不罢，脉迟浮弱，是尽经之后里气弱。此时病静，不可躁法以动。医反下之，中气降损而不升，余邪由浅渐入阴位。津亏胃气不复，小便故难；中气不转，津液不升，故颈项强；胁下满痛，乃损津而三焦不利，少阳枢气不行；面目身黄者，脾之本色外现。此证以和解法最佳。柴胡汤乃走筋膜三焦行津气之方，然津气亏乏，再以柴胡汤，如磨砂拭玉，如何得行？故柴胡汤后，通道反而不利，气之升降更阻，而现下重也。此证关键在于胃气津液，拟复中和解散可主。太子参四两，生姜二两，炙甘草二两，柴胡一两，麦芽五钱，茯苓二两，葛根二两。

伤寒四五日，身热恶风，颈项强，胁下满，手足温而渴者，小柴胡汤主之。（99）

表卫证不罢，加之内气已燥，邪初流入阴分，以外疏解表卫、内调气津之法俱可。

伤寒，阳脉涩，阴脉弦，法当腹中急痛，先与小建中汤；不差者，小柴胡汤主之。（100）

阳血不易感邪，但感邪者，以血弱而成，气弱不坏入阳血，气强更易经变。阳脉涩者，是阳分阴气已亏；阴脉弦者，是阴位客寒。见腹中急痛，因在阳分，不考虑形变，当是阳血不运筋膜，与建中汤；不差，是气病陷筋，与柴胡汤。

伤寒中风，有柴胡证，但见一证便是，不必悉具。凡柴胡汤证而下之，若柴胡汤证不罢者，复与柴胡汤，必蒸蒸而振，却复发热汗出而解。（101）

伤寒中风证，在太阳浅位绝不见柴胡证也；一旦见柴胡证，是阴位已有邪感，阳分阴位与阴位共病，当从阴位治之，但见一证便是。此与阳分阳位之内外差别不同，阳分阳位内外之地共病，仍须从外位治起。柴胡汤后病不罢，以阴位治之邪出解之径未能直通外气，须有津气承之而随身所喜恶而出，所以和法使然，故言复与之。

伤寒二三日，心中悸而烦者，小建中汤主之。（102）

二三日是阳分内位受气之日，若发于阳者，烦热汗出；陷于阴者，悸。建中汤是补阳血之要物，病阴气亏者，常有阴血虚与阳血虚二种。阴血虚之烦，是内气自热；阳血虚之烦，过在阳分阴津，是邪陷阳分阴气。阴血虚之悸，内气不藏脏；阳血虚之悸，是内气不出脏。

伤寒十三日，不解，胸胁满而呕，日晡所发潮热，已而微利，此本柴胡证，下之以不得利，今反利者，知医以丸药下之，此非其治也。潮热者，实也，先宜服小柴胡汤以解外，后以柴胡加芒硝汤主之。（104）

其病传经已尽，候气已过，于日晡发热，其状若阴伤，若由内病转化而来，需投以凉润清解；由外病传化而来，则为阳明胃腑郁热。其微利者，是热不结实，当更行通利，以去邪热而复运化，是应和解少阳而通利腑热。但医反以寒凉彻下，未有实泻，反动其膈胃中气，其无形之热不去，内陷于中，而至滑利。误治之后，最乱里气，里气不和，动手便错，故先以小柴胡和解里气，后加芒硝微泻中热。至于芒硝一药，多以为其药峻而攻实，却不知其不得将军焉能敌积实？但其性滑润，尤走腑道，其若滑石利于水道，此两药颇有殊味，芒硝利大便或使小便少，滑石利小便或使大便实；然滑石见中热或得气药而滑大便，芒硝见下注湿热得血药则多小便。

伤寒十三日，过经谵语者，以有热也，当以汤下之。若小便利者，大便当硬，而反下利，脉调和者，知医以丸药下之，非其治也。若自下利者，脉当微厥，今反和者，此为内实也，调胃承气汤主之。（105）

伤寒之热，与温病不同，温病之邪由肺而直入阴质，所谓卫分证治法，是开肺气而凉津液，此温毒入阴不深之治；所谓气分证治法，是凉内气以降津液，此为温毒结阴之治；所谓营血证治法，是清血气以托内邪，此为温毒陷阴之治。而伤寒之热，便见谵语神昏，热从经走，由经受，后从阳位扰脏之精。谵语者，内热结聚，而扰心包，当彻下而热消。其人小便利，可知此热结于中为重，气分为轻，大便当结，而下利是粗工下后而致。下后而利，多由重下伤气，脏寒腑虚，此应见虚脉，而脉调和无虚者，不见利则为复，见利为损，不损为结，尤应再下。以硝黄下余结，甘草缓中固气，去枳实、厚朴者，盖因此时为剩勇追穷寇，不宜再破行内气。

太阳病不解，热结膀胱，其人如狂，血自下，下者愈。其外不解者，尚未可攻，当先解其外。外解已，但少腹急结者，乃可攻之，宜桃核承气汤。（106）

血由阳分结者狂，阴分结者烦。麻黄解外，蓄热于气分，散气伤津耗阴，再重则入肺经之血，蓄血于上。桂枝解外，蓄热于血分，实气温营燥血。桂枝之热，出于心，合脉而走阴位，发阴分余气上出丹田，暖胃精，外布肺经，固卫温营而出表。故桂枝治积热，于阳分则热从络脉发，现呕血、吐血、衄血；于阴分则热从阴气凝，成诸积阳结血蓄于下，此积热欲解，不从深位而须外透阳分。表实之证，蓄热易积上不易积下，其人本有郁热，用桂以让邪与营分合，与营合之邪气，若瘟疫类，从阴分燥化内位；若伤寒类，从阴分结外位。外不解者，蓄积之邪出路无有；外解应下，此处桃核承气汤用桂，引涤瘀之品入其积处。

伤寒八九日，下之，胸满烦惊，小便不利，谵语，一身尽重，不可转侧者，柴胡加龙骨牡蛎汤主之。（107）

其人烦惊，身重谵语，有因于虚，有因于邪重，有因于气不和，此方所治在气津不和，邪热郁于三焦。烦因于热，惊发于肝。莫以为柴胡疏肝，此处柴胡用以四两，为透邪之品。气津由邪热逆乱，肝魂不藏，出则惊，注家以为神志乱而病位在心，其实不然，张石顽言误，余亦以为如是。观伤寒太阳病，凡下后之病，其气足则冲上，当从外解；气虚邪罢则入三阴；介于二者，为乱气，宜和解三阳之间。此方用桂枝是透郁邪出外，坏证不用桂恐力不足也。配以柴胡汤以和津液。用大黄非再为攻邪，其气津不调，焉有结实可攻？乃借将军引血气于下，导热下行。龙骨、牡蛎、铅丹摄乎肝魂，引阳入阴。无铅丹可与铁落，无铁落则加赭石、朱茯苓。实为透上、调中、清下之方，能识得此法，于一些人所不治之怪疾能有彰功。

伤寒发热，啬啬恶寒，大渴欲饮水，其腹必满，自汗出，小便利，其病欲解，此肝乘肺也，名曰横，刺期门。（109）

肝实逆肺，发热恶寒状若太阳，实是肺家受气而实，不能宣气于皮毛，故恶寒；气郁不发，故发热。渴欲饮水，渴本为肺津不输，非脏腑阴竭，但未有水停，故能饮，但饮而不布，必发腹满。泻肝实，而气自顺，水津布后，得自汗出，小便利后知欲解。非从条文顺序，待汗出、便利而后再刺期门。

太阳病二日，反躁，凡熨其背而大汗出，大热入胃，胃中水竭，躁烦，必发谵语；十余日，振栗，自下利者，此为欲解也。故其汗

从腰以下不得汗，欲小便不得，反呕，欲失溲，足下恶风，大便硬，小便当数而反不数及不多；大便已，头卓然而痛，其人足心必热，谷气下流故也。（110）

太阳病二日，阳明受之，太阳不解，当肃外清里，表解可清气。医反以火热取外，而得大汗，里津外泻，中热尤炽，热燥相交，发为谵语。此与结实之燥不同，不可下也，下必阴脱。此与温热病后期热邪夺阴类似，所不同者，温热病若不急救阴清热，火热炽而阴竭阳脱；此为误治伤里，里气和可自愈。此病若用药宜增液芒硝汤，柯氏欲以调胃承气，余以为不妥。待二候之后，气顺津生，振栗、下利，阴液来复，为欲解。取汗于上，热自上发，故腰下不得汗；阳蓄阴枯，津液不布，故气化不行，其人欲小便而不得；胃中热不从二便出，反逆上作呕。然欲失溲者，阳热蓄积中焦，心肾相隔不能交通，阳气不根，膀胱无约。足下恶风者，在于阳热蓄于中焦，而阴津内竭，阴不枯而胃中干，其人小便自利，当攻；阴枯而胃家燥热，虽结实而不可攻，攻之阴脱。此三焦上下通道不行，足不能受阳于心肾，故恶风。大便硬者，小便当数，反不数及不多是阴液不足。待阴复而大便通，中阳散而归上下，复于上者头痛卓然，复于下者足心热回，非医家以为病后阴虚足心热也。

太阳病中风，以火劫发汗，邪风被火热，血气流溢，失其常度。两阳相熏灼，其身发黄。阳盛则欲衄，阴虚小便难。阴阳俱虚竭，身体则枯燥，但头汗出，剂颈而还，腹满微喘，口干咽烂，或不大便，久则谵语，甚者至哕，手足躁扰，捻衣摸床。小便利者，其人可治。（111）

太阳中风病，缘是表虚受邪，当调和表卫，以火劫伤内，而助肌腠之邪化热。本病位在营卫肌腠，此误汗止流于血气，失其常态。风火相扇，郁血蒸动内湿而发黄。阳气盛，从血解而发衄；阴气虚，则小便不行；阳盛阴不虚则衄；阳不盛阴虚则小便难；阴阳俱虚，则病无所解，耗于内气，身体枯燥。头汗出绕颈，是邪热迫里阴蒸于上，为危。邪热入阴，腹满口燥，口干咽烂；邪热留阳明，不大便，谵语。手足燥扰、捻衣摸床是阳明之热漫伤肌肉流于四肢。小便利者，三焦通道仍行，不利则成离决之象。自拟大来复汤，西洋参三两，生地二两，芒硝三钱，石膏一两，桂枝一钱，银柴胡五钱，玄参一两，玉竹一两。

伤寒脉浮，医者以火迫劫之，亡阳，必惊狂，卧起不安者，桂枝去芍药加蜀漆牡蛎龙骨救逆汤主之。（112）

上条文言火逆证，即火劫热证；四逆之辈是火劫脱阳证；此条即言火劫惊证，以火耗心阳而动肝魂也。去芍药者，以使桂枝专入心扶阳；姜、枣、草得桂而化心气；加龙骨、牡蛎交通心肾，潜阳摄肝魂也。蜀漆清血气中余热。

太阳病，以火熏之，不得汗，其人必躁。到经不解，必清血，名为火邪。（114）

太阳病，若用火熏，虽不得法，但若得汗，表解热微而愈。有汗出热盛，则清气；不得汗，则热由表气反陷营血，当以清血。此血热而动与温病热入营血状似但有不同，此清血可从经脉刺血而出，或因致衄，而血去身安，非唯用凉血止血之品；温热病之血热，缘于温热邪气燔盛，不以寒凉则火不彻灭。故此病为伤寒火逆。

脉浮热甚，而反灸之，此为实。实以虚治，因火而动，必咽燥吐血。（115）

脉浮而热盛，表实证也。以火灸之，实邪得火不入里即化热，以疗虚之法而治实证，其实而更实，另生他变。因灸致表邪在表化热，内陷营血，终是伤寒证误治，流于肺经，从表而郁，发于门户咽而解，故咽燥吐血。有注家如汪琥以为浮而热盛为表有风热，非也。此条所指多为伤寒表实，寒邪不得发散于外，再加灸而助郁邪于表化热。若为风热而灸，邪热则多乘火势漫气入营，再重则发斑，不为此条之治法。此条所述若用方者，轻者葛根芩连汤，重则再加茜草、赤芍、玄参、虎杖。

微数之脉，慎不可灸。因火为邪，则为烦逆，追虚逐实，血散脉中，火气虽微，内攻有力，焦骨伤筋，血难复也。脉浮，宜以汗解，用火灸之，邪无从出，因火而盛，病从腰以下，必重而痹，名火逆也。欲自解者，必当先烦，烦乃有汗而解。何以知之？脉浮，故知汗出解。（116）

微数之脉，一者为热，灸之则误，温散亦误；一者表邪亢郁，虽用麻桂辛温发散，但邪去脉静，不为误，若用灸法，则助邪化热而深入，动里经阳气与邪相会，虽为表寒，灸之亦误。凡表里证，用灸法致误者，增不虚之阳热，耗已弱之阴血，旺眈视之邪气，此为追虚逐实。血得邪热而逸散，荣养不及，筋骨焦枯，而致萎厥；因于火者，以邪气从三阳经陷则肺热始，以邪气从脉始而陷阴位。

传坏阳位者，随气上攻；内陷阴位者，随气下流。譬如阳分阴位之筋膜三焦，随气流于中焦血气。此用火灸而遏邪于阳分阴位之血分，则随脉下流积于腰膝，重痹者，阳精不纯而不养。伤寒之阳分位诸病欲解，须自深向浅外透；阴位血中之病欲解，当须透出阳分内位之气，烦是热出于气，汗是热出于表，故其人脉浮者，热可由里而透。

烧针令其汗，针处被寒，核起而赤者，必发奔豚。气从少腹上冲心者，灸其核上各一壮，与桂枝加桂汤，更加桂二两也。（117）

烧针取汗，重则亡阳，轻则内洞心气。针处血脉凸起而赤，心主于血脉，外寒由针孔而入，搏结血脉之阳气，盖心气内洞，寒从脉起，其下焦寒水不镇，必凌而犯上，阵阵冲胸。先灸其核以散寒气，复血脉之行，舒心阳之拘，再以桂枝加桂汤扶助君火以镇冲上之阴。注家言风木、肝魂而动之类，余未见也。

火逆下之，因烧针烦躁者，桂枝甘草龙骨牡蛎汤主之。（118）

火逆是阳分阴位陷邪热，再用下法，未病之阴分自虚，此将使外热流于阴分也。又加烧针者，镇阴气之心气内洞。若阴分热象起，应烦而不躁，烦躁俱现者，心气不交阴气，以此汤主之。

太阳伤寒者，加温针，必惊也。（119）

太阳伤寒病，温针取汗者，不从阳分内位动气出表，不为顺解。温针与之，热在皮内，脱汗伤津，实以心气动而汗出，心之阴阳两伤，故言惊。阳分诸位之气，内位之气由阴分转气血而出，心肺之气由元气转脉气而成，内位之气病变入三阴，须有次序之别，而心肺之气伤则直入阴分深位，无有传经之类次序之别。

太阳病，当恶寒发热，今自汗出，反不恶寒发热，关上脉细数者，以医吐之过也。一二日吐之者，腹中饥，口不能食；三四日吐之者，不喜糜粥，欲食冷食，朝食暮吐。以医吐之所致也，此为小逆。（120）

太阳病，当汗而吐，吐亦能得汗，宣里气振外，亦可解邪，故仲景言小逆。吐后胃中津亏，里气待和，故关上脉细数，当先嘱病人静养，及欲食时，从其所欲。欲辛辣者，必胃中客寒，以吐后而思解；欲稀粥者，必膈中气虚；欲饮水者，必里气回复，胃中津干，故勿千人一律，要以清淡营养而饲之。一二日吐之者，胃中津少，上逆之气未得回而复和，脾气未伤，故脾阳不败则知饥，胃气不和则拒食。三四日，少阳太阴受气，吐之有邪出外，有邪入里，有邪乘虚入阴。出外者，表解也；入里者，胃家热也；入阴者，脾土虚也。故不欲糜粥，反欲冷食，而食之暂得凉润胃腑，而不得取悦于脾，朝食昼日气出于阳，则能受；暮则气归于阴不受而吐。三四日吐后坏证，自拟和中转气汤以主，柴胡一两，芦根一两，竹茹一两，干姜一两，炙甘草一两，生麦芽二两。

太阳病吐之，但太阳病当恶寒，今反不恶寒，不欲近衣，此为吐之内烦也。（121）

太阳病用吐法，亦可振里气出外环布周身而汗解，但误用吐法者，一可坏成中虚痞逆，二可坏成阳明证。此条文所述或是吐后里气升而不降，聚实为热，结于浮津而成胸热证。

病人脉数，数为热，当消谷引食，而反吐者，此以发汗，令阳气微，膈气虚，脉乃数也。数为客热，不能消谷，以胃中虚冷，故吐也（122）

脉数知热，当多饮多食，而作吐者，因伤寒误汗而甚，表气虚去，重者，太阳虚陷即为少阴病；轻者则阳明虚，邪陷胸膈而化热。热出入自身，则引身中气而化外物；热出于外，即为邪，仲景言客热，即是此理。客热抗内气而不化外物，不化外物者，热更腐；抗内气者，吐于上。仲景言胃中虚冷，非胃中虚寒，乃与客热而对，胃反现气弱而已。胃中真虚寒则见于太阴，此几篇条文吐后坏证皆是阳明虚证。医者多以阳明有二证，白虎是一，承气是二，据言"实则阳明，虚则太阴"，更不复疑阳明有虚。然六经皆有虚实，邪入三阳则与阳气并，而多现实证，有三阳气弱，而未入三阴，虚实夹杂则为三阳虚坏证；邪入三阴与阴气并，而多现虚证，有三阴气强，而未透三阳，虚实夹杂则为三阴实结证。阳明之病，有三部，发于上病位在胸膈、心、胃，多现阳明气弱，邪入阳明不能结实于胃中腑道成有形，亦不得禀化阳明血气之阳热成白虎，而结于上成痞。阳明气弱痞，颠倒膈痛，头汗便难，烦热不安，作呕作噎。阳明气弱而致诸病，应独属一证研究。笔者经验所观，阳明气弱证主药为生白术；阳明气弱基础方一味白术散，白术三两。此条文之证，可予加减，白术三两，竹茹二两。

太阳病，过经十余日，心下温温欲吐，而胸中痛，大便反溏，

腹微满，郁郁微烦，先此时自极吐下者，与调胃承气汤。若不尔者，不可与。但欲呕，胸中痛，微溏者，此非柴胡汤证，以呕，故知极吐下也。调胃承气汤。（123）

太阳病过经一旬，邪久羁则禀体阳而化热。心下温温欲吐，胸中痛，郁微烦，大便反溏，此是阳明气弱结痞重证。阳明气痞轻证，虚热在上焦胸膈，颠倒、呕吐、虚烦，以栀子豉汤；中证在中焦中气，便难或溏，胃胀或痛，一味白术散主之；重证结在胃与腑道，如此条文所述，调胃承气汤主之。何以知此非柴胡汤证？吐下之后气痞结实，当调中攻实，以和胃气，不耐大柴胡之疏气攻下也。

太阳病六七日，表证仍在，脉微而沉，反不结胸，其人发狂者，以热在下焦，少腹当硬满，小便自利者，下血乃愈。所以然者，以太阳随经，瘀热在里故也，抵当汤主之。（124）

太阳病六七日，见脉微而沉，沉者有三因：一者邪结实而气不得发，二者正气虚则无力鼓动，三者气血结而脉道不充。此处见脉微沉，无少阴证，亦无结胸，当是气血结。太阳伤寒证，邪气浅则在营卫，中则肌肉，犯太阳膀胱经，多不入腑，重易逆营血，犯手太阴肺经；太阳中风证，邪气浅在腠理，中在营卫，重在肌肉，犯太阳膀胱经，常入腑，易结饮结血。表实邪气由郁闭之卫深而入肌肉营血，虽有犯经但重在血脉肉腠，传即阳明热实；表虚邪气多由营卫汇经脉游移，择其虚而入，故入膀胱经则乘经入腑，表之未解，邪结膀胱无形则阻气化，有形则生恶血。

太阳病，身黄，脉沉结，少腹硬，小便不利者，为无血也；小

便自利，其人如狂者，血证谛也，抵当汤主之。（125）

身黄者，一者因湿，二者因血，总不离淤，气独病不能成黄，故黄多因湿入于血而结。脉沉结，小便不利，所以者何？文言无血，实是血蓄热重伤津而下焦津伤，三焦气化不利，总不离气，治以笔者验方柴胡生化汤，柴胡二两，黄芩二两，法半夏一两，生姜一两，大枣一两，炙甘草一两，西洋参一两，丹皮一两，生地二两，桃仁二两，川牛膝二两，水蛭五钱，木通五钱。小便自利者，如前证抵当汤主之。现多毒温证，以外毒感之，其受病似合于温病，但伏而不发，虽为外感，不从卫气营血顺序而走。亦与膜原伏瘴邪不同，此病感之则入血，以血中不为伏敌之所，入血后随顺深伏精中，结于真精脑腑，发则由血起，骤起狂妄，举止怪异，惊惧恐怖，抽搐麻痹，动作不休。此病机制全合温病，但不可以常规温病视之，若视之等闲，百死不生。起病即用承气、抵当、水牛角类下之，凉之，清之，后以藜芦、皂角、漏芦、豆豉、蛇蝎、蜈蚣、白矾、蜂房类吐之，善后以十全大补、附子、枣皮补之，此可寄有生机。

伤寒有热，少腹满，应小便不利，今反利者，为有血也。当下之，不可余药，宜抵当丸。（126）

气化不行则小便不利，蓄血在经不外溢者小便应利；有内外伤，瘀血蓄结膀胱，其见小便不利，亦是桃核、抵当之证。所以者何？以其蓄血腑内或蓄血经外，故阻碍水道，小便不利。蓄血在经当下之，抵当汤主之。

太阳病，小便利者，以饮水多，必心下悸；小便少者，必苦里

急也。（127）

太阳成病即病肌腠营卫，此间之气俱发于胸膈，以小便利，知内不病，但以饮水多而外病不解，反壅塞内气。

问曰：病有结胸，有脏结，其状何如？按之痛，寸脉浮，关脉沉，名曰结胸也。（128）

文中以寸浮关沉为结胸，此为外感病结胸脉。今人内伤杂病亦可见结胸诸证，但脉多关上独现浮滑或浮紧，脉体稍大。内伤结胸诸证，柴枳芍药甘草汤（四逆散）加减主之。

何谓脏结？答曰：如结胸状，饮食如故，时时下利，寸脉浮，关脉小细沉紧，名曰脏结。舌上白胎滑者，难治。（129）

病家症如结胸，饮食如故，时时下利，关脉小细沉紧，此名脏结；苔白滑者，难治，条文清晰无可赘言。但脏结一证多危，有小儿发热症类温热，但苔滑时欲掐其阴者，亦属脏结，真武汤主之。今见慢性杂病，妇人、少女痛经、月事不调，疏肝活血补肾皆缓解一时，不能除根者，脉舌观后，亦可按脏结证予以真武汤、乌梅丸。

病发于阳而反下之，热入因作结胸；病发于阴而反下之，因作痞也。所以成结胸者，以下之太早故也。结胸者，项亦强，如柔痉状，下之则和，宜大陷胸丸。（131）

发于阳为发于太阳，作阳邪发于外则偏，温热病发于外下之则难成中痞结胸，发于阳下之实盛则热入而结于胸，轻证调气除邪，重证结胸而实满，何以故？邪不入里而先下也。结胸项强如柔痉状，何以故？实饮结中而津不疏达。为何独项见病状？人体上部分三，头面则太阳气聚，颈项则阳明气聚，胸背则少阳气聚。阳明实结中下，则胃与肠道受病，蔓延三焦可冲头面；腑气结实，可致实气袭心而癫狂；阳明邪结胸膈，则胸肺膈胃受病，热结于中上本位，则痛剧不可近；热因而上至聚处，颈项中亦受。然何以强？以此病从太阳坏成，下之先损太阳气，津气不疏，太阳经过处受邪则病。

结胸证，其脉浮大者，不可下，下之则死。（132）

结胸是阳分内结阴邪之重证，凡阳分气实，结胸无不见脉中紧、弦、沉、牢等伏象，此为顺病机而现其象。结胸病基础病机即为阳分大气内遏，脉无结束之象，凡浮大者，是内气不与邪争，阴分之气不与阳分交，径直出于脉气之中。此当降阴分，不当降阳分，降阳分以下法，二位不并，成危证。

结胸证悉具，烦躁者亦死。（133）

谵语、烦躁一类因阳证起，必属于热，热在营血，可直扰心神；热在气分，竭夺阴津，以至于热亢于阴血津液，神故乱也。而阳明胃实亦可谵语，何以故？胃肠为后天饮食通路，一身气血从此处受源，亦为气血集中处，故阳明胃实，热从胃家乱气血亦可动心脑神明。结胸之处为膜膜间隙，气血所不集，故结实虽剧，精神虽为之苦，但不见神乱之谵语、烦躁类，若见此，一者邪盛攻脏，阳气脱也；二者邪入阴分营血，营血燥热起，气血三焦膜膜俱为病，无有出路，亦无转归，多死而不治。

太阳病，脉浮而动数，浮则为风，数则为热，动则为痛，数则为虚。头痛发热，微盗汗出，而反恶寒者，表未解也。医反下之，动数变迟，膈内拒痛；胃中空虚，客气动膈，短气躁烦，心中懊憹，阳气内陷，心下因硬，则为结胸，大陷胸汤主之。若不结胸，但头汗出，余处无汗，剂颈而还，小便不利，身必发黄。（134）

　　太阳病脉浮动而数，柴胡桂枝汤加小陷胸主之。数者为热，此热是邪初入阳明而成；动则为痛，缘何为痛？其气先弱，邪与气结发而不得、结而未成，故关中脉动而痛。头痛发热，微盗汗出，皆是阳明气弱结热之故，头痛者头为清阳之府，气阳受邪热，则蓄于上。此本该清解疏泄，医反下之，致虚跃郁结之浮热反乘下药而内蓄，邪未结于腑，攻下不损邪气而克正，中气下损，邪因猖结，故动数脉变迟，膈内痛不可触。胃中之气随药而下，膈中本为搏结之势，中阳彻下，则膈中气去，邪由迅聚。此为结胸例证，得汗出，小便利，则水湿热不内郁于气血，不发黄，否则发黄。头汗剂颈而还，是邪热结中聚实，独乘气上致头汗出，若热为弥散，则遍身尽汗。

　　伤寒十余日，热结在里，复往来寒热者，与大柴胡汤；但结胸，无大热者，此为水结在胸胁也，但头微汗出者，大陷胸汤主之。（136）

　　热结在里是阳明腑实，往来寒热是少阳不解，故以大柴胡和解少阳而攻里。何以言结胸无大热以陷胸汤？如有大热，当辨热发于表或发于内，邪热入于血抑或郁于气，当行他法或加减处理，此言为饮结胸膈之陷胸证，病因病机应是如此。

太阳病，重发汗而复下之，不大便五六日，舌上燥而渴，日晡所小有潮热，从心下至少腹便满而痛，不可近者，大陷胸汤主之。（137）

太阳病，重发汗，里阳之气透表，则阳明气弱，反津液枯耗，复归肺胃中时，则津不驭气而化热。复下更虚其中气，腑气下彻，则不至坏成白虎，反津液大伤，而以气弱，邪饮反结于膈。不大便者因何？盖因下后，饮结于中膈，胃中之气难以上复，若无邪饮结，胃气上复，则食已大便复利；日晡所发之潮热盖是阳明经气郁热也。心下之少腹满而痛，更知不在腑而在膜内，陷胸证俱，大陷胸汤以下。

小结胸病，正在心下，按之则痛，脉浮滑者，小陷胸汤主之。（138）

何为小结胸？以杂气结在阳位。何为大结胸？以实邪水饮客在阴位。

太阳病二三日，不能卧，但欲起，心下必结，脉微弱者，此本有寒分也。反下之，若利止。必作结胸；未止者，四日复下之，此作协热利也。（139）

太阳病二三日，阳明已受外气，若阳明不病，气又里经受，里经不病气复归太阳，故有一日传经，亦有一旬还在太阳。此太阳受气二三日，太阳本经病，阳蓄在表，清阳不发头目，多嗜卧，不卧反欲起，是心下有结饮。脉微弱者，以笔者经验方薤白化气汤，薤白一两，葱白五根，桔梗一两，枳实一两，白术二两，桂枝五钱，生姜五钱，厚朴花五钱。不化中解表，反以下法，本太阳痞饮，以医下故，则邪以药引入阳明，利止则复回之中阳未伤，上复则与邪相结，而作结胸。何以不结于胃腑？以本下之，胃中无实，且胸膈已有病之所聚。未止，必引原邪化热，而中阳遏下，此可坏成多证，随证治之。

太阳病下之，其脉促，不结胸者，此为欲解也。脉浮者，必结胸；脉紧者，必咽痛；脉弦者，必两胁拘急；脉细数者，头痛未止；脉沉紧者，必欲呕；脉沉滑者，必下血。（140）

太阳病下之脉促，可结胸，可成白虎，可成内结；亦可促而复缓，复浮滑、滑数，表仍不解，何以言不结胸？此为欲解，若作脉浮，下后中气随药而下，不坏成他证；脉仍浮者，是下法反激里气，因中虚不结者脉见浮，里气回复，必周流身表，其邪得解。言脉浮者必结胸，应为脉促，促为内变，下后膈中之气因损，脉促使表邪亦随其内陷，轻结成痞，重则结胸。脉紧者，紧象如转索，是邪深或重，总不外乎内缚阳气。太阳之气，一者出于少阴，二者出于膈中，受心、肺、脾三脏之供输，虚其太阳即为少阴，损其中气即为阳明，此外感治误之根要。故重汗出者，少阴即寒，大下之后，阳明受病，此为常。但亦有发汗之后，虚其里气，阳明即热，诸脏诸经以气盛而不寒，独阳明以气盛而不热。大下之后，邪因内入深缚，少阴即热，脉紧以半夏散及汤。脉弦者，是血气病，下后血气乱，邪因内结血气，少阳即病，两胁拘紧。脉细数者，张隐庵之厥阴头痛可见，少阳头痛亦可见，太阳表邪不散、血气弱而风气盛亦可见。脉沉紧者，结饮而呕，或胸胃寒实积聚。脉沉滑者，是血气与里腑俱病，故协热里利。脉浮滑者，在表结痈，在里为肠风。

病在阳，应以汗解之，反以冷水噀之，若灌之，其热被劫不得去，弥更益烦，肉上粟起，意欲饮水，反不渴者，服文蛤散；若不差者，与五苓散。寒实结胸，无热证者，与三物小陷胸汤。白散亦可服。（141）

病在太阳，当从汗解，反以冷水噀，本在气卫之热以冷而束闭益甚。肉上粟起，是本表卫之病有恶寒，卫气不温肌腠、皮肤，而以冷激之，故起栗状。意欲饮水者，是表郁甚而邪闭里化热；反不渴者，是饮水多而气之病愈难解。柯氏以为文蛤散为文蛤汤之误，当以大青龙汤加文蛤。余以为理上无错。以此法不愈，不可再以攻表，与五苓散治气水则愈。寒实结胸与三物白散，此为寒实结胸重症，余临证未见得此证，亦惧巴豆之竣，未有践用。但寒实结胸轻证，余以验方薤白细辛汤，薤白15g，细辛15g，桔梗30g，贝母15g，枳壳15g，葶苈子15g，络石藤45g，桂枝15g，生姜15g，旋覆花15g。

妇人中风，发热恶寒，经水适来，得之七八日，热除而脉迟身凉。胸胁下满如结胸状，谵语者，此为热入血室也，当刺期门，随其实而取之。（143）

经所来者，阳分纳诸气归阴水而成血，此时阳位诸血气俱弱，太阳中风之邪随气而归阴，故表证除。从血气弱而感，自坏在血气，反不易坏成结胸与气实诸证。胁下满如结胸状，知其在血气而不再里，用刺法除之，以此邪非传经而入，乃坏气所具，内之阴气不感而变化，邪积阴位血气，寻出路与之即可。

妇人中风七八日，续得寒热，发作有时，经水适断者，此为热入血室，其血必结，故使如疟状，发作有时，小柴胡汤主之。（144）

胡希恕言小柴胡汤见此症不多，临床多以大柴胡、桃核承气类处理。实在是跑题之论。解条文即入条文所言之症候病机而判析理法，不合理可以疑、可以批，但如此似是而非的跑题话，见之窃哂。桃核承气之经断是太阳经热不除，阴分内气不升而结阳位随阳分之经热而蓄血；大柴胡汤之经断是阳位之结蓄热内气，以致陷邪于阴位，过在阴位之气；小柴胡之经断，是阳分阴位之邪内闭阴气，杂气下流、阴气不精以上出不得而津热，随出血室，过在阳分内气。

妇人伤寒，发热，经水适来，昼日明了，暮则谵语如见鬼状者，此为热入血室，无犯胃气及上二焦，必自愈。（145）

如前证，昼日明了，暮则谵语者，以血气昼日出于表，而盈于上，故清明；暮夜血气归于里，而蓄于下，则与热结而谵语。其中上二焦无犯者，胃气和，因此热入血室，非为蓄血结实，上中调和，则下焦蓄热可随血气流转输布而散。

伤寒六七日，发热，微恶寒，支节烦疼，微呕，心下支结，外证未去者，柴胡桂枝汤主之。（146）

柴胡桂枝汤指征有三：一者，太少两感，至外感寒热虚实错杂证，此对应文中发热、微恶寒、外证未去；二者，血气不调，脉有邪风，此对应支节烦疼；三者，风入腹中，腹内血气不和，致痛或痞，或外证不去因气弱陷胸，不成阳明证者，此对应心下支结、微呕。更可见今之肠易激综合征，腹痛、畏风证。

伤寒五六日，已发汗而复下之，胸胁满微结，小便不利，渴而不呕，但头汗出，往来寒热，心烦者，此为未解也，柴胡桂枝干姜汤主之。（147）

少阳病，病在血气三焦，此方证为少阳痞，气津不利。现医多从胆热脾寒解，余以为以脏腑辨证释义流于笼统，或掩仲景时代方法原意，不得其旨。伤寒五六日，已汗而下，表里俱肃，不解即留邪在内位，留邪内位，不燥即入阴，燥在阳明，阴在少阳。伤在血气，病亦在血气；伤在津液，病亦在津液。邪入血气三焦，津液不亏，则从少阳本证诸状，但今汗下之后，津液内亏，血涩气弱，邪入少阳故胁满、外微结；往来寒热此少阳本证；小便不利是气津不调，邪阻三焦，亦是津液未复，三焦输利不行；心烦是少阳本经邪结生热；头汗出、心烦不可以为阳明亦病，亦在少阳之热从血气菀而上蒸。此方柴胡半斤意在透少阳之积邪，桂枝配黄芩是疏行滞之血气，干姜、花粉、牡蛎、甘草是辛热与甘寒配，化生津液亦利气化，若一味甘寒则须得气有余而阴亏之证。

伤寒五六日，头汗出，微恶寒，手足冷，心下满，口不欲食，大便硬，脉细者，此为阳微结，必有表，复有里也。脉沉，亦在里也；汗出，为阳微；假令纯阴结，不得复有外证，悉入在里，此为半在里半在外也。脉虽沉紧，不得为少阴病，所以然者，阴不得有

汗，今头汗出，故知非少阴也。可与小柴胡汤。设不了了者，得屎而解。（148）

头汗出是里郁热结，微恶寒是外证未去，手足冷是气结滞郁，心下满、口不欲食、大便硬皆是阳明气弱结痞证，仲景言阳微结，此皆属阳明气弱，而热结不致燔动气血，亦不致胃腑结实，所以结虚痞于里。此证常见易辨而古所未阐，笔者盖以症像归纳以述，可补《伤寒》阳明病病机注述之陋。此处仲景言与小柴胡汤，从少阳血气调和以治阳明痞，因阳明结痞，非在腑，所涉多为脏腑之外、膜腠血气津液之内，调治少阳其气亦转。仲景言阴不得有汗，是纯阴结里证，血气束而汗不出颈上。三阴证见汗出，亦有阴绝阳脱，此头汗当速敛阴阳，医多以四逆回阳，亦收效颇多，但四逆虽回阳，亦是破阴之竣剂，最适应乃阴结真阳受寒迫离，若为阴阳俱脱，当以四逆加人参、山茱萸主之。此条文之证，与小柴胡汤后不了了，是血气已调，当有屎出，腑道清，而无恙；若不得屎，当专以阳明痞立方，笔者以自验白术汤主，白术 45g，天花粉 30g，柴胡 30g，枳实 30g。

伤寒五六日，呕而发热者，柴胡汤证具，而以他药下之，柴胡证仍在者，复与柴胡汤。此虽已下之，不为逆，必蒸蒸而振，却发热汗出而解。若心下满而硬痛者，此为结胸也，大陷胸汤主之；但满而不痛者，此为痞，柴胡不中与之，宜半夏泻心汤。（149）

呕而发热，须辨脉浮紧为麻黄汤证，但见汗出、脉细或弦、口苦或胁闷诸症之一即为少阳典型。误下之后，柴胡证仍在，仍与柴胡汤和解，正气足则必因下而气振战汗而解。心下满硬痛，是陷胸证；但满而不痛，心下痞，非六经哪一经之典型证，乃寒热坏证，用半夏泻心汤，以半夏、干姜之辛热破结滞之郁邪，以黄连、黄芩之苦寒泻有余之积热，甘草、大枣济中州之气。此方善治疗胀满、泄泻诸胃肠杂证，以草果易干姜，可治疗伏疟、鼓胀等。

太阳少阳并病，而反下之，成结胸，心下硬，下利不止，水浆不下，其人心烦。（150）

太阳与少阳并病，若阳明气旺，则病多为柴胡桂枝汤证，以下损阳明之气，坏在少阳结饮，成柴胡桂枝干姜汤证；若引血气津液之邪气客居阳明宗气聚居之腑，则成阳明气弱结胸证。心下硬疼痛、饮食不下是中气与邪饮搏结，胃腑难受气行气。心烦，一因正气将脱，二因邪热入气血二分，前者必死，后者亦危。下利不止，是机体欲自救而从肠道利而下水，亦可因中气搏结、中焦阳微不受气而自利。

太阳中风，下利呕逆，表解者，乃可攻之。其人漐漐汗出，发作有时，头痛，心下痞硬满，引胁下痛，干呕短气，汗出不恶寒者，此表解里未和也，十枣汤主之。（152）

俱知十枣汤证有漐漐汗出、头痛、心下引胁下痛，然何以见此症状？注家多以饮证一言蔽之，其细中生理病理鲜见详考。水饮重结心下，实在膜间膜外，非在脏腑，痛因水结而气滞，人体诸气喜动喜达，能疏散游逸精微水气津液，而最惧重浊结固之水饮。饮证如何汗出？一者因饮结心下化热引阳明气实，故腠理开而时汗出，阳明之气，发于胸中，受于中焦，由肺、胃、三焦而输布全身；二者，饮结心下，干犯三焦膜膟水气通道，于此结水，三焦气实，则水出于皮毛。今人有考证三焦为淋巴、胰腺及脏器包膜，其谬也大。淋巴之功能若分细而属，肺、肾、肝、三焦等俱能有；胰腺之功能若细分属，脾胃、三焦、肝胆等莫不关属，勿要以西学解剖之脏器组织强对应证明我中医之脏腑。笔者愚见经验，三焦无形，走脏器包膜，通达上下，上则受心肺气而出皮毛，中则受脾胃气而行输内外，下则受肝肾气则归膀胱，故《内经》言：三焦膀胱者，腠理毫毛其应。因此三焦膀胱之水，亦可逆出皮毛。饮证汗出第三因，则是水气迫心肺，心肺本无虚，而水制反致心肺气实，心气实则血脉急而热动，肺气实则上下宣降不得而气短，反皮毛腠理漫开，血脉急、腠理开故汗出。饮证头痛亦是此理，总不外乎因饮致气实，气实但凡得热必冲于上，若言饮气直犯入脑，岂不荒谬。

心下痞，按之濡，其脉关上浮者，大黄黄连泻心汤主之。（154）

关上浮，尤以右关上浮，多为内伤食积，可以与东垣法，不可妄导热下行。但见心下痞，按之濡，须从四诊资料细察有无导虚热下行，以苦泄法之必要。此处按之濡，可商榷，我从柯韵伯之论，濡作硬讲，但有不硬，病症现热积冲上，吐血、头痛，此处大黄以导下用。若左脉现关浮，多病在气，以四逆散打底；关上浮紧而动，多是阳气不通，邪留积聚，当以通阳、行气、化邪共用。

心下痞，而复恶寒汗出者，附子泻心汤主之。（155）

心下之位，阳明太阳之间。心下痞者，阳气内结不顺出脉，如恶寒不汗出者，阳结重也，下之而后恶寒罢。恶寒而见汗出者，阳气顺也，故过在阴分，当加附片。

本以下之，故心下痞，与泻心汤；痞不解，其人渴而口燥，烦，小便不利者，五苓散主之。（156）

泻心汤者，泻离位积热。痞不解，反燥烦而渴，小便不利，是引积热与津液结，阳分积热耗津，不为与津相结，如与津结则必是阴气亏，五苓散此方看似去水去饮，实在是有通道路、养阳分阴气之功。凡阳分浊气痹经，阴气精纯者，当是麻黄、石膏类去饮；阴气不纯而阳分阴气疲惫，用五苓方有去饮之功。若津少阴亏之热痹经脉之水饮停于病位，五苓不堪与之，以此时亏损不在阴气本气，病机中热势为主导，用桂则不妥。言此存虑，我亦忖思读者观此段之述是否如处云雾？方药的六机位置用法，其精细之处可参书中诸迹。

伤寒汗出，解之后，胃中不和，心下痞硬，干噫食臭，胁下有水气，腹中雷鸣，下利者，生姜泻心汤主之。（157）

下利属痞，宜辛开苦降，与泻心汤，连、芩除肠胃中客热，以姜、夏之辛燥，除客湿；但因胃气弱，用甘草、人参以缓。此处重用生姜者，但以干噫食臭，是知胃中不暖而水气泛滥，生姜温胃行气而除水；肠鸣、干噫是肠胃中表证，必用胃中表药生姜，配人参，甘草，以动化中焦。

伤寒中风，医反下之，其人下利日数十行，谷不化，腹中雷鸣，心下痞硬而满，干呕，心烦不得安。医见心下痞，谓病不尽，复下

之，其痞益甚，此非结热，但以胃中虚，客气上逆，故使硬也，甘草泻心汤主之。（158）

下利日数十行，谷不化，如属暴注，当直折其火热，但因久病，或心下有痞结，故知非热。干呕、心烦，俱为胃气虚客热，以炙甘草缓和中焦，泻心架子以除客气。此方中当有人参，除参则功弱，尤其适合胃肠神经官能症用半夏泻心汤愈后复发，泻心汤证明确。再用不应，当以甘草泻心汤，此方加山药、莲米、大血藤，对久利中虚更为合适，更甚则加赤石脂、诃子、煅龙牡。此皆是甘草泻心汤中虚滑脱重证，可用收敛法。再有便血者，下元衰，加熟地、阿胶；中气陷，加补中益气；久利肠薄，重加山药数十克。蒙脱石类、赤石脂、煅龙牡可作涩肠药用，西医有用中药提纯而作西用，中医焉不能以西药作用来我体系所吸纳？

伤寒，服汤药，下利不止，心下痞硬。服泻心汤已，复以他药下之，利不止，医以理中与之，利益甚。理中者，理中焦，此利在下焦，赤石脂禹余粮汤主之。复不止者，当利其小便。（159）

赤石脂禹余粮方未有践用，故不解议。但泻心汤证用下药后，是中气虚而痞热不除，滑脱甚，急以理中回中阳。利不除，此当是中焦温，而误下误救后，不见心下痞，仅见利不止，此水走肠道，当从下焦分泌。利在下焦者一味炒车前子频服，以水走膀胱而利止。

伤寒吐下后，发汗，虚烦，脉甚微，八九日心下痞硬，胁下痛，气上冲咽喉，眩冒，经脉动惕者，久而成痿。（160）

伤寒病，汗、吐、下俱行，邪在表则从表出，在里则从里下，此杂行不解，盖邪坏成痞，居半表半里、膜腠内外。胁下痛是表里不和之症；气上冲咽喉、眩冒皆是阴阳不调，阳气不升，邪气内郁阳气搏结冲逆；经脉动惕者，是正虚邪结，盖因正虚，而经气不输，久之痼疾成，而作痿。

伤寒发汗，若吐，若下，解后，心下痞硬，噫气不除者，旋覆代赭汤主之。（161）

此阳分阳位之虚痞也。伤寒汗、吐、下后，实邪已去，内气结痰而作痞，当以缓中降气化痰，旋覆花、代赭石之降，生姜之开，人参、大枣、甘草之缓，共成缓、开、降之合方。

下后，不可更行桂枝汤。若汗出而喘，无大热者，可与麻黄杏子甘草石膏汤。（162）

下法之损，在阳分内位，内位气损，则与邪生变，或邪气深入，或内气自病，此皆不再宜桂枝。

太阳病，外证未除，而数下之，遂协热而利，利下不止，心下痞硬，表里不解者，桂枝人参汤主之。（163）

邪与内位实气交，或成气热，或为内结。太阳表位邪不解，下之有诸变，譬如奔豚、结胸、肺积等，内陷邪气于胸则成喘咳，内陷于阳明则成气热外闭，内损津液则成经坏病，内脱阳分之阴气则速坏入阴分。此数下之，内气已虚也，外邪陷之与虚气相搏，热不从气分而弥散进肌肉脉中，积留中腑，以内气虚者，结实不在中腑，气不受者，下利不止。津液亏故，内陷之邪气入犯阴位，结于心下痞硬，痞者虚邪相结，硬者内气不接心下膈气，不升故。

伤寒大下后，复发汗，心下痞，恶寒者，表未解也。不可攻痞，当先解表，表解乃可攻痞。解表，宜桂枝汤；攻痞，宜大黄黄连泻心汤。（164）

前有恶寒、自汗、心下痞，用附子泻心汤，此何言先解表？盖因附子泻心汤是少阴而痞热在，如太阳不解，痞热在者，先解太阳之郁，再行导中焦虚热。若先以寒凉通下闭气，则表不解，而表邪内迫坏成他证。

伤寒发热，汗出不解，心中痞硬，呕吐而下利者，大柴胡汤主之。（165）

仲景多处言心中痞硬，实过于简。细论痞硬，有饮热结，如陷胸一类；有痰气结，如旋覆代赭汤类；有虚热结，如泻心汤；有浊阴与里气结，如桂枝人参汤类；有实热结，如承气类等。此处呕吐下利，必知中痞为实，当以攻下，又因发热，必调气以除，大柴胡汤主之。

病如桂枝证，头不痛，项不强，寸脉微浮，胸中痞硬，气上冲喉咽不得息者，此为胸有寒也。当吐之，宜瓜蒂散。（166）

病如桂枝证，无头痛、项强，知邪气非结于膀胱经；寸微浮，可见于表证，亦可见于里气跃然欲出外，于表气相得；胸中痞塞，气上冲咽，更知是胸膈肺中有积，里气欲跃外，故寸脉主上而浮，此当顺势，上应上解，以瓜蒂散吐之。内伤见此证，肺中痰饮，以桂枝去芍药加皂荚汤（《备急千金要方·卷十七》）吐之。言胸中有寒，喻嘉言言："寒者，痰也。"后有从此者，我以为不然。痰者亦可与瓜蒂散吐，但此证应当是寒，寒主内气收引，如不在里经，必吐而跃之，无不妥。痰者亦可吐，总不外乎痰结，亦是阳微。热痰宜清化，不宜吐。况此条文，胸中痞塞，气上冲咽喉，不得息，俱是里气结证，非独指痰也。

病胁下素有痞，连在脐旁，痛引少腹入阴筋者，此名脏结，死。
（167）

何为胁下？彼是从阴气化津与津降阴气之所，少阳降阳分气由此入阴，厥阴本气返太阳，厥阴客气自阴分而由此化少火。胁下位于阳分，凡素痞者，固邪不去也。凡邪气本不入阴分，以入阴分之邪气必客阳位而显，不与阴分本气交而病本气，但病机所在为阴分本气病。若邪气入阴分而从深位显，是无阳，脏结是阴分阴位逆气病。小儿高热病危，掐其阴茎，不可以为是热盛谵妄之中胡为，此亦是以厥阴阳气尽之脏结也，当与吴茱萸、真武、四逆汤类。

伤寒，若吐、若下后，七八日不解，热结在里，表里俱热，时时恶风，大渴，舌上干燥而烦，欲饮水数升者，白虎加人参汤主之。
（168）

表里俱热之阳明证，何以恶风？是腠理随气热而漫开，气热出而温养不及。凡气能温体者，必有内降之径，此诸热从中而出，内降不及，体表虽热亦温养不及，恶风而阵阵感寒。若阴不伤，则汗出不恶风，不可以为此恶风为太阳不解。舌上干燥，欲饮水，当以白虎汤清气，而人参回阴气，人参得黄芪则温、得石膏则善治阴伤消渴。温热病当以西洋参，人参白虎汤中之参以洋参最佳，人参亦良，太子参、沙参重用亦可，党参最次。脾胃杂病党参可代人参，而人参白虎汤、人参新加汤、茯苓四逆汤类中人参尤不宜以党参代，以党参能补气，不善回阴。

伤寒，无大热，口燥渴，心烦，背微恶寒者，白虎加人参汤主之。（169）

燥渴而烦，无大热者，可知卫分外位邪去，二者阳分阴气疲惫，阴气实者，阳火可以上也；阴气疲惫者，阳火内炽于阴气位，此与所谓阴阳制约之论异也。背为阳分内位出外气之地，体背热若燔炭者，是热在阳气位；背微寒而内气燥者，是热在阴气位，故以白虎加人参主之。

伤寒，脉浮，发热无汗，其表不解，不可与白虎汤。渴欲饮水，无表证者，白虎加人参汤主之。（170）

表不解者，外位郁，外位郁闷者，须内气托而能言透也。渴欲饮水，是内位阴气燥，石膏配参，能杀浮热而降阴气成津。

太阳与少阳合病，自下利者，与黄芩汤；若呕者，黄芩加半夏生姜汤主之。（172）

太阳余热未清，而少阳郁热起，见下利者，应用芍药止利除寒热，加黄芩清解少阳。呕者加半夏、生姜以降逆，此条须明药证。

伤寒，胸中有热，胃中有邪气，腹中痛，欲呕吐者，黄连汤主之。（173）

胸中热者，过在太阳阳明之气分，仲景之论，于阳明证，凡热在气分，腑实之结亦以气热入腑气，腑内唤作结证，故不可言胃中有热。见胃中有热者，即是阴分病，阳分言之止言邪也，以阳分病邪气，阴分病内气故。既言胸热在气分，方中却无清气之药何故？以阴阳二分治法不同。阴阳分俱现病症，当以阴分为枢；升降俱病，当以降为顺；阳分之病，上、中、下位当取浅位为枢；阴分之病，上、中、下位当取深位为枢。此病见热于气，责机于深位之不降气，过在深位，病及中位，以桂从浅位透之；过在虚痞不降，内气疲惫，以人参、甘草、半夏、干姜与之；见邪逼内气伏结深位，漫热于气，以黄连杀之。

伤寒八九日，风湿相搏，身体疼烦，不能自转侧，不呕，不渴，脉浮虚而涩者，桂枝附子汤主之。若其人大便硬，小便自利者，去桂加白术汤主之。（174）

伤寒八九日后，气受阳分，邪或罢或否，不生变证，则肉腠开而血气内流。若风气不去，以肌肉虚罢，阳位气不行肉中之津，或感水湿，以致邪受阴邪陷肌肉经络而成风湿状。烦疼知是过在阳分，不能转侧知是经筋受痹。浮虚者过在阳分凿然，涩本为阴气虚或脉血淤，但见于此症中，涩主阴分化气不足。去血脉筋骨中之风气宜桂枝，去血脉筋骨中之湿宜附片。小便自利而大便硬，是水津逸行不归回胃腑，重用白术以敛阴气，升胃津，去肉湿。生白术大量则实脾气、生胃津。何以去桂枝？盖小便自利是太阳脉中津气流行，故不必再治太阳。

风湿相搏，骨节疼烦，掣痛不得屈伸，近之则痛剧，汗出短气，小便不利，恶风不欲去衣，或身微肿者，甘草附子汤主之。（175）

上条文为风湿在血肉，身体烦疼；此处言骨节烦疼，仅见无恶风不欲去衣者，可与麻黄加术汤以发其汗。但有掣痛不得屈伸是寒气内陷，知当加附子；汗出短气，小便不利，身微肿，知是寒重湿盛。湿在肌肉则麻木酸痛，湿在筋骨则重着不举，湿在血脉则流于肺而短气，流于表则汗出，盖因阳不通也。故以甘草缓中，制附子之峻；白术行皮内之湿；桂枝通达血脉而得附子祛营血之湿气出表，又通调太阳经气，而将内湿化归膀胱，通调小便。温病有"通阳不在温而在利小便"之言，我伤寒有"利小便不在引下，在于通阳"之理，此为我学《伤寒》之心得。

伤寒，脉浮滑，此表有热，里有寒，白虎汤主之。（176）

此表里者或言阳分上下二位，浅位有热，而不言表不解，是上位气热，里有寒，是内位气弱。上位气热与表不解之热有异，上位气不自热，唯有二因，一者邪客，如太阳表证诸治法；二者逆气脱出，是阴分内气病，可见少阴、厥阴。此条文似不言此二因，则可能是仲景时代对温热病初起的治法思考，虽太阳病前几条即言所谓风温概念，但于真温病者又似定义过简。有病气外邪温毒，内气强者，内外迅速皆热，误治后尤剧，如宋本条文第6条所述。而内气弱者，热于外，此热麻桂不中与之，脉见浮滑，是内气弱而邪不内陷交正气，热止浅位肌肉津液，以白虎汤透之。此条文简错漏可能性亦大，此解注尽力而以宋本条文描述为引自言六机辨病思路，不代表对本条文的定性看法，若有对条文混淆误导，文责不负。

伤寒，脉结代，心动悸，炙甘草汤主之。（177）

脉见结代，必有阴气虚；脉见结代，亦必有阳气损。心病应脉之结代，乃阴血阳精共病。凡病至于此，辛配厚味已无阴阳分之殊别，当须实精化浊、通脉散郁为治。现多见中年后诸病，莫执一端，当在六机之内，以杂病视之，厚味纯精，辛起动力而化水液津气。

六、六机选析名家医案

1. 李中梓治光禄卿吴玄水夫人案

光禄卿吴玄水夫人，腹满而痛，喘急不能食。或以中满治之，无效。余诊其脉，右尺偏大，皮肤甲错。余曰，此大肠痈也。先与黄芪、白术、陈皮、当归、白芷托里，三日而脉始数，数则脓已熟矣。用黄芪、皂刺、白芷、穿山甲加葵根五钱，连投两剂而脓溃如注，昏晕不能支。即饮独参一两，更以八珍汤补养一月始康。

（明末李延昰《脉诀汇辨》）

学生：怎么样知道是大肠痈呢？

文愈龙（以下简称文）：案中不是说明了吗？！右尺偏大，皮肤甲错。尺应伏而力缓，尺中急主少腹结，尺中涩主阴气亏，尺浮主精血亏。双手尺大，如果无力，主肾虚；如果芤硬主精虚。尺大而滑，主下焦有湿热；单见尺大，左手大主脏热癃闭，右手大主腑热有积，再加上一个皮肤甲错，怀疑肠痈。

学生：这个医案治法确实值得学习。

文：不要乱学习。像这类治法，李中梓可以娴熟判断转归用药，你未必，你即便能够，像文中病，先托里聚脓，再排脓使溃，脓溃如注，要放在现代，等脓溃如注患者马上就会去医院了，一检查还要怪你用药不当。他们没有中医治疗的概念，更不要说"昏晕不能支"还等你用独参汤来善后，一昏晕了就推急诊去，官司就来了。所以如果保守点的治法，从我们中医来说，消中满肯定不对证，可以用黄芪、人参、当归、芍药、花粉、瓜蒌、杏仁、皂角刺、蒲公英、丹皮、郁金、槟榔、甘草这样治，有效即会缓泻脓痈，腹痛渐消，喘急渐平；无效即可以送到普外去观察。

2. 张锡纯治郑子绰之女案

奉天大东关学校教员郑子绰之女，年五岁。秋日为风寒所束，心中发热。医者不知用辛凉表散，而纯投以苦寒之药，连服十余剂，致脾胃受伤，大便滑泻，月余不止，而上焦之热益炽。医者皆辞不治，始求愚为诊视。其形状羸弱已甚，脉象细微浮数，表里俱热，时时恶心，不能饮食，昼夜犹泻十余次。治以此粥（按：山药粥），俾随便饮之，日四五次，一次不过数羹匙，旬日痊愈。

（张锡纯《医学衷中参西录》）

学生：这真的是用药精纯，太精彩的医案了！一味山药竟然有这种疗效！

文：很简单的医案，先是苦寒伤中，又是小儿之体，无阴证，脉细知阴气不足，但是过在阳分阴气，病不在阴分。先虚热滑泻，无实证，当先止泻，因为这是阳分阴气虚热，用缓中益阴消热之法。山药能治虚羸，能止泻，能益阴气，能实脾气，能退虚热。就山药的功效来看，用在这个案例毫无疑问。就这个案例，拿给汤一新治，整个益脾汤效果也是一样的好。

3. 高夷清治案

友人高夷清曾治一人，上焦满闷，艰于饮食，胸中觉有物窒塞。医者用大黄、蒌实、陷胸之品十余剂，转觉胸中满闷，上至咽喉，饮水一口即溢出。夷清用赭石二两、人参六钱为方煎服，顿觉窒塞之物降至下焦。又加当归、肉苁蓉再服一剂，降下淤滞之物若干，病若失。

（张锡纯《医学衷中参西录》）

吴生：老师，像这个病案我感觉用陷胸也没有问题，但是用了之后反而更糟，按照课本理解就是因为脾虚正气不足。真的是这样吗？

文：这个就是一个简单的阴分气阻证，误治之后反而成为格证。也不能说是单纯的正气不足，而是阳分中阴位阴气衰，阴位因衰反离其位现阳位壅滞，阴气离位居阳位去了，实则还是阴阳逆，用大黄、陷胸汤，徒泻阳位之正气，不能泻逆气导致阳位主气完全变了，就更不纳外物了。

吴生：这个医案在一开始所述症状时，如果用半夏泻心汤加大剂量山药，我觉得应该也可以。

文：或可有效，至少不会至如案中所示坏变。其实这个病误治坏了之后，以白蜜一味应该效果也会很好。

4. 蒲辅周治案

张某，女，38 岁。

1960 年 4 月 12 日初诊：一年多来卧床不起，头痛，头晕，心慌气短，颈转动困难，身倦乏力，精神不振，腰痛腿酸，大便有时溏，小便正常，食纳不振，月经不调，口干不饮（西医诊断"神经官能症"）。舌淡红无苔，脉沉弦细数。属肝肾不足、阴虚阳亢之证。治宜壮水之主，以制阳光。因久服汤剂，胃气难任荡涤，故采用膏丸。

处方：桑椹膏每早三钱，开水冲服；杞菊地黄丸，每晚二钱，开水送下。连服一月。

复诊：精神转佳，食纳增加，每日能起坐四五次，大便已不溏，小便正常，有时胸闷，

起坐时周身发抖，头痛眩晕，睡眠不佳，左膝关节酸痛，脉舌同前。依前方加生熟枣仁各一钱五分、远志七分、夏枯草一钱，水煎取汁代汤，早冲桑椹膏，晚送杞菊地黄丸。连服一月。

三诊：已能起床下地活动，食欲渐增，但仍有头晕，改用养阴健脾兼治。早服人参养荣丸三钱，晚服杞菊地黄丸三钱。继服一月。

四诊：精神更佳，能出户外散步，饮食逐渐增加，大便正常，月经正常，但仍有头痛头晕，心慌寐差，舌质正常，脉左寸微感不足，余脉弦缓。病势虽有好转，但肝阴与心气仍感不足，治宜养阴潜阳并益心气，仍主小剂缓图。

处方：茯苓、茯神各五钱　生熟枣仁各一两　炒远志五钱　煅石决明一两五钱　珍珠母一两五钱　灵磁石一两五钱　淮山药一两

潼蒺藜一两　怀牛膝一两　夏枯草一两　黄菊花一两　冬桑叶一两
黑芝麻一两五钱　枸杞子一两　金石斛一两　炙龟板二两

共研为末，和匀，分三十包，每包约六钱余，每日一包，水煎去渣取汁，兑桑椹膏三钱，分两次热服。连服两月诸症悉平，外出活动；再服两月，痊愈。

原文按语："诸风掉眩，皆属于肝"，阳动则风生，肝缓则风息；阴虚则阳亢，液足则阳潜。本例久病卧床不起，头痛目眩，心慌气短，身倦神乏，腰痛腿酸，月经紊乱，食欲减退，症状虽复杂，舌红无苔，脉沉弦细数，总不外乎虚阳亢，水不涵木，肝风上扰之证。检阅以前所服之方无非补气补血，然久服无功，故初用滋阴为主，以膏丸缓图，庶不伤胃气，继则养阴和阳，终则滋阴潜阳，而见效甚速，诸症消失，恢复工作。

所以，蒲老重视以胃气为本。尝见慢性疾患，以汤剂荡涤欲速而不达，乃胃气不胜药之故。

（《蒲辅周医案》）

吴生：蒲辅周老师这个医案感觉方向没找对，效果太慢了是吗？后面补充了一句这个之前吃了很多补气养血药，没什么效果，是我想太多了吗？

文：效果可以更快点，但是按照蒲老治疗过程来说方向没有错。吃补气养血药没效，是因为根本不是气血虚嘛。所以这个病案虽然过程久，但如施今墨医案一样平淡而显功底。

这种病案在更年期常见。很多误治就是补气补血，脉象、主诉对应得都还是符合，关键是治法上要能化繁为简，这需要有很丰富的经验和对中医理论的自信。这种医案也没啥好分析的，很精准，其他的也没什么说的，细细感受老前辈治疗过程那种厚积薄发的从容。

吴生： 头痛头晕、目眩耳鸣，乃肝阳上冲；头腰痛、腿酸就是上盛下虚；舌红无苔、脉弦细数妥妥肝阴不足无以制阳，天麻钩藤饮、镇肝息风汤走起。如果用这个病案考试大概就这种情况吧？

文： 这个用天麻钩藤、镇肝息风完全是够不上嘛！真阴不足用左归丸倒是可以。没有什么肝火暴上的情况嘛，而且头晕、耳鸣这些都是真阴不足，哪是肝火啊？！后面用杞菊、夏枯草也不过是轻轻带一下阴虚余火，算不上标准的平肝治法。而且患者主诉症状总的来说以静态为主，而不以阳亢的动态症状为主，所以鉴别就是这样。若给我治大概就是夏枯草、枸杞、鹿角胶、山药、芡实、制女贞、珍珠母、桑叶、佛手、郁金、熟地黄、丹皮、泽泻、太子参这样。

吴生： 鹿角胶？

文： 这种是阴分阴精不足证。把握住用药，味道以甘厚为主，清寒为辅，加甘淡为佐，就能联系了。

吴生： 我或许没事应当翻翻《内经》。也可以用石斛，对吧？

文： 可以。

吴生： 石斛是属于甘淡类还是甘厚？

文： 甘淡。石斛在阳分，但有厚的一面，稍微厚气但不厚精，位置不深。位置在肺胃，主降，肺胃阴水，黄精位置都比石斛深。

吴生： 黄精看着就很甜、很厚，石斛看着像芦根。

文： 嗯。

5. 施今墨治案

张某，男，50 岁。病历号 52.41.381。1 周前，晚间外出沐浴，出浴室返家途中即感寒风透骨，汗闭不出，当夜即发高热，鼻塞声重，周身酸楚。服中成药，汗出而感冒未解，寒热日轻暮重，口干，便结，胸闷，不欲食。舌苔黄厚，脉洪数有力。

【辨证立法】

浴后感寒，腠理紧闭，阳气不得发越，遂致高热，虽服成药汗出而寒邪化热不解，必清里以导邪出，拟七清三解法治之。

【处方】杭白芍 10g（川桂枝 5g 同炒） 酒条芩 6g 炒枳壳 5g 淡豆豉 10g 鲜生姜 3 片 全瓜蒌 24g 薤白头 10g（同捣） 苦桔梗 5g 杏仁泥 10g 炙甘草梢 3g 大枣 3 枚 白苇茅根各 15g 紫油朴 5g 炒栀子 6g

（《施今墨临床经验集》）

吴生：这个医案用麻杏石甘汤作底应该也可以吧？加栀子、豆豉、枳壳、辛夷、天花粉、滑石，然后生姜、大枣，我如果接手这个病案会是这样开，和施今墨老师在效果上会差在哪里呢？

文：注意病案中提取的信息①感寒而病；②汗出未解；③日轻暮重；④口干便结。你所打算拟的方，方向对了，也会有效，但位置浅了点。至于你说的效果差异，一个人不能两次踏进同一条河流，也没法建立个模型来对照。你这个方子和施今墨的方子效果差异在哪？因为让临床说话是真的，我们纸上谈兵是没用的。这个案例其实在经方里面，大柴胡汤、大青龙汤，把用量调整好，适当加减也会有效。考虑为什么发汗没有解？

吴生：是不是因为位置不在那么浅的？

文：一开始是标准的麻黄汤证，坏成大青龙证，所以考虑他用的发汗药仍然可能是比较浅位的辛温药，徒扇热而没有根去邪气，反而导致内变，属于坏变证。

吴生：坏的过程不懂。

文：还是位置错误的发汗，导致邪气没有根除，反而内变。所以就变成脉洪数、苔黄厚，成为外不解而内气结。

吴生：是大青龙和白虎汤之间的层面吗？

文：不，这个不是标准经证，所以和青龙、白虎本证也有差距。这个还是太阳坏内气证，有点像大柴胡，但也需要加减。这个内结比白虎深点，白虎的征象是弥散而内蕴蒸腾的。

这个案例外感风寒而且很重，用不当发汗导致表不解而内热结，如果感邪很轻，内热就结到肺上去了，他这个本来邪气位置就深，这个不是传经哦！这个是坏变，因为他之前用发汗之法把胸胃的内气俱出于表位，如果表解，那么这个气就通畅了，就没事了。但这样未尽邪气，就会使内气不能畅达外腠里，反而引动出来的内气就会成为结气，邪气化热是一方面，结气引郁热又是一方面。把握住一个结、一个表未解，这里施今墨还是用了桂，不过是用桂炒白芍，没有直接用桂，既避免了直接用桂燥动更深层次的内气，又达到透气出表的作用。然后用薤白、瓜蒌、桔梗、枳壳、厚朴打开胸胃内结的气，栀子、豆豉、黄芩在浅位透气兼清热，但是这三个药位置还不够，又配合杏仁泥和以上的厚朴、瓜蒌从下导热，苇根、茅根是从津分利气。施今墨那个年代的这些老前辈，医案很平淡，看起来谁都能治，好像也不是什么奇难怪证，觉得这些证辨起来很简单，其实这种寻常病的诊治里面藏着举重若轻的功底，很难得。我很久不看近现代医家的医案了，但是施今墨这个人我印象一直很深，就是你看他医案就给你一种看高手拆招的感觉，其他医家尤其是现代医生，我很难见到给我这种感觉的人了，高明者固然很多，但能给我指教感的人很少。譬如现在很多人的医案，动辄言疑难杂症，用药上也是五花八门，一会引这个理论，一会引那个理论，甚至引西医理论，总体来说，就是乱糟糟的病案，闹哄哄的用药，最后半蒙半打地治好了，这些医案不精细。施今墨也好，蒲辅周也好，这些前辈用药都是有拆招的美感，而不是拿起棒就打的感觉。

吴生：嗯……很难拆，对我而言。

文：而且施今墨先生并没有刻意讲过《伤寒》，但是其用一些经方，譬如这个医案的桂枝汤，其他如旋覆代赭汤这类，都是糅合进他的杂方里，对病机分析很细、对方理解很透彻，而不像一些死搞经方的医生那种用经方用得像大棒打狗，招式舞来舞去，就那么几下，打上了皆大欢喜写进医案，但是也可以从这些人的医案中看到，其花招子有很多是打不上的。所以，我最早在大一的后半年，基本就用一张桂枝汤处理很多内、妇科杂病，一张桂枝汤被拆成无数招子。到了大二看到了施今墨的思路，就是感觉很欣赏，一直欣赏到现在。

民国医案中虽然没有很多古代医案里的那么波澜壮阔，但还是有些高手，能够给你一种从中医里面仰视的气质。

七、六机论案（兼评方剂、治法）

1. 补中实为开阳郁

陈某，女，61岁。2000年3月1日初诊。

患者经常便秘，曾服"三黄片""排毒养颜胶囊"，始能通便，后便秘渐剧。腹部胀满，偶有矢气，大便难出，甚感苦楚。察其面色略白，少气懒言，舌质淡嫩苔薄腻，且有板滞之象，脉缓弱，寸脉尤甚。

此系中气虚弱，兼有肺气闭郁，若攻下必有虚脱之虞，法当补中益气，宣肺畅气。拟补中益气汤加桔梗、杏仁。处方：

黄芪30g　生白术20g　陈皮20g　升麻10g　生晒参15g　当归10g　炙甘草10g　桔梗15g

3月5日二诊：服药3剂后，大便渐润，腹部胀满减半。原方加益母草15g，续服5剂。

3月11日三诊：大便畅通，腹胀消失。嘱患者今后勿再随意服用消导之剂，如便秘复发，及时来诊。

学生A：（以上是）今天讨论的一个病案，那个益母草，十分懵懂，特来求教。

学生B：有的医生喜欢用益母草治气虚，因为它比较平和，少量加一点起辅助作用。

学生A：治气虚这个也是巧啊！一箭双雕。不过他用了15g，总觉得还有东西可嚼。

学生B：可以咨询一下文老师，看看益母草还有什么玄机。

文：没啥玄机，这个方子去掉益母草一样会有效的。不过是在辨证的基础上各有各的用药习惯。既然便秘，不管其是虚是实，总有结气的一面，因实结气，破气以治；因积结气，通以治；因虚结气，养气以治。而去益母草加大腹皮，又可以写一篇补中益气汤加大腹皮治疗习惯性便秘的论文；如果加桃仁，则可写一篇补中益气汤加桃仁的论文；如果加酸枣仁，亦复如是。

不过用益母草的道理，以益母草能开内结，下通经水即是散结归经，所以大小便水湿不利而利。至于此案加益母草，以腹部胀满苦楚，前本以通便药凉下，多有内陷阴分之邪气，故如此便秘见晕眩疲软重，当先养气，而虽有虚象，可知非至虚颇而塞积，故虽用补中益气，但以黄芪托气，白术养胃津，白术本善生津通便，余药皆以升降立法。

此案若以大腹皮易益母草也会有效，不过益母草能导内陷之邪气有出路。一味升清，如有内陷邪气总不是完美的治疗。而且这个医案把病机理细也不算气虚便秘。先杀胃气，以让气伏阴阳二分杂章无绪，故中气之津益不得媾和而生，但虽见虚象，还是结证。如果是真正的典型气虚便秘，必然见服药后缓，而后虽注意生活调摄却常常复发。需常服某方数月得安，这种才是病机根在气虚，现在内结。而这个医案是根在内结，现在气虚，所以一般吃几副类似的补中汤，如注意生活调摄，常不会复发。

学生 A：因为说到面色白，少气懒言，就自然想到大概是中气不足，果然理解粗浅了。

文：确实是中气不足啊！但这个中气不足是环节无问题而只是中气无力？还是中气的各种来源秩序的环节都有问题？只要环节有问题的就再看病机，是每个环节都是指向虚还是停在环节？单从主诉四诊就挖不下去了。凡是挖不下去的，就做真实病机推论；挖得下去的，挖到最后的结果做真实病机推论。

再多说一句。所有教材的所谓辨证就是个大概念，其中病机都是模糊的。譬如肝阳上亢，阴虚生风，气虚发热。啥子是肝阳上亢？啥子是气虚发热？每个环节都要挖清楚。要像西医生理病理学一样各个环节因啥子要素而出现某种结果。不是一句：肾阴虚了，肝肾同源，肝阳包不住了，就上亢了；也不是一句：气虚了，浮气上跃了，虚阳亢于外了，就发热了。

气虚便秘同理。不是气虚了，清气不升了胃就不降浊了，大便就难了。气虚便秘里白术指征、当归指征、黄芪指征、党参指征、甘草证的指征、桔梗证的指征、升麻证的指征都是不一样的。最后是气虚引起津不利（类白术），还是气虚引起气不降（类升麻）、气虚引起腑无力（类当归）、气虚引起结气塞（类柴胡）、气虚引起食无力化（类党参）等。

中医有自己的生理学，只不过支离破碎于各种经典和医家治疗里。看各种书，形成自己的生理学观念，就能把每个主诉像西医一样，很细地对应到我们中医的生理病理判断里，而不是一句笼统的辨证。

2. 血热多见阴伏邪

女性，18 岁。反复经期痤疮，溃烂，经过消失。经血色红有块，舌脉不详，余症不详。辨证为血分热，治以犀角地黄汤，重用生地、丹皮。2 剂见效。

问：这个为什么会月经期间痤疮，首先我想到的是《伤寒论》太阳病篇的热入血室，月经一来，在表浅层面的邪气就迅速跟着血气深入了；然后想到的是女性月经主要也是三阳经去推而形成的。然后这个病案里面阴分有邪，月经一来，下推的阳气就跟着堵起来，形成痤疮。

答：这种医案医生的经验成分占了很大一部分，这样治见效，那样治也可能见效，反正就是清热嘛，位置对了，丹栀逍遥配二至、知母也可见效。凡经期病，因月经而发的，无纯阳分证。月经期间痤疮有很多情况，但是溃烂，必是邪毒内陷阴分久矣。凡杀毒者，必用凉药，温药杀毒俱在借内气。所有凉药之共性全在杀毒，只不过因药性而异。为啥经期而发，因为经期血室空虚，邪毒则伤形。由伏到现，恰恰不是深入，而是浅出。经期能浅出的，才会伤阴脏，也才有外现面部的机会，阴脏可以直接通过气血沟通阳形。

3. 关格常是逆阴出

文：关格病，也不是单纯正气不足，而是阳分中阴位阴气大虚，阴位阴气离位而居阳位，故见阳位胀满，实则是阴阳逆。徒以泻阳位之品，则阴气更虚，反而阳位无主气，就更不纳外物了。

4. 腹胀病心在厥阴

问：某乖娃娃喊我问你一个病案，心脏病人腹胀数年，他老师开了处方，他不能理解，我自己看了一下，觉得是厥阴转输阳气的脉道不利，所以用黄柏、砂仁、附子开路，龟甲、牡蛎镇摄虚阳（具体详细症状及处方在聊天截图已无法显示）。

文：你说得对，是厥阴的问题。阴分阴气虚耗致阴分阴气不纯，浊气充塞阴分病位而引起腹胀。辛苦配伍，譬如干姜、黄连、黄芩，位置在阴阳分间，薤白、黄连、黄芩在阳分。此案附片、肉桂、黄连、黄芩类，位置在阴分气位，配上五味子、龙骨、牡蛎以涩阴气。因为这个有阴气大亏的体质和舌脉，其实就用五味子、人参、麦冬、枣皮、龙骨、砂仁、山药也会很好。方中附片、黄连、黄柏、槟榔、大黄去掉了，吃方子内剩下的药也会有效，这些药加在一起不是阳虚，也不是腑实啊，是在涤荡阴分浊气，而把阴气补上去浊气也会散的。如某君分析是滋阴过度，需要化开，完全是混淆。所谓滋阴腹胀，成不成立？当然滋阴会引起腹胀，但是滋阴腹胀原因是啥？位置不对啊！你滋到阳分去了全部都成了阴分气化的负担。你位置到了阴分，不管用附片、细辛还是其他药打开通道，反正你把阴气滋到位置够深的地方，就是能量了，而不是负担了。

5. 五苓治火在通阴

邓：这个患者口干，脸干疼，重度痤疮、红肿化脓结节满布，为啥你用五苓散？

文： 脉象支持，舌头也支持我这样用。最后效果也很好。

邓： 但是患者口干、脸干燥起皮，这些用利水的五苓散不会让他更干燥吗？需不需要加点滋阴的？

文： 你当是买菜讨价还价吗？有点干了，我又要用五苓散，又怕五苓散利水增加干燥，再加点补阴的，我有病啊？！临证就是见招拆招，哪有这么中和一下那么迁就一下的？想让你开的每个方子都没有偏性，热了加点寒的制约一下，滋补药加点化湿的佐助一下。有些情况这样微调是可以的，但还是针对患者的具体问题，该怎么用就怎么用。再者说了，哪个告诉你五苓散是利水剂？如果五苓散就是定义为利水剂，那以后科室的速尿都换成五苓散算了。

邓： 那五苓散是个什么方子？

文： 五苓散就是一个治疗阳分伏阴的方剂，除此之外的解释都是在阳分伏阴基础上来讲的，所谓水湿阻脾阳啊，太阳经气不利啊，膀胱蓄水啊等等，这些都是依据阳分伏阴的根本病机来说的。所以满足阳分伏阴的这个大病机，细化到主诉药证，不管你是水少了还是水多了，五苓散照样用。

邓： 淡渗利湿这个东西就不成立了吗？

文： 为什么不成立呢？也不矛盾啊。淡渗能够利湿，但是前提是有余湿需要利，邪正标准是符合药证的，所以有些经气不利、膀胱蓄水的癃闭，五苓散吃了小便就多，有些尿崩证用五苓散反而小便量变少。临证中开五苓散，有的人开始几天尿多，吃到后面再也没有那种利尿的感觉了，那是因为前面的前提与标准已经变了。在一个标准体质下，吃淡渗药还可以缓中生津。所以，《神农本草经》里面茯苓、泽泻这些都是"久服轻身"的，现实中茯苓、猪苓、白术也算药食同源的，尤其是中精不足者，吃这些还可以生化精气，降浊阴。这个就是六机，以邪正为纲，升降为纬，阴分阳分为参，再提取四诊信息，在杂病治疗中更为精准而客观。

6. 调神当在阳分开

文：（某震颤病）姜、桂配石膏，这样用你的思路是啥？

张：你先说配石膏咋了？

文：就是问你这样用的思路是啥？

张：就是柴胡龙骨牡蛎汤加减，石膏是学的刘绍武的用法，他说石膏可以调节植物神经功能紊乱。

文：那你就听不到我夸你了。拾人牙慧，植物神经都出来了。

张：那你说说石膏的道理呗。

文：你这样用如果有自己的一套想法，经方药证就算入门了。刘绍武啥子调心调神汤，都是伤寒体系很经典的范例。

张：我觉得他那几个方挺好用。

文：只不过他没在作品里说清楚，或者他也只是有感觉，并不能说出道理。

张：是，他好多都用西医道理说。我理解吧，这类病西医说植物神经问题，可能与中医心君问题有关系。

文：这类药证的疾病，跟心没关系。

张：这石膏肯定不是传统那种定义的功效。

文：桂枝是阳分阳位一证，干姜是阴分阳位一证，石膏是阳分内位一证，柴胡是阳分阴位一证。拿你开的这个方子来说。

张：嗯？

文：其实病机就是邪气离经，内变阳分气津经三位，到了气、津、经同时出现病变，所致震颤麻痹这类，没有到阴分，不用啥子补肝肾阴虚这类，针对这种情况。

张：是的，20多岁，身体不错，没有啥子明显肾亏阴虚这类征象。

文：在阳分各个位置清透化，所以这些药这样配伍，会成清气调津透邪的好方子。

张：我这猫画得可中？

文：因为还有经的病变，还要把邪气往外赶，所以不用啥子常规的清热生津法，而是用这种气津共调，说到底也是一个神的病。

张：所以用调神汤嘛！心主神明嘛。我是这样想的。

文：跟心无关，神的病变，按脏腑来说，五脏病，心、肝、脾、肺、肾都可以引起神的病变。但是五脏病在六机里面病位就是一个字"脏"，也就是五脏病，也就是脏病和阴分病变引起的神乱，跟你治疗的这个案例不一样，这个病位比脏病浅得多，那么除开脏病，影响神的还有啥子？

张：经络啊，邪气啊，这些。

文：神的影响因素只有气、血、津、精。经病、腑病、经络病不入血、气、津、精，也影响不到神。但影响血气津精，也未必影响神，因为能乱神的血、气、精、津的致病因素，病位不能太深，病位一深，就成为局部病。

张：有理。

文：必须要在阳分，或者阴分病反映到阳分，阴分扰阳分这类。

为啥子？因为阳分才是能量布散用开的位置，影响到阳分才是影响到一身之气，这样才会反映到神上来。

张：涨姿势了。

文：再举个例子。肺痈，多数情况还是热证嘛，但是肺痈属于脏病，位置在阴分，而且是肺体病，阴分药不只是附子这些，败酱草、桃仁这些也是阴分药，当然肺痈会不会出现高热、神昏、狂躁的石膏证？或者再进一步出现需要凉血开窍的情况？类似种种，凡是脏病影响到神志，那么其中一部分或者一大部分能量热气，必须反映到阳分来，虽然病还是阴分病，不是阴证就等同于阴分病啊！阴分病也有热证，如果一直不反映到阳分来，那么有些病再痛苦神志也会很清醒。

张：可能就类似于少阴，对吗？文：类似三阴病。如果影响到神志，一定有病气在阳分反映，所以神志病极少有绝对的寒证。

张：嗯。完全的寒证很少有神志的问题。

7. 过在内位病外气（记与某生讨论其胞弟外感）

患者，男，23岁。主诉高热不退，头痛胸闷，清涕带血，腹泻水样便，饮水即泻，入夜则寒冷异常，似有疟象。舌苔厚微黄，略似积粉，舌体胖大，齿痕遍布，间有裂纹。

赵：我拟处方：茵陈30g，厚朴15g，草果10g，槟榔10g，知母10g，黄芩15g，柴胡30g，滑石20g，桔梗15g，葛根20g。想加石膏，妥否？

文：此病似有膜原少阳感邪之象，实则病位全在太阳。此是太阳内坏邪扰病，与经受病与邪受病大不相同。不加石膏，以无明显气热，也无热闭郁气表现。

赵： 为啥在太阳？

文： 我拟一方：柴胡 30g，青蒿 30g，升麻 20g，茵陈 15g，葛根 30g，黄芩 15g，滑石 10g，黄连 6g，生姜 10g，法半夏 15g，连翘 15g，僵蚕 15g。我虽仍用柴胡、青蒿，非是旨归少阳经，而是透扰津之邪，以葛根、芩连清透扰胃腑之邪，以生姜、半夏温胸而使太阳内位能量有力，连翘、僵蚕透外之杂气。虽不见桂枝、麻黄，是以此病乃太阳邪气内衰而不入里经，扰表里诸位，绝不在深经，也不归属深位，病机当是如此。所谓见疟象者，实是太阳疟，与少阳或温疟无关。

赵： 那么可以用桂吗？

文： 用桂亦可，不过由于杂因太多，亦不首选用桂。用桂的话，可以参照桂枝二麻黄一方做加减，但如以桂为底方，加减平衡要素过多，反倒复杂，不如径直以坏位来处理。如果你的方子不用桂，那么就要保证外透途径通透，如果用桂，就要保证今夜内降充分。你的方子中，余药无大碍，唯一知母似嫌，可以撤下，若用你的方为底，当去知母，加芦根、升麻、桂枝、人参。再多言几句，何以知病位在太阳，以此症状虽看似严重复杂，如人体质强者，不药而待一二日之日暮自解，以太阳疟若解从此时，太阳荣卫余邪，虽有旁入干内位，外解后诸症自愈。

赵： 受教。

后当夜反馈，其虽处方与之，但患者当夜不药而愈，诸症竟失，始信病位在太阳之说。

类此外感案，或今医学多以热病上手，实是伤寒经坏病。经病有经传病、经受病、离经杂病、并经病。关于经坏病的类型现在很常见，但治法上多流于杂病和温热病治法。此案用达原者，病非是膜原受邪，邪只在太阳阳明之间，虽有寒热往来，亦无半分受邪少阳，乃津液内陷，邪随入阴，仍为太阳疟。诸他经之象，乃扰非受。

金缕曲·无题

得矣一狂僧，素卷遮，难为人语，不自问心。他亦不声高与低，凭此会谁意？空作乱，故人福安。只是别后常含涕，衷肠诉，可为群众嘻。惊弦断，怀戚戚。

十年伴作眼中戏。拂长袖，痴唤嘤嘤，遮了煞光。幕下从来无顿挫，压死一片寂静。是难信，故不寐目。晦朔来往也冥冥，人间事，君罢我后行。也平凡，说到底。

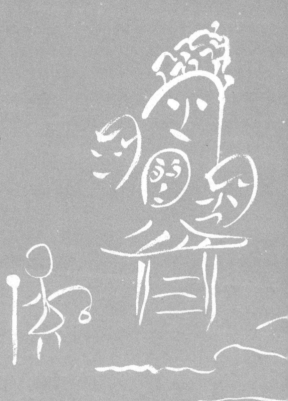

临证实践

临证实践

一、临证心得录

1. 寒久伤营，故久寒莫忘填阴。

湿久伤筋，故久湿莫忘行气。

风久成瘕，故顽风莫忘活血。

火久则塞，故炎症莫忘通阳。

燥久则五脏疲，故久燥莫忘补气。

人久受暑则内洞，故长暑之地莫忘温中。

2. 其手汗一症，久而不愈，多非常规阴虚湿热，真阴虚不敛者，地黄、十大功劳叶、麻黄根、仙鹤草、墨旱莲、五味子佳；湿热宜用青蒿、龙胆草、茵陈蒿中清下利。而非常规手汗症，一者营卫不和，桂枝汤主；二者表郁内水，大青龙汤发之；三者表里气乱，邪气阳分流连，小柴胡加麻黄汤；四者阳明气弱虚痞，白术芍药栀子汤；五者胸阳结阴水，心推水液出四末，大陷胸主，葶苈子亦主；六者阳分筋膜结饮，水时欲从气而发，发之不得，流于阳气交经之处，木防己汤类主之；七者邪在阳分三焦，麻杏石甘汤、越婢汤主之；八者阴分不升，五苓散主之；九者阳分不降，五苓散主；十者阳分克重阴，真武汤主之；十一者阴分脏结，真武汤主之；十二者中土蕴湿，上下不得，三仁汤主之，藿朴夏苓汤亦主之；十三者太阳经邪漫胸阳，阴邪以胸阳化气而生阳水，去桂加苓术汤主之。

3. 所谓发寒热者，阴阳所不顺也。能以寒热时发者，其逆在阳，其伏邪为阴；其逆在阴，其伏邪为阳，然所出者莫不是阴阳之交。凡气上下不表者，以兵法之破而立，大气一转，所谓常态如是。有气虚伏邪，观其阴分、阳分所乏何者，具以慰之。

4. 杂证以升为枢，以降为顺。杂症实无阴阳，亦有阴阳，阴在阴分，阳在气机；阳者未如真阳，阴者不及真阴。所以半阳以升，半阴以降；全阳则煎真阴而反外漏内升，全阴则伏诸鬼魅；外不得里气而闭郁，内不得真荣而浊降。

5. 有鬼入身，入阳道者肝气大热，暴然大渴，不欲阳光，卧冰争饮，实与阴虚类似，然其阴分无异，此是阳分大受阳邪，当大苦大辛，莫以甘酸淡味，否则阳道病罢，患者能知大效，实则引邪入阴道，客月当伏，再更年月杂病多起，而患者以为自得之病，实在也非。有鬼入身，入阳道下阴分气机者，现阴道之阳相并阳道，二阳煎熬，病家面色绯红，小儿则惊悸哭闹，以安神定志镇惊之药能收效，如配伍机械，则反复不愈，必等一旬病减，二旬再减，三旬之后或愈或相持如是，当以甘淡济阴分水，辛味开阴道气，见深用酸，见浅用苦。有鬼入身，直入阴道者，其或癫或萌，当厚味血肉有情之品先饲阴道，举以大辛，挑以薄辛。火出阳道，以苦定之；火出阴道，酸以平之。

6. 春三月，太阳虚者病少阳，阳明虚者病温病，少阳虚者病太阳；太阴虚者安，少阴虚者病阳明，厥阴虚者愈。

夏三月，太阳虚者病中腑，阳明虚者病太阳，少阳虚者病阳明；太阴虚者病太阴，少阴虚者病脏腑，厥阴虚者病经络。

秋三月，太阳虚者病少阴，阳明虚者病里脏，少阳虚者病少阳；

太阴虚者病少阴，少阴虚者病于肺，厥阴虚者病阳明。

冬三月，太阳虚者病太阴，阳明虚者病少阳，少阳虚者病厥阴；太阴虚者病太阳，少阴虚者病温病，厥阴虚者病少阴。

7. 大阴之病得于大邪，大阳之病得于精不固。阴分之病得于久积，阳分之病得于郁。人身无有余，有余者命数有余，不足者念想不净。常识此者，别无养生；不了其意，养死躯尚且折腾不得，何况真命？

8. 有肺病者，体病是阴质病，阴质病多合阴分阳分病、肺气病、六经病等；肺体之病，多见于慢阻肺、肺痈、肺纤维化、肺结核等。治体必用活血，养体必用补阴；阳分有邪必开肺气，阴分有邪必温肺体。杂病必化痰饮。有燥而干，滋阴也好，清热也好，治痨也好，人所常识，此中无论何治，亦要开气；既然已燥，阴分先损，以肺脏而言，阴分一损，阳分必郁，阳郁阴损，乃浊流则积，故治法中仍不忘通阳。

9. 有病类病，医者言无病，患家自言受苦，所述症状，时轻时重，有此有彼，常法不应，确无阴阳寒热可循者，实则病在阴阳寒热，先以大剂量柴胡桂枝汤与之，随其所述则顺其加减；再不愈，则以涌吐。凡此类病，病伏阴分，气郁阳分，只可破或升，降亦只能降阳分浮气，不可降血。

10. 凡病有得，先病气，后病经，再病脏；病气者阳，病脏者阴。病者有来有往，有因有果，来者顺而送之，往者关门扫之；因者导之，果者慰之。气病是不速之客，力强能辱之；经病是堂前债主，好茶好酒打发之；脏病是家中顽儿，姑息而教导之。气、脏、经三变反为病愈良机，善调方药者，能于乱中得势，看似危急，实也是不可多得之机会，譬如以上举例，三变如不速之客临门、债主堂前相逼、顽儿家中吵闹，用药得法，能让不速之客羞而退之，债主见而避之，顽儿慑而静之。

11. 是人则饮食五谷，外受六淫，内结七情，万病发于气机不顺，常人多见郁脉，何况病人？看青年人之脉，肾水有根，宣畅有度，不跃不沉，三部无突，知此人顺；中年人之脉，关上不结，内气有根，不见促急，阴取有跃，阳取不燥，知此人贵；老年人之脉，凡体衰之后，脉能归阴，呈现弱象，知此人寿。

12. 春气来复，人气首纳于筋膜，吐纳不净，筋膜先热，真阴不足，而后热于上焦。

夏气大化，人气首纳于皮腠，夏气过炎，大火外越，中阳疲惫，先寒胃腑，后寒经络，再寒肝肾，故夏季看似阴亏易，其实乃阳虚之时。

秋气外肃，人气首归留于气血，故秋时不宁，则血燥津干，肝火则上炎，所谓春天升肝，但春生之季，肝火病反少，以春时肝升至清之气。所言火者，必为郁火，不可见郁火认作肝火，盲用苦降泻肝还云顺时，其能得效，也使邪气内着，夏发之则病热，秋发之则损脏，故秋气之火才为脏腑之火。

冬气内藏，人气回于阴分。冬气过寒，人纳外气则少，里气则降浅，阴分损也，降而不足则升时反浮，故春温病；冬气过温，人纳外气则多，里气降足，而里阴不下流，先病温热于冬，次病气郁于春，故暖冬后春天之热，多以气机病而不为伏邪。

13. 天地有精气以化，人身有精气以行，所谓移精变气，精气不并则神乱。我明精气之出入，我能掌自身神气，浮者以降，燥者以安，邪者以透经络，郁者以开；不安者我慰之，不服者我撼之；气不足折以药补之，杂气相交我亦以杂味和之。

14. 肾为生痰之源，胃为储痰之器。凡真痰者，降肾气则浊水下行；假痰者，行胃气则水津布流。人身之浊气，治在阳，根在阴，去浊宜通阳气，根在阴者，大成阴气，则浊气无生。

15. 木僵一病，震颤麻痹至于萎废，二便不得自主。此病起于内气，废于外气，故今人谓之肝肾不足，虚风内动，一味滋补肝肾，有时效而久则缓废，名曰治本，实则标本俱不治也。此病起于内气，内气下阴分先损，后而所出大火以阻肝阳，肝阳不升，才有邪风，故肝阳非火。肝阴同源肾阴，肝阳同源肾阳，肝阴损可及肝阳，见肝火渐上，非谓肝阳实，正乃阴损及阳，肝阳颓也。肝阳颓而后肢体不用，见于震颤、僵硬、麻木。内气不协肝阳，而上升不清，而见烦躁，所以言颤动者，经络已病；所以言僵硬者，肌肉已病。病在经络，当以葛根桂枝花粉汤，柔筋通气，加减以石决明、大黄、五味子、全蝎、蜈蚣以助镇邪火，酸以和肝阳；病在肌肉，当以麻黄汤以发，或以芍药甘草汤以柔；病在内气，当以柴胡龙骨牡蛎汤以内外交合，内气及脏，急需填充其内精，但仍不可忽略经气，柴胡、枳实类常须配伍。

16. 重阳为火，阳气不通亦为火；浮阴为火，阴气不纯亦为火。凡气失其位即为火，凡阴不顺不积即为火。人身阴气不足，则不能内感气象；人身阳气不足，则不能外御邪气。阴气不亏，内感毫末能通神；阳气不亏，外御六淫能去病。

17. 有病类湿热证，其人症似湿热，患家言湿热，以湿热方亦得效，奈久而隔靴搔痒，医家叹："千寒易去，一湿难除。"实真愚医以愚患家也。此类杂症，是否言湿热，当细凭舌脉。舌质无神，苔腻而根固，脉滑而位低，沉取反得燥象，此病在阴分，已成固痼，自拟伏阴汤以主，附片、大黄、芫花、干姜、黄连、细辛、蜀椒、白薇、芒硝、防风、人参、黑丑、檀香、龙胆、徐长卿。

18. 人体既成半阴半阳，纯阳为神，纯阴为鬼。言小儿至阳之体，不过年岁未高，禀冲先天化气也。故小儿之热尤可以后天阴味之品以降；去先天十岁，后天阴气则长一成。后天言阳气者，并不在温凉，而在通塞；阴气有补法，阳气唯通法。以言温补者，必兼补阴气，此化气之根；以言补阳者，必通其道路。道路不通，阴气先绝；身脉不通，则发为不用；阴阳不通，则现衰变；上下不通，则为厥证；病位不通，则积邪气；阴阳离决则死。

19. 咳喘一症，其治法颇多，能明五脏、内气、阴分、阳分者，于此病症能掌握大概，其下手也捷；不明此者，但知一脾、肺、肾，白痰寒湿、黄痰热，肺气不宣、肺热重，如此等等。功底若深，能理细致，其余俱是隔靴搔痒，时效若有，而后言慢阻肺者，病程也长，断根也难，附会"内不治喘"种种说法，实不与病机生理细考，其人名中医，实为药工。所谓咳嗽出于肺不过借肺之通途，久咳在里不在外，在气脏多变不独一位。所谓见痰者，败气也，白痰为阴水，黄痰为阴水受阳分逆气。咳而胸闷者，是内气不谐外气，所谓开肺、宣肺者……名为肺亦不独肺。喘家以阴水损而喘，以客邪深而喘，病位若浅，内气频动以振奋；病位若深，内气不足以鼓动，凡现心衰、呼吸不至之象。有治喘咳痰饮，先必言去实而后补虚，此论可做部分之凭，不可俱言虚实夹杂先去其实，看似步骤精当实也为误。若实在之邪得于外，可先去之；若实在之邪本发于内虚，不大补虚反扬汤止沸，何日得息？况外得之邪，若已现虚象，则风不为风，寒不为寒，俱离常规邪感之本性，此入即夹杂，所以何治，哪有常法，不过见招拆招而已。

20. 痿痹之成，病在津、筋、气、血、脉、骨六部，此六部之后再言六经、藏象。津有损有蓄，筋有劳有废，气有阻有积，血有枯有瘀，脉有滞有痹，骨有满有蚀。津通于气阳，生于五脏，余于气血，出于脉道，蓄于筋膜；筋通于血脉，成于肌肉，主于肝血，伤于津气，废于伤劳。气、血、脉各为身中大气内里脏精所化，恶于邪阻，毁于内劳，废于交表不顺；骨得于精中最阴，体成身里最坚，阴水不断，骨气不乏，病位至深，故表浅邪气畏阳邪以焦上津，深里邪气畏阴邪以浊真水。

21. 病发皮部，或因毒虫，或因邪客，而发痛见毒、痛痒之症，恶清喜浊，此当以童尿淋之数次，罢后再行清药，或以纯净无污染之黄土、红土、褐土以地水和之外敷，忌黑土，喜硬土，泥淖之土不用。去毒者，童子下窍水是纯阳浊物，能罢一切结毒浊气；黄土是地气根华，能收浊毒，能净阴水杂质。

22. 病泄泻者，言为脾胃，实亦不独脾胃。泄泻之证，病机百条不外邪气病、内气病、本气病三条。六经皆有泄泻，太阳泻，以葛根麻黄汤透阳分郁气为一治，柴胡桂枝汤搜内外风气为一治，葛根芩连汤透外肃津为一治，五苓散除阳伏阴邪为一治，十枣汤除膜水结脏为一治；少阳泻，以小柴胡汤和阴阳顺气为一治，以柴桂干姜汤和筋膜痞饮为一治；太阴泻，以理中汤固中土阳精为一治，以桂枝汤倍芍药除筋膜结邪为一治；少阴泻，四逆汤除阴分结寒为一治，四逆散除阴分气不上输而反逆于脏为一治。

另有泻者非在六经，盖因脏腑经络病泻。脾胃虚，四君子加减为一治；水从二道不分，一味车前子为一治；湿热结肠腑，马齿苋、黄连、芍药、白头翁等为一治。另有一泻实最常见，亦最易混淆于诸法，以所谓虚实寒热混乱治之，不得其法，有慢泄腹痛、腹胀、肠鸣便溏如此种种，或见口干口苦，或见风而泄，肠薄胃滑，医言脾虚湿热，徒补中气再添去湿之品，实或效或不效，久则便血，甚则谓之肠易激之精神神志病，此俱成于阳分痞，结于阴分气，当以半夏、生姜、甘草三泻心汤主之。此三泻心汤治泻，生姜泻心病位最浅，半夏泻心次之，甘草泻心最深，然最浅不出阳明，最深不如太阴，独在阴阳二经、二分之间，故用好此三方，适应症之广难以言说。

23. 咽病一条，人所常见，也容易落入常见之窠臼。咽之病多以火燥为现，而非以火燥独病。咽、口、鼻三位互关，此三物俱受阴气以润，内之阴气灌养于身，独于此三器而通外气以现。阴气之中，鼻得之阴最浅，为天阴；口得之阴气次之，为地阴；咽得之阴气最深，为精阴。今所利咽养阴，多以表浅阴药以饲润，得之能缓解时日，而后更发缠绵不愈，亦是隔靴搔痒，药不在位也。咽有点外气病，以咽为肺之门户，故治外气病多解毒宣肺。又外气客咽亦有痹证，属于火毒者，清气润喉也；属寒痹者，开气温经。咽有内气病，有病在肺体，当润肺通津；有病在脾胃，以咽主地气，当利脾养阴；有病在肝肾，当行气滋水；有病在六经，随而治之。然少阴真精之气外现最浅为咽，故咽病治少阴者，不得不重视。所谓咽之真精病，以常规润养之物常常乏效，此类病，若现病位在阳分，以病根在阴分，当以半夏、桔梗、桂枝、甘草类方以承阴精之气，外散克阴之邪；若病位即在阴分，亦不要隔靴搔痒，此类补阴，轻则以甘草调阴水，深则以咸物养阴根，伤则以厚味实阴体。

24. 凡治病者，先应诚恳，见病机百条，有能擒来了七寸、控制首尾者，方言同舟共渡之治法，但于千般头绪，决不计节外生枝之事。有病气单纯鲁拙者，当以爆头痛击之威力；病气缠绵而牵连甚广者，当以恩威并施；无能一时惩怠者，必先死守主位，莫要群臣结党，君主屁股反离殿椅而望由下安抚。凡邪气者俱不安分，固结成顽疾者，如结党之势力也，结党日重则君主日危，能以主位稳坐者，绝不善躬身入波澜，有挑动群众斗群众之法，即丝丝瓦解内部秩序，邪气结深，邪中必有升降寒热与气机相缚之诸要素，单一风、火、寒等一蠢态之邪绝无固结之理，如蛮臣入殿，其力再大，不过一匹夫也，老臣赢弱力不缚鸡，但以势大人情杂，而忧患难除，此才为真正难治之老匹夫。

25. 潮热一证，亦有内外之别。凡发于晨者，是脉中有风，当轻和表里，与桂枝越婢汤；发于午者，是阴分亏后伏火于阳分，当通和津液佐以苦降；发于日晡者，是阳分中位有热，当清解，重之则下；发于傍晚时分，是阴分留邪，当和利真水；发于夜幕时，尤其以子时后潮热，是阴分真亏，当速补真阴，通达阳气。

26. 内气与外气逆感则为火，外气与津合则为痰，外气与血合则为积邪，内外气不并津则为肿，内外气不并血则为瘀，内外气病结阴分深一层则成毒。

27. 天地之间，鬼气邪魅有五，亦金、木、水、火、土五分。

金鬼色白轻灵，多无积怨，忿忿气清，多为民间所言仙家妖灵，精虚感触为因。金鬼入身，动犯魄精，恍惚为状，昼夜不安，颠倒而利，时默默，无发狂，疲惫日消。此类病当以灸阳穴，用药以辛温散通之品，或可温补。

木鬼色青飘摇，为野外所感阴瘴杂气，或触尸棺，或多行不义而招感之。

水鬼阴气最重，或溺被救上而感之，或阳气大亏而得之，或阴德不救而见之。水鬼为病，人烦闷欲死，言语细细不断，脉息俱伏，畏光畏火，见人则驱，或形色如常，但触邪即感，畏寒，怕光、音声，常于暗中见诸幻，梦魇不断，身重如浸。此虚在上当以真武汤，虚在中当以理中汤，虚在下当以四逆汤加麝香，邪重以麝香、桃仁、柳树枝、金箔、干姜以治，德行亏者先镶送其气，后勉其读经。

火鬼最烈，首犯心神，不去余脏，得之力大如神，烦躁狂语，动辄攻人，行自残之事，见血而亢，常于身部生诸毒疮烂水，怨恨满满，无有人伦神志，以余试组之正神清明汤与之：麝香、瓜蒌、瓜蒂、蛇胆、猪血、大黄、桃仁、菖蒲、水牛角、深井水、蒲黄、老青瓦。

土鬼之人，最难察觉，人先有异能，生一切高慢心，贪欲暴涨，心术不正，形色如常人，暗中习不正之道，驾鬼神之术。此类无药可治，亦不能劝化，需功力盖过其人，暴打一顿，而后施针于手足心，刺见黑血，或能恢复清明之神志。

另有世上种种牛鬼蛇神，仿佛岸然之貌，居荣耀之位，行隐晦之教，荼毒至深，此才是人祸之鬼，甚于世上一切杂气邪毒为害。此类人鬼，无可奈何，也是一憾。

二、耳鸣耳聋临证经验

耳鸣、耳聋，发于耳窍。耳窍由肾精滋润，脾气充养，心血濡润，肝气司布，肺气关阖。邪气中者，风入则鸣聋而闭，其声如鼓，亦有如蝉，归属当肺；寒闭者，其气不舒，或若电火之声，若响若痛，归属营卫；暑感而闭，其若蒸笼，化热者出脓而痛，归属为三焦脾脏；湿感则不舒，其最易夹杂内邪，或寒或热，归属脾肺；燥邪若入，多伤肺肾之阴，其阴竭则耳窍失养，鸣聋而作，声若金属、若蝉，归属为肾；火邪而入，先动肝气，归属当肝。故六淫，以及五脏、营卫、三焦其精气俱可出于耳，粗工只知肾之开窍，妄投腻补，邪气不出，里生他变。

凡治病，穷理易，用药难，其投缘亦难。药师居净土，发十二大愿，力求救拔，然娑婆之疾苦少乎？岐黄、仲景，以至于金元明清诸家其理论无不以矫时世之误而发，然今之误谬少乎？笔者以慎之为字，力求谨严，然临床亦难避误。医非是仙佛，只可度活尸躯身，焉能解既定因果？！穷理经世几时，愈信世间唯因果不虚，知之于此，其慈悲愈发，于道愈谨，于术愈不敢不专。我自才识鄙薄，术业疏废，然亦不敢不以行愿为先，寥寥数言，兴至而发，共勉同侪。

鸣聋辨证易，用药难，其脏腑之变，互为因果，又互相掣制，辨证须准，用药宜精。

1. 肾脏病治法

古人多以精脱而论治，及后世以为阴虚而详篇大论，丹溪以火热一言以蔽，不知《丹溪心法》者，又误得知柏、六味、龟板为圣药，其所治多误，病亦不解。然临床真阴虚者十见无一二，鸣聋属肾阴虚者十见也无二三。肾脏之火热，其清不在丰水，而在引济。今人饮食精美膏粱，其精华不足者少，有精华不足盖因阳气不运化、输布也。

①肾阴亏损：单纯肾阴不足而致病者鲜见之，常规治法即可，六味酌加龟板、二至、知柏。舌多红而少苔，脉多细弦或数。主方：六味地黄丸，熟地，山茱萸，山药，丹皮，茯苓，泽泻。阴虚肝肾虚热，加山栀仁、青蒿、女贞子；真阴不足，耳窍失养，加龟板、枸杞、锁阳、菟丝子，取左归丸之义，鹿角胶换锁阳，盖以价贵。见心火妄动，加淡竹叶、山栀仁；火不归元，加交泰丸；见肺脏焦苦，燥干，应补中通津液，芦根、桔梗、泡参、枳壳、麦冬、蔓荆子。

此外，菖蒲、磁石可随证配用于方中。

②肾阳亏虚：阳虚耳聋亦不多见，苔多白腻或黄，或水滑；脉沉细而弱，或浮大而芤。主方：六味地黄丸加味，补骨脂，菟丝子，熟地，山茱萸，山药，茯苓，泽泻，丹皮。阳虚见明显寒象，加桂枝、附子、细辛；其阳气欲脱而耳聋不闻，不用主方，以四逆汤加山茱萸。

③肾精亏虚：苔多白滑而薄，脉以大浮为要，弦大，或革，或可见沉细。主方：锁阳，菟丝子，山茱萸，熟地，泽泻，茯苓，骨

碎补，磁石。精脱滑泄，加芡实；精虚有风，加桂枝汤、防风、白芷；精虚肝热，加栀子、柴胡、胆草；不寐加酸枣仁、远志、夜交藤；

2. 肝脏病治法

鸣聋于肝，关乎气机，调肝亦可调三焦，治不宜分。肝气湿热，则暴鸣而聋；少阳郁热，三焦津液不输，则两耳无闻。中年阴亏，肝郁而热，多情志所变。治不宜苦寒，宜甘淡清凉。

①肝火暴上：龙胆泻肝汤加减。龙胆草，炒栀子，柴胡，黄芩，夏枯草，牡蛎，生地，泽泻，木通，炙甘草，茵陈，川牛膝。

②肝经风热：柴胡清肝散加减。蔓荆子，蝉蜕，柴胡，桔梗，赤白芍，山栀仁，淡豆豉，竹叶，黄芩，泡参，连翘，青陈皮，生地。

③肝郁气滞，气闭耳窍：柴胡、青陈皮，白芍，莪术，香附，川芎，防风，石菖蒲，蝉蜕。

④少阳不和，三焦不利：以和解少阳，燮理三焦，仲景小柴胡汤主之。

⑤肝阳上亢：白蒺藜，生龙牡，石决明，磁石，菊花，蔓荆子，蝉蜕，龟板，枳壳。

⑥肝气瘀滞，流气不运：流气饮加减。乌药，枳壳，柴胡，紫苏，防风，羌活，柴胡，石菖蒲，香附，川芎，白芍，桔梗。

3. 脾脏病治法

鸣聋于脾，一者脾精亏虚，血气不养；二者脾气不升，窍道滞闭；三者脾胃不和，内生湿浊，郁而闭窍，脾胃升降失调，影响气机。鸣聋一病，六淫、五脏皆关，但调理者不外乎气血，治何脏、散何邪不在发动气血之功。

①脾精亏虚，血虚不养：八珍汤加减。党参，白术，陈皮，茯苓，炙甘草，龙眼肉，熟地，当归，白芍，川芎，阿胶，木香，菖蒲。

②脾气亏虚，气机不升：桔梗，枳壳，防风，柴胡，升麻，黄芪，党参，羌活，石菖蒲，白芍，炙甘草，葛根，蔓荆子。

③脾胃内积，邪热由中弥漫三焦，窍道无闻：调味承气汤。大黄，芒硝，炙甘草；或升降散（大黄、姜黄、蝉蜕、僵蚕）。

4. 心脏病治法

鸣聋于心，经言心亦开窍于耳。心血不足，由乎脾胃，劳倦内伤，耳作鸣聋；心经郁热，其若乘肝，则耳窍亦动；心气亏虚，心阳不温，见耳鸣耳聋者极其少，百中难见二三，但于治疗此病中他脏之病，属寒、属虚、属滞者，均可辅以温心宣散之药以彰其效。单由心病者，鲜矣，但不知治心者，亦不遗憾。

①心血不足：龙眼肉，远志，木香，酸枣仁，当归，白芍，党参，茯苓，炙甘草，麦冬，桂枝。

②心经郁热：黄连，木通，淡竹叶，黄芩，栀子，车前子，桔

梗，枳壳。

③阳不温：五味君令散。桂枝，远志，桔梗，白芷，薤白。

④热扰心，心神内动：秦尉宁君汤。茯苓（重用至 15g 以上），益元散，淡竹叶，酸枣仁，琥珀，夜交藤，磁石，生地。

5. 肺脏病治法

经有"鼻塞治心，耳聋治肺"之言。其外邪中耳，皮毛先受；其内气不舒，开从腠理，故内外所致其有滞停，宣表者必借相傅之兵。

①气郁闭，其耳如堵：升麻，柴胡，桔梗，杏仁，麻黄，炙甘草，菖蒲，莪术。

②风寒中外，扰耳而鸣：桂枝，麻黄，杏仁，炙甘草，白芍，防风，黄芪，白术，荆芥。

③风热中经，聋鸣作痒，甚则流脓发炎：连翘，蝉蜕，薄荷，夏枯草，淡竹叶，僵蚕，牛蒡子，淡豆豉，银花，葛根，升麻。

6. 风邪治法

风邪善行数变，耳为表卫之中，亦为外通知窍，六淫不得风不独入，内伤不见风不难治。治风当治肺，治风当治营卫，治风当强心。

①疏风开窍法：升麻，桔梗，白芷，防风，蝉蜕，菖蒲，柴胡。

②调和营卫法：桂枝，白芍，生姜，大枣，炙甘草，防风，

菖蒲。

③宣风散热法：荆芥，蝉蜕，蔓荆子，连翘，淡豆豉，桔梗，菖蒲，升麻，僵蚕。

④平肝息风法：代赭石，柴胡，僵蚕，蝉蜕，菖蒲，白芍，珍珠母。

⑤寒邪治法：寒重宜宣，以寒主收引气血，温阳养血亦可随证而用。

⑥散寒除痹法：麻辛附子汤。麻黄，附子，细辛，白芷，防风。

⑦阳气亏虚，血虚夹寒：阳和汤。熟地，白芷，麻黄，当归，鹿角胶，白芥子，桂枝。

⑧表卫虚中风寒：黄芪，白术，防风，桂枝，白芍，炙甘草，生姜，大枣。

7. 暑邪治法

暑湿于夏日而感，多化热而扰肝魂，或中表而蒙窍。

①暑湿闭窍：藿佩兰，陈皮，升麻，菖蒲，白扁豆，茯苓，生姜，半夏，厚朴，白芷，防风，杏仁。

②暑热内扰，鸣响不休：六一散，蝉蜕，僵蚕，石膏，泡参，杏仁，薏仁，白豆蔻，西瓜皮。

8. 湿邪治法

湿不独为病，或乘脏腑之虚，或乘经络之空，或夹他邪而郁。

此条亦论述痰湿治法。

①湿热中阻，烦躁不安：大黄，益元散，藿香，佩兰，忍冬藤，白豆蔻，厚朴。

②湿痹经络，耳窍不宁：海桐皮，防风，豨莶草，徐长卿，防己，路路通，白芷，菖蒲。

③痰湿内蕴：二陈汤、温胆汤一类。陈皮，茯苓，枳实，半夏，白芥子，青皮，白扁豆，藿香，佩兰，薏苡仁，菖蒲。

④痰湿化热：辨证，上方酌加黄连、大黄、代赭石、礞石、胆星、菊花一类，酌去青皮、白芥子。

9. 燥邪治法

燥而致耳病，实百中难一见，然治燥之法，亦可归于滋阴、散风热等治法中。

10. 火邪治法

内火者，属肾则清肾火，清肾火在通利归引，不在苦寒，木通、泽泻、牛膝之类；属心者清心火，清心火在清淡下引，不在苦寒，木通、竹叶、炒栀子、郁金之类；属肝者清肝火，清肝火在清灵疏散，不在苦寒，栀子、黄芩、茜草、青黛、夏枯草之类；属肺则清肺火，清肺火在甘凉疏解，不在苦寒，连翘、沙参、百合之类；属经络者清经络之火，清经络之火在清轻运化，不在苦寒，豨莶草、防己、地龙之类。外火者，从肺与经络解；痰火者，可用下法，瓜蒌、大黄、代赭石、礞石佳；痰热湿郁，火热上冲，可用苦寒而下。

　　属于太阳营卫者，治之桂枝汤主方；血痹者，黄芪桂枝五物汤；风寒不解，耳窍作痒，桂枝麻黄各半汤；风寒气闭，三拗汤。

　　属于少阳三焦者，烦躁不安，辗转难眠，一身沉重，柴胡龙骨牡蛎汤；少阳郁热经络，小柴胡和解。属于阳明胃腑，作实证，当以承气；烦躁不安，其气分发热，清解可用白虎。属于三阴，太阴难见，少阴唯麻黄附子细辛汤用之可效；厥阴者，不为耳而来诊也，属于三焦郁热，升降散调达。

三、临证录验

1. 黄芪桂枝五物汤类案

案1　过敏性咳嗽

申某，女，数月前因痹症求诊。此次求诊主诉，支气管炎咳嗽多年，老毛病，怕风怕冷，见风冷即喉炎作咳，严重到夏季吹风扇即会频咳不止。西医诊断"咽源性咳嗽""过敏性咳嗽"。舌黯，苔白，脉浮滑。病机：阳血不足，内气不抵营卫，表客风邪。

炙麻黄15g　黄芪20g　白术15g　防风15g　桂枝15g　白芍15g　炙甘草10g　蝉蜕15g　荆芥穗15g　杏仁15g　细辛6g　紫菀15g　桔梗15g　僵蚕10g　紫苏叶15g

反馈服用1付后，症状大减，吹风扇已不会咳嗽，自行停药，后因食冷反复。嘱咐原方坚持服用一段时间。

按：关于这类证型的过敏性咳嗽，相对简单。从中医来讲首先从主诉上是一个表卫不固的症状，所以用了一个玉屏风打底，用时合一个桂枝汤，又有一个黄芪桂枝五物汤的架子，仲景原文里面黄芪桂枝五物汤是治疗血痹脉阴阳俱微的表现，这个血痹既可以看作营血动力不足而不温养导致局部的一个冷、麻、痛这类的痹证表现，同时这个方子也是补养阳血、调和营卫的基本方。阳血的概念是笔者对某类病机的一个粗浅归纳，很多呼吸道疾病、肺系疾病，乃至妇科病都存在阳血不足而导致的一些受外界风寒则变的症状。简单点说，用桂枝汤调和营卫也是针对其外感的中风表虚。麻黄、杏仁、桔梗、紫菀调畅肺气，蝉蜕、荆芥穗、僵蚕、紫苏疏散肺咽血脉中稽留风邪。加一个细辛是针对这个患者的体质，细辛与桂枝汤配伍除了治疗痛证，还对于虚人易感体质可佐桂枝温阳血脉，散久积之寒。所以黄芪桂枝五物汤也是一个体质方，除了过敏性咳嗽，笔者还用在过敏性鼻炎、痛经、头痛等疾病的治疗上，针对此证型体质，效果都是立竿见影。

案2 胆囊炎

季某，女，46岁，国企职工。自诉慢性胆囊炎多年，常因饮食不慎而腹部疼痛如绞，影像检查无结石及其他病变。近段时间每入夜疼痛，常至痛醒无眠，舌头麻木，口干乏力。服用消炎利胆片、胆康胶囊无效。舌淡苔黄，脉弦。此乃阳血不运筋膜，当以顺其柔筋通阳治之。

黄芪20g 桂枝15g 白芍30g 延胡索15g 炙甘草15g 生姜10g 大枣10g 柴胡15g 川芎15g 郁金15g 香附15g 茵陈15g

3剂，2日1剂。服后反馈，腹痛大减，但感腰部掣痛不适，舌麻依然，口干乏力好转。

二诊：原方加麦芽30g、建曲20g、山楂15g、丹参15g、金铃6g，服用3剂。

服后反馈腰痛得减，舌麻亦好转，胃纳开，精神转佳。再续服二诊方半月善后。

按：黄芪桂枝五物汤既能顺阳血，亦能通阴位筋膜之阳气。此病是筋膜不得阳血，但以顺气化津通阳以治。加柴胡疏肝散更增活血行气之力，以茵陈利余水积热。舌麻、口干都是有病位积，加之血气弱，津血不上承；脉弦知积。二诊添开中气消积之品，以此腰痛病不在肾而在内气。

案3 月经后期

李某，女，27岁，个体。自诉月经常推迟，一年前紊乱，后推迟日期更无定数，长可至2月。月经量少、色暗、血块多，痛经，口干。舌黯苔白，关脉结。此为阳血不足，胞宫客寒。处以黄芪桂枝五物汤加减。

黄芪30g　桂枝15g　白芍15g　炙甘草10g　生姜10g　大枣20g　当归15g　白芷15g　泽兰15g　熟地黄15g　桑寄生15g　鹿衔草15g　仙鹤草15g　川芎15g　柴胡30g　枳实15g　菟丝子15g

3剂，2日1剂。服用后自感舒适，口干缓解，月事未至。嘱咐常服。

后隔1周反馈，月事已至，血块变少，经量稍多，无痛经。嘱咐经期可服，经期结束再服1个月巩固。3个月后反馈月事正常无异。

案4 过敏性鼻炎

杨某，女，27岁，教师。自幼即有鼻炎，多年症状时好时坏，服用氯雷他定片，常用感冒冲剂等能得以缓解；曾用过鼻渊舒、通窍鼻炎片等始能收效，后则难安；前医处以苍耳子散、银翘散、小柴胡汤等，能有缓解但持效不长。现主诉鼻塞，鼻涕时清时浊带血、量大；鼻痒甚，遇刺激加重，头晕，严重时涕泪俱出。舌黯，苔滑，脉弦细。病机：营卫气弱，夹寒。处以黄芪桂枝五物汤加味。

黄芪 30g　荆芥 15g　防风 6g　桂枝 15g　赤芍 15g　生姜 10g
甘草 10g　徐长卿 10g　鱼腥草 10g　白鲜皮 10g　吴茱萸 3g　生茜
草 10g

3 剂，2 日 1 剂。

二诊：诸症皆有明显缓解，中途有一次鼻衄，出血量大，此后
涕中再未见血。此当为寒热固结破散。上方去吴茱萸，加细辛 6g、
白芷 15g、忍冬藤 15g。

再进 3 付，鼻窍通畅，仍常有浊涕，痒感消失，头晕渐平。以
桂枝汤加苍耳子散善后。

案 5　头痛

徐某，女，26 岁，医生。妊娠 2 月，人流术后在家修养半月余，
偶下楼外出稍受凉风，即感头痛如劈，以至于不敢外出，后在家中
亦阵发头痛难忍，痛之部位或在侧、在顶、在额，莫可名状。舌黯
红，苔白，脉细滑。阳血大亏，正气不足。处以桂枝黄芪五物汤
加味。

黄芪 30g　桂枝 15g　白芍 15g　生姜 10g　大枣 10g　炙甘草
10g　细辛 10g　制附片 15g　川芎 15g　干地黄 15g　当归 15g

3 剂服后，患者反馈头痛已大为缓解，外出可稍耐风寒。原方加
生晒参、白术、麻黄，3 剂后，诸症皆平。

案 6　痹证夹饮

何某，女，44 岁，个体。晨起腰腿疼痛无法行走，休息或轻度
活动 1 个小时渐渐平复，检查颈椎腰椎都有不同程度病变。另眼花
眼雾，头晕多年。舌淡红苔薄白，脉沉细紧。

一诊：悬钟、昆仑、太溪、肾俞、命门、腰阳关、风市、风池、

肩井、环跳，施针；成药九味羌活颗粒。

第二天反馈，晨起疼痛明显减轻，周身舒畅。取穴略有变化。连续施针3天。后开汤药：黄芪桂枝五物汤加苓桂术甘汤。

黄芪20g　桂枝15g　白芍15g　生姜10g　大枣10g　炙甘草10g　徐长卿15g　茯苓30g　白术20g　泽泻15g　木瓜15g　菟丝子15g　续断15g　杜仲15g　鹿衔草15g　独活10g

服药半月后反馈，眼花眼雾已除，视物清晰，头晕渐愈，疼痛也得以控制。

2. 桂枝加葛根汤类案

下利

李某，男，70岁，离休。感冒经治痊愈后3天，现无病因腹泻，自服黄连素片、藿香正气液得效，后又反复，再服之则无寸效，反见胸闷，胃中空洞感。脉弦长而滑，苔白腻。此为外感邪气未罢伏入胸膈证，处以桂枝加葛根汤。

桂枝15g　白芍15g　生姜15g　大枣10g　炙甘草10g　法半夏15g　豆豉15g　葛根30g　升麻10g　木香10g

服用2付，泻止无反复，胸闷、胃中不适亦除。

按： 此案是表邪证，表邪下利在三阳病篇条文已有阐释，此案除经典证型外还有一胸膈病位结气，以相应药配伍之，将气由胃从胸膈再至皮毛而顺。

3. 桂枝龙骨牡蛎汤类案

案1 不寐

干某，男，30岁，程序员。因工作原因，熬夜多年，后导致整夜无法入睡，严重时需依赖安眠药入睡，其失眠症怪，过了12点子时，便不能入睡，整夜精神，白天反而疲惫嗜睡，时常头晕，若在11点前上床则入睡容易，但由于工作很少能在11点前睡。前医用药如酸枣仁汤、归脾汤、天王补心丹、血府逐瘀汤、半夏秫米汤之类，均有时效，但症状反复。苔薄白，舌质淡红，脉弦缓。

此类患者其舌脉均无大碍，其入睡困难的节点在子时，白天反而嗜睡，无烦躁症状。其根本问题在生物钟的颠倒，但因为工作原因，无法调整。此案舌脉无大异常，则知里经脏腑无内伤邪扰，生物钟颠倒则考虑营卫阴阳交汇的问题。处以桂枝龙牡汤加味。

桂枝15g　白芍15g　生姜10g　大枣15g　炙甘草10g　天麻10g　夜交藤15g　生龙牡各20g

服药3付反馈，效佳，入睡已安，因药物平和，味道甘淡，嘱咐其再坚持服5付巩固，调整作息和生活习惯。

案2 早泄

丁某，男，25岁，待业。自诉婚前自慰较多，婚后一直性事乏力，阳强易举，而不持久，严重时一触即泄，甚则见色流精，服用半年中药罔效。现夜寐不安，心悸，畏寒，乏力，余无不适。观前医所用莫不药味繁杂壅塞，进大量填精补肾之品；患者自己上网查阅各种资料，以为无救，忧心忡忡。舌淡，苔白，双脉弦大而芤。一诊方：

桂枝 15g　白芍 15g　生姜 10g　大枣 10g　生龙牡 20g　菟丝子 15g　山茱萸 15g　生晒参 10g　柴胡 30g　枳实 15g　生甘草 15g　法半夏 15g

3 付，2 日一付。1 周后反馈，畏寒、心悸好转明显，睡眠转佳。

二诊：原方加土茯苓、萆薢、茯苓、山楂。再进 3 付。

后反馈身心轻松，情绪无原来焦虑，感觉较自信，房事时间略有延长。三诊方：

桂枝 15g　白芍 15g　生姜 10g　大枣 10g　生龙牡 20g　柴胡 15g　萆薢 15g　土茯苓 15g　茯苓 15g　生晒参 10g　枳实 15g　法半夏 15g　甘草 15g　桑螵蛸 15g　山药 15g　菟丝子 15g　金樱子 15g

守此方服用一月余，配合中成药五子衍宗丸。后反馈，同房时间已能达到 30 分钟，较为满意。

学生：桂枝龙骨牡蛎汤很多经方论坛里面都说治疗早泄很适用，是治早泄第一经方。

文：这些都是在经方的井里抓起条文跑的人。桂枝龙牡对早泄适应证还是窄，应用的都是少部分例子，真正的早泄，比较普适的治法还是疏肝去湿，活血调督。

4. 桂枝去芍药汤案

任某，男，66 岁，农民。自诉感冒后，胸闷咳嗽，气喘无痰，咽痛咽痒，经治无效。

脉浮数，苔白腻。此为胸膈阻气证，以桂枝去芍药汤主之。

桂枝 15g　炙甘草 15g　生姜 15g　大枣 15g　薤白 15g　豆豉 15g　生晒参 6g　法半夏 1g　射干 12g

反馈，药毕症状即大舒，服药 1 付后已无不适。

5. 苓桂术甘汤案

胡某，女，46 岁。平素体弱，易耳鸣，遇外感时尤其加重，前医以为肾虚，施药罔效。患者自己平时购买六味地黄丸做保健之用，症状日益加重。此正遇吹空调受寒，余无不适，唯耳鸣严重。苔白，脉细濡。

此证似虚，乃体质因素，与病情有因果关系，但对于解决主诉来说，无绝对相关的必要，故补不宜早。此当为风邪闭经，内湿阻气机。当以通阳化饮治。

茯苓 30g　白术 30g　桂枝 15g　甘草 10g　桔梗 15g　升麻 10g　白芷 10g　蔓荆子 15g　白扁豆 15g　陈皮 15g　藿香 15g　白扁豆 15g　麻黄 3g

稍加麻黄做开窍散邪之用。

二诊：服药 1 周，症状大减，耳鸣轻微。原方去麻黄，加菖蒲 15g、南沙参 15g、山药 15g。

三诊：继服 1 周，原症渐平。嘱咐吃一段时间小柴胡颗粒合玉屏风颗粒巩固。

6. 桂枝加附子汤类案

案 1 顽固头痛。

任某，女 70 岁。40 年前产后外伤头痛，每日必发，剧时以头撞墙，剧烈呕吐，吐后痛减。中医、西医、理疗未断，老年后有所缓解，但仍然需要每隔几日服用止痛药和催吐来缓解。舌黯红，苔薄黄；右脉沉濡，左脉弦紧。怕热，热则汗出如浴。

一诊：腿部凸起络脉放血，针悬钟、风池、风府、头维、大椎、百会。中药汤剂以通窍活血汤合桂枝附子汤加减。

桃仁 15g 白芷 15g 石菖蒲 15g 川芎 15g 桂枝 15g 白芍 15g 制附片 10g 细辛 6g 赤芍 15g 红花 10g 生龙牡各 20g 浮小麦 30g

后继续针灸 5 日，服用此方加减半月，中间加过麻黄、全蝎、山茱萸等。反馈：汗出见少，头痛在治疗 2 天时仅发过一次，且能够忍受；服药半月后因头痛未发而未再服药，因患者为小区邻居，一直到半年后追踪，患者头痛仍未再发。数十年顽疾得以去除。

学生：为何一派热象，可以用附片，而且收到非常好的效果？这是真寒假热吗？

文：这就是个真热，也真寒，但是主诉存在的问题，没有寒热的泾渭差别，只在于邪气内陷阴分之脉位，每日随阴气升而剧发。

学生：如果用天麻钩藤饮会有效吗？

文：不大清楚，反正我不会想到这个方。

案 2 漏下

张某，女，44 岁，公务员。诉月事紊乱，经期延长年余，近期经期持续时长多可至半月，且非经期亦偶有出血，口干，便秘，肢冷，咽痛，经期过时不绝则身痛乏力。舌瘦淡红，苔薄白。见口干便秘，以其神态看非热而乃内气积；漏下出血不止，肢冷、咽痛、身痛，此为太少合病，夹杂阴血亏损。以桂枝附子汤加味。

桂枝 15g 白芍 15g 炙甘草 10g 生姜 10g 大枣 10g 制附片 15g 当归 15g 阿胶 10g 鹿角霜 15g 仙鹤草 30g 续断 15g 菟丝子 15g 生晒参 15g 炒蒲黄 15g

3 剂，2 日 1 剂。

就诊时正在经期第 3 天，服 1 周药后，经止痛失，精神转佳。嘱咐以此方加柴胡 30g 续服 1 月。后反馈口干好转，便秘已愈。

下月经至时，又出现经期延长，且量大色鲜。以原方加茜草 30g、旱莲草 30g，续服 3 剂而止。以乌梅丸善后。此后数月反馈，月事正常。

学生：这就是个胞宫夹寒的虚证吗？

文：这是个少阴扶不起太阳的经证。

案 3 产后虚弱

金某，30 岁，教师。主诉产后虚弱，食则大汗出，乏力，无法工作修养在家。求医 2 年，医巫遍求，得无寸功。自以为无救，悲观失望。脉弦细，苔少舌淡红。气血大亏，少阴经阳气不得发故。

桂枝 15g 龙骨 15g 牡蛎 15g 制附片 10g 白芍 15g 甘草 10g 大枣 10g 红参 10g 当归 15g 熟地黄 10g 白术 15g 黄芪 40g 茯苓 10g 菟丝子 15g 鹿角胶 10g

服用 4 剂，情况好转。此病看似很重，其实很容易治疗，以病机单纯故。不必更方，续服一月情况大为好转。后嘱咐常服至症状消失。

7. 柴胡桂枝汤案

案 1　寒热往来

范某，女，21 岁，学生。午后、傍晚风池、风府处跳痛，夜发热汗出，昼畏寒，脉滑。

辨证：风疟客营卫

柴胡 30g　桂枝 12g　白芍 12g　黄芩 12g　法半夏 12g　生晒参 10g　当归 15g　防风 15g　炙甘草 10g　生姜 10g　大枣 10g

2 剂而愈

案 2　更年期综合征

武某，女，46 岁，干部。自诉脸色黯淡，口干便秘，潮热不断，睡眠难安。诊其脉弦细，舌红干裂，裂纹满布，但其自诉先天裂纹舌即如此。予柴胡桂枝汤：

柴胡 30g　黄芩 15g　白术 40g　豆豉 15g　青蒿 15g　白薇 15g　桂枝 15g　法半夏 15g　郁金 15g　泽泻 15g　葛根 15g　党参 15g

3 剂后反馈，大便正常，口干不显，潮热减轻，舌中裂纹亦有收窄之象。原方再加花粉 15g，续进 3 剂。

反馈一切无恙，脸色亦偏红润好转。续以此方服用半月后未再服药。

8. 半夏散及汤案

范某，女，21岁。自诉突发咽痛，咳血痰，服用抗生素及相关清热解毒中成药无效。电话告知情况，未细诊断，令服僵蚕、虎杖、射干、土鳖虫，桔梗、甘草。服后反馈血痰消失，咽痛依然。面诊：咽部微红，扁桃体Ⅱ度肿大，脉浮缓。适逢大家聚会，放肆喝酒、吃火锅，吃完火锅后自感疼痛部分缓解，仍希望服中药，以桂枝、半夏、甘草三味煎煮，速服。服后次日症状消失。

学生：这是一个寒闭咽痛？

文：这是一个热闭咽痛，不过少阴有伏寒罢了。热不是展开热的，是包着热，偷着热，悄咪咪地热，懂吧？！

9. 真武汤

玻璃体混浊

卫某，女，49岁，公务员。已绝经。自诉近年视力减退，眼花眼雾，对光直视则眼中黑絮频满，另有口干便溏，腰酸。华西检查为玻璃体混浊。苔正常，脉弦滑。此为气机病，夹阴邪。

制附片15g　白芍20g　茯苓30g　白术20g　炙甘草10g　党参15g　蔓荆子15g　月季花15g　柴胡30g　枳实15g　泽泻15g　羌活10g　桃仁10g　干地黄15g

3剂，2日1剂。

二诊：服药反馈眼中视力改善，视物较清晰，对光黑絮仍无变化。加重地黄量至30g、柴胡量至60g，加土茯苓30g、桑枝15g。3

剂，2 日 1 剂。

三诊：药后反馈絮物略减少，身体轻松。此邪深伏脉，针头百会、听宫、风池、风府、头维、四神聪、太阳。针后头部络脉出血，棉签擦拭，取针 10 余分钟，自感眼部清晰，絮物大减。二诊药方续服 1 月。

10. 当归芍药散案

张某，女，22 岁。人流后月经后期。妊娠 2 月时于妇女儿童医院行人工流产术，术后恢复较快，无明显不适。术后 2 个月时月经仍未至，自感腹中疼痛难忍，持续 2 日仍然无缓解，月事亦未至。此是血水不利，以牵引筋膜，乃当归芍药散标准证型，舌脉俱可不管。

当归 15g　白芍 30g　茯苓 20g　白术 15g　泽泻 15g　川芎 10g
泽兰 15g　川牛膝 10g　杜仲 15g　续断 15g　益母草 15g　2 剂

患者熬好服用一次时，略感缓解，但仍然疼痛剧烈，电话询问有无快速止痛西药，告知其原中药改为 2 小时服用一次。当晚月事下，痛失。

学生：这个是瘀血证吗？如果用下瘀血汤怎样？

文：用下瘀血汤也会下来，但是我觉得这也不是个标准瘀血证，标准的瘀阻胞宫的重证，除了疼痛还会有瘀气上攻的症状，我觉得还是属于败血逆气反结筋膜证。

11. 半夏泻心汤案

案 1　腰痛

李某，男，29 岁。自诉性生活较为频繁，腰痛乏力，掣痛牵引两侧肋骨，服前医金匮肾气丸及其他补肾活血方无效，腰痛有加重趋势。脉弱缓，苔白腻。此为瘀积湿气腰痛，非虚痛也。处以半夏泻心汤：

法半夏 30g　柴胡 30g　枳实 15g　当归 15g　白芍 15g　炙甘草 10g　干姜 10g　黄连 10g　黄芩 10g　白豆蔻 15g　茵陈 15g　麦芽 30g　建曲 20g　砂仁 10g

3 剂，2 日 1 剂。服后反馈，腰痛大减，掣痛不适感仍在。前方加香附 15g、川芎 15g，白芍重用至 30g，再服 1 周。

服后反馈，腰痛已失，唯有腿脚无力仍在，但较前有好转。二诊方加茯苓、白术、萆薢、杜仲，再服 1 周。后反馈诸症渐安。

案 2　瘾疹

李某，男，48 岁。工地工作，自诉近期对工地粉尘过敏，一进入工地则遍身作痒红疹，以前则无此现象。自服氯雷他定片得以缓解。求医众多，无法根治。舌红苔白腻，未把脉。此病虽不常见，但亦非难病，主诉即可知此疹出于阳分，阳分无余证，不可作经病，当消转阳分气机，转透阴分热毒，以半夏泻心主之。

法半夏 30g　干姜 10g　黄连 10g　黄芩 10g　甘草 15g　泽兰 15g　益母草 15g　玉米须 30g　徐长卿 15g　滑石 15g　杏仁 15g　桔梗 15g　白豆蔻 15g　连翘 15g　赤小豆 20g　桑叶 15g　桑枝 15g

服用 3 剂自觉好转，嘱咐续服至病瘥。

12. 四逆散案

便秘

罗某，20岁，女，中医大学生。干结便秘，腹部有硬块，四肢发冷，心悸，遇到室外阳光心悸加重，痛经。于校内就诊几次，效不佳。脉弦肾脉弱，苔白。一诊方：四逆散加味。

柴胡 20g　枳实 20g　白芍 20g　炙甘草 10g　生白术 40g　桃仁 10g　熟大黄 10g　锁阳 10g　白芷 15g　淡竹叶 15g

3付药后反馈，便秘好转，四肢已温，但仍有点怕冷；腹部硬块仍有，心悸好转。

原方加减

柴胡 15g　枳实 15g　白芍 15g　炙甘草 15g　生白术 20g　桃仁 10g　熟大黄 10g　锁阳 10g　白芷 15g　淡竹叶 20g　桂枝 10g

3付后诸症渐安。

13. 麻黄连翘赤小豆汤案

腹胀

宫某，男，46岁，职员。近期口苦，口干，腹胀，腰围明显增大。服前医之方，以厚朴、槟榔、木香、龙胆等行气除湿之品得以缓解，但停药反复，终无寸功。脉紧，苔黄腻。此胀在表不在里，在肺不在胃，予麻黄连翘赤小豆汤。

麻黄 15g　杏仁 15g　连翘 15g　赤小豆 20g　桑白皮 15g　滑石
15g　豆豉 15g　薤白 15g　厚朴 15g　白豆蔻 15g　茵陈 15g　茯苓
15g

3 剂，2 日 1 剂。

服后反馈，胀满除，腰围亦小，口苦口干大减。以三仁茵陈汤
善后。

14. 栝楼薤白半夏汤案

雾霾胸痛

范某，女，20 岁。因入冬成都雾霾严重而发胸痛，呼吸加剧，
得按稍减。舌淡红苔薄白，脉滑。处理以瓜蒌薤白半夏汤

全瓜蒌 15g　制附片 10g　薤白 15g　法半夏 15g　细辛 10g　当
归 15g　枳壳 10g　厚朴 15g　浙贝母 15g

2 付而愈。

学生：所以用附片，是根据她得按稍减来辨明是虚证吗？

文：哪有那么多虚虚实实？！在阳分用阳分药开，在阴分用
阴分药开，二位皆有，混到一起开。附片是补虚吗？你咋不说补
肾呢？

15. 乌梅丸案

手脚汗证

冯某，22岁，女，规培护士。自诉手脚心常年不温，但手脚出汗严重，考试时手汗如不随时擦拭可印湿半页试卷，入夜睡觉脚汗尤其严重，常能沾湿被褥；另有顽固口干一症较严重，其余无不适，月经正常。舌红苔少，舌尖与两侧遍布芒刺。脉弦滑。此为寒热久客之变证，不可以湿热血热治之。处以乌梅丸变方。

柴胡 30g　桂枝 15g　乌梅 30g　黄连 6g　细辛 6g　制附片 15g
枳实 15g　桑寄生 15g　当归 15g　木通 15g　白芍 15g　浮小麦 30g
白薇 15g

3剂，2日1剂。

服药毕反馈，手足已温，脚汗大减，手汗仍多，但有好转，口干未有变化。

二诊：上方加枳实、青蒿、牡蛎、葛根，再服3剂。

后患者自抓其方连服一月后反馈，诸症皆愈。

16. 小柴胡汤案

案1　发热

霍某，女，30岁，商人。自诉平素最易感冒，且感冒后缠绵难愈，必拖至月旬方见愈象。此次感冒后，长期低热出汗，下午尤甚，晨起得安，咽痛1周余，日渐加重。舌红苔白腻，脉浮弦滑。前医以青蒿鳖甲汤类加减治疗无效。此为伏邪发热，状若阴虚，实在非也。

柴胡 30g　草果 6g　黄芩 12g　鳖甲 10g　白薇 15g　法半夏 15g　生姜 10g　党参 10g　大枣 10g　生甘草 10g　佩兰 15g　藿香 15g　滑石 15g　厚朴 15g　射干 15g

3 剂，2 日 1 剂。

3 剂服止，诸症尽愈。后患者以为是体虚而求调补体质方。告知其购买小柴胡颗粒服用月余善后。

案 2　盗汗

杨某，女，44 岁。自诉更年期症状严重，潮热盗汗，手心发烫，胸中自觉有气上冲，时不得息，经量少，颜色黯淡。脉弦滑，苔薄白。此为阴分伏热，当以小柴胡汤透转。

柴胡 40g　黄芩 20g　法半夏 30g　太子参 15g　大枣 15g　生姜 10g　青蒿 15g　知母 10g　珍珠母 15g　川芎 15g　赤芍 15g　磁石 15g　功劳叶 30g　旱莲草 15g

3 剂，2 日 1 剂。

服后自感诸症好转，嘱咐续服至病瘥。再进 3 剂自觉余症已除，新增口干一症，加花粉又服 2 剂而愈。

17. 麻杏石甘汤案

王某，男，4 岁。家长代诉，小儿发育迟缓，身高、体重均不达标，体弱易感，时常感冒，易咳易喘，偶需住院。此次又感冒，空咳不断，声音可怖，另鼻塞清涕，食欲不振。舌淡苔薄白。因患者在外地脉未见。初以为体质而辨，当处以桂枝厚朴杏仁汤：

桂枝 6g　白芍 6g　生甘草 3g　厚朴 6g　杏仁 6g　桔梗 6g　生姜 3g　射干 6g　苏子 6g　麦芽 6g　黄芩 3g　连翘 6g　山栀 6g　豆豉 6g

1 剂，2 日 1 剂。

二诊：服完反馈，咳嗽略减，但不明显，且频生眼屎，知是邪不在营卫而在气机，即换以麻杏石甘汤。

炙麻黄 6g　杏仁 12g　石膏 12g　荆芥 10g　苍耳子 10g　桑白皮 10g　芦根 15g　白前 10g　百部 10g　枇杷叶 12g　莱菔子 10g

2 剂，1 日 1 剂。

三诊：服后反馈，咳嗽大减，偶尔晨起咳嗽几声，鼻塞流涕亦大好转，偶有黄色鼻涕。前方加连翘 10g、旋覆花 10g、桔梗 10g、枳壳 10g。

四诊：续服 1 剂，反馈已无感冒症状。欲调饮食、脾胃，兼促发育。

太子参 10g　鸡矢藤 10g　炒麦芽 10g　葛根 10g　山药 15g　茯苓 10g　白术 10g　连翘 10g　陈皮 10g　建曲 15g　甘草 6g　菟丝子 6g　紫河车粉 2g　黄精 6g　桑椹 6g　女贞子 6g

服用半月反馈，胃口已开，饮食也有好转，但调理此类患者需丸药缓图，开具丸药。

太子参 40g　陈皮 20g　鸡矢藤 20g　白术 40g　山药 50g　葛根 40g　连翘 25g　芡实 40g　建曲 30g　甘草 20g　莲米 40g　菟丝子 40g　紫河车粉 20g　黄精 30g　白豆蔻 20g　茯苓 40g　白扁豆 30g　山楂 20g

2 剂，水丸 2 月量。

未及服用丸药时，又因变天感冒，咳嗽而喘，家长自捡二诊药方服用，症状不减。与二诊药方加桑叶 30g、白果 6g，服之渐安而进丸药，后一切如常。半年后生长发育状况皆如同龄之孩。

18. 柴胡龙骨牡蛎汤案

杨某，男，53 岁，公务员。患帕金森病 10 年，近年症状愈重，使用美多芭片剂量亦慢慢增大（具体当时服用量已遗忘），心烦失眠，行动开始跛脚，西药药效过后，则遍身抽搐，患者言难受之时绝望不堪。舌红无苔，脉大而缓。处方：

柴胡 30g　桃仁 15g　当归 15g　桂枝 15g　熟大黄 6g　牡蛎 15g　川芎 15g　全蝎 6g　蜈蚣 2 条　当归 15g　法半夏 15g　黄芩 15g　党参 10g　鸡血藤 15g　仙灵脾 15g　巴戟天 15g　菟丝子 15g　山茱萸 15g　羌活 10g　续断 15g

服药 3 剂即感身体明显轻松，心烦失眠亦有显著改善。

后以此方打底加减变化较多，不再一一列述，调理年余已弃西药，活动自如，无僵硬感，单位同事皆惊其改变。

四、六机思维疗杂病案

1. 慢阻肺新感

马某，男，62岁，离休。慢阻肺多年，冬季常发作。此次为外感所触，咳喘不休，痰多褐色，咽痛。此次服校内某医所开处方而加剧，上吐下泻，一夜泻十数次，夜喘不能入睡，腹痛、头痛、咽痛，精神状态不佳，不能自主出门活动。观其前服之方，为瓜蒌、桑白皮、浙贝母、鱼腥草之类清泻痰热之品。舌干红苔少，脉洪大尢。此本为虚证，骤因外感，以药误彻消阳气所致。

制附片15g　干姜15g　法半夏15g　炙甘草10g　乌梅15g　赤石脂15g　紫石英15g　苏子15g　仙灵脾15g　细辛10g　桂枝15g　白芍15g　生姜15g　大枣15g

2剂，2日1剂。

服后当夜精神状态大好，腹泻止，腹痛失，头痛、咽痛好转。服药毕各症好转显著，咳喘亦好转。

后以小青龙汤加附子汤、当归四逆汤、金水六君煎等方善后，一冬无恙，可以自主出门活动，喘息渐平。春节后改服丸药：

葫芦巴45g　蛤蚧3对　紫石英45g　山茱萸45g　熟地黄60g　当归60g　仙灵脾45g　白芥子30g　苏子30g　细辛18g　桂枝30g

白芍 30g　黄芪 60g　红参 30g　麦冬 45g　薤白 45g　枳实 45g　法
半夏 45g　补骨脂 45g　干姜 30g　杏仁 30g　麻黄 30g　葶苈子 30g
甘草 30g

次年冬季回访状态较好，自驾出门旅游，未发作咳喘，仅感冒 1
次，症状较轻，自服西药得愈。

2. 肢冷

王某，女，29 岁，护士。主诉经量少、颜色暗，痛经，四肢自
感冰冷异常，感觉冷气自骨透出。查血内风湿因子偏高。舌暗红，
苔腻。一诊方：

仙灵脾 15g　菟丝子 15g　熟地黄 20g　山茱萸 15g　吴茱萸 6g
生姜 15g　桂枝 15g　白芍 15g　川芎 15g　白芷 15g　柴胡 30g　细
辛 10g　当归 15g　制附片 15g　炙甘草 10g　大枣 10g　枳实 15g

5 剂，2 日 1 剂。

服后反馈，经来颜色好转，痛经未见，肢凉略好转。此重通阳，
终不如从营中发散效果快，续处以阳和汤。

麻黄 6g　白芥子 10g　桂枝 10g　熟地黄 30g　当归 15g　干姜
10g　鹿角胶 10g（冲服）　生甘草 10g　菟丝子 15g　白术 15g　党
参 15g

5 剂，2 日 1 剂。服后反馈，肢凉大好，且食欲大增，体重又增
加，气色较前明显改善。

3. 膀胱癌尿血

徐某，男，64岁。具体病情不知，只知是膀胱癌，尿血不止，尿痛，小便有血块，怕冷，苔白腻积粉。就诊于北中医附院某医，开如下方剂：水蛭、桂枝、白芍、附片、乌药、白术、茯苓、鸡内金、党参、栀子、延胡索、酒大黄、桃仁、炮姜。服用6剂后，症状不减，反增头晕。

该医与我交流意见，我以为此方位置浅了，并非活血化瘀而伤了血头晕，水蛭入血不耗气，虽为破血，不伤新血，酒大黄只开了5g也无碍，头晕是因为桂枝、附片这些吧？！阳分扇动起来了，空耗精血。我处方如下：

阿胶10g　仙鹤草15g　蒲黄15g　滑石15g　炮姜12g　侧柏叶15g　大蓟15g　生姜15g　黄芪60g　当归15g　血余炭30g　蚤休15g　山药30g　瓜蒌仁15g　菟丝子15g　瞿麦15g　桂枝6g　山茱萸15g　生地黄15g

前医用此方与患者服用3付后，患者尿血消失。闲谈了几句后，后面治疗仍是前医负责，未再过问。

4. 结肠癌伴肠梗阻

刘某，男，86岁。因腹胀腹痛不适、大便不解去医院检查，诊断为晚期结肠肿瘤伴机械性肠梗阻，建议立即手术并造瘘。因年龄大，家属亦不希望造瘘和手术，请我去会诊。

面色、精力尚好，舌红苔黄腻，脉缓滑。因住院期间绝对禁饮禁食，故先为其施针。

针天枢、中脘、阴陵泉、阳陵泉、内关、气海、下脘、足三里、承山、太冲，行强手法。

一旁的西医有的担心本自肠梗阻，再针灸会刺穿肠壁，带来更多麻烦；有的则不解嘲讽。

午后施针，取针3小时后，出现肠鸣，并解出大量黑色便团。后开中药：

玄参10g　熟大黄6g　滑石15g　白术15g　槟榔15g　厚朴15g　大腹皮15g　枳实15g　鸡内金15g　蚤休15g　蛇舌草15g　柴胡30g　茵陈15g　太子参15g　丹参15g

3剂，2日1剂。

服至1剂后，大便通畅，每日3～4次，后渐饮食能开，3剂后食量与病前无异。

后又开药调理。治疗周期较长，调方太多未有记录，半年后家属反馈患者常出门打麻将，身体一切如常，目前在服丸药善后。

5. 腹膜癌伴子宫附件转移

杨某，女，68岁。2018年7月其次女邀我去绵阳某三甲医院会诊。去时患者已保守治疗1月，诊断为腹膜癌晚期伴子宫附件及腹腔多处转移，已无手术条件，入院后患者身体状态一直较差，全身无力，腹部疼痛，进食极少且消瘦如柴，且因腹水所致，腹围如孕6月，医院建议转到临终关怀医院做姑息治疗。

患者精神疲惫，面色黧黑，口干口苦，恶心吐清水，胃纳极差，腹部疼痛阵阵，腹水量大，利尿药和抽腹水效果不显。舌干，苔焦黄，脉缓。处方：

菝葜 30g　蚤休 15g　枳实 15g　桃仁 10g　白芍 20g　木香 15g　牡蛎 15g　砂仁 15g　制附片 15g　威灵仙 15g　白豆蔻 15g　滑石 15g　鸡血藤 15g　生姜 30g　黄连 10g　土鳖虫 6g　蒲黄 15g　海藻 15g　昆布 15g　党参 15g　当归 15g　龙胆草 6g　黄芪 15g　桂枝 15g

服药半月反馈，口干口苦消失，胃纳稍开，腹水已消，腹部疼痛明显改善，面色转好，精力稍恢复，回家休养。（中间几次单子已找不到，故不记录）

服药 3 月后，已恢复正常生活，腹部疼痛消失，腹软而平，腹水未再有，唯有大便干结，近期较为难受。用方：

白术 40g　枳实 15g　生晒参 15g　火麻仁 15g　当归 15g　狗脊 15g　酸枣仁 15g　黄芪 30g　制附片 15g（先熬 20 分钟）菝葜 30g　蚤休 15g　制天南星 15g　川芎 15g　槟榔 15g　大腹皮 15g　当归 15g　龙胆草 10g　木香 15g　砂仁 15g　生姜 15g

服用半月后反馈大便如常，近来新增呕吐酸水一症。前方加吴茱萸、太子参。

续服半月后，呕吐酸水已失，新增腰痛、失眠症状。处方：

白术 40g　枳实 15g　骨碎补 15g　续断 15g　狗脊 15g　桑寄生 15g　杜仲 15g　生晒参 15g　当归 15g　首乌藤 30g　酸枣仁 15g　黄芪 30g　制附片 15g（先熬 20 分钟）菝葜 30g　蚤休 15g　制天南星 15g　川芎 15g　龙胆草 10g　木香 15g　砂仁 15g　生姜 15g　吴茱萸 6g　党参 15g

此方服用一段时间后，原症状好转，新增腹部灼热。

白术 40g　枳实 15g　当归 15g　赤芍 30g　生晒参 15g　黄芪 15g　菝葜 30g　蚤休 15g　制天南星 15g　川芎 15g　槟榔 15g　大腹皮 15g　当归 15g　龙胆草 10g　木香 15g　砂仁 15g　生姜 15g　吴茱萸 3g　党参 15g　山茱萸 15g　五味子 15g　海桐皮 15g　萆薢 15g　杜仲 15g　桑寄生 15g　秦艽 15g　桂枝 10g　白芍 20g　升麻 15g　延胡索 10g　柴胡 30g　败酱草 15g

此方服用至 2019 年 1 月初时患者去医院复查，相关检查未发现肿瘤指征，原有病灶消失，子宫附件也一切正常。时医惊异，我亦觉意外。

6. 肝癌

患者 2018 年冬季因乏力水肿入院治疗，经查肝内多发占位，最大约 7cm×10cm，部分病变内见坏死区，脾脏增大、腹腔积液，考虑转移性肝癌。肝功极差，近 20 项指标均现异常。入院治疗周余，黄疸出现，原有症状未得减轻，意识神志开始模糊，乏力精神疲惫，烦躁，腹部背心疼痛，腹水较多，无法变换体位，难以入睡，四肢发凉，腹胀黑便，大便已无制，便后悬液溢出沾满衣裤，常溺于衣裤。医疑肝性脑病前期，因考虑病情及身体情况已不建议做其他抗肿瘤的积极性治疗。舌淡苔黄腻，脉弦滑。小便颜色如红茶。一诊方：

制附片 15g　细辛 6g　炮姜 15g　生姜 20g　土鳖虫 10g　茯苓 30g　白术 30g　白芍 30g　川芎 15g　柴胡 15g　乌药 10g　桂枝

15g　大枣 20g　黄芪 60g　当归 15g　水蛭 6g　肉桂 6g　砂仁 15g
苍术 15g　党参 15g　炙甘草 10g　猪苓 15g　仙灵脾 15g　茵陈 15g

3 剂，2 日 1 剂。

二诊：服药后反馈，服药期间放屁频繁，大便得制，糊状，小
便颜色转呈淡黄色，脸上血色恢复，腹胀减轻，腹软很多。原方茵
陈加量至 40g，加麻黄 10g、石膏 10g、杏仁 15g、仙鹤草 15g、熟地
黄 30g、山茱萸 15g、滑石 15g。

3 剂，2 日 1 剂。

三诊：服药后精神状态进一步恢复，无烦躁，不再嗜睡，服药
后出汗较多，热汗。二诊方加青蒿 30g

四诊：服药后反馈，腹胀进一步减轻，乏力明显好转，出汗已
止，双下肢水肿加剧。三诊方加补骨脂 15g、巴戟天 15g。

据患者言，药量太大，每次管床医生誊处方时都啧啧称奇，药
房老师则笑言此为牛药之量。

五诊：服药后腹胀明显减轻，腹围减小，已可以侧身睡觉，虽
水肿减轻，但体重反增加 5kg。四诊处方加血余炭 15g、蒲黄炭 15g、
海螵蛸 15g。

服药后小便增加，但双下肢水肿又反复加重。

如此加减处方服用月余，患者已出院，精力精神较佳，生活可
自理，无黑便出现，无疼痛，无黄染，胃口正常，唯腹胀反复出现，
下肢肿时有反复。六诊方：

黄芪 120g　制附片 15g　仙灵脾 15g　生姜 20g　水蛭 10g　土
鳖虫 6g　茯苓 30g　白术 30g　蚤休 15g　白芍 30g　鳖甲 15g　延
胡索 10g　生姜 20g　桃仁 10g　滑石 15g　仙鹤草 15g　桂枝 15g

大枣 20g　当归 15g　水蛭 6g　肉桂 6g　砂仁 15g　苍术 15g　党参 15g　炙甘草 10g　茵陈 40g　麻黄 10g　石膏 10g　杏仁 15g　大腹皮 15g　厚朴 15g　芫花 3g　升麻 30g　葫芦巴 15g

七诊：腹胀好转，下肢肿胀明显减轻。服药后泻下淤泥样便 2 次，奇臭难闻，有明显饥饿感了。六诊方加三七 10g、木香 15g。

八诊：反馈余证无变化，大便出现鲜血。七诊方去三七、木香，加白扁豆、侧柏叶。

九诊：反馈食欲佳，便血止，精神好，睡眠安。八诊方黄芪加量至 180g，加三棱 10g、莪术 10g。

十诊：反馈大泻淤泥状便数次，依然奇臭无比。处方：

桃仁 15g　当归 20g　海藻 15g　牡蛎 15g　三棱 10g　莪术 10g　白芥子 10g　吴茱萸 6g　黄芪 240g　仙灵脾 15g　补骨脂 15g　续断 15g　猪苓 15g　细辛 6g　乌药 15g　砂仁 20g　槟榔 15g　白术 60g　水蛭 10g　补骨脂 15g　葫芦巴 15g　生地黄 15g　山茱萸 15g　制附片 40g　蚤休 15g　蒲黄 15g。

后以十诊方加减治疗，目前患者仍健在调理。

7. 痤疮

罗某，男，20 岁。自上高中起开始长痤疮，两颊尤甚，口干。服药、外用药膏时好时坏。现深红色结节满布，药物难效，无疼痛痒感。舌红苔白，脉弦细。处方：

桂枝 6g　茵陈 15g　干姜 10g　浙贝母 15g　皂角刺 15g　蒲公英 15g　当归 10g　赤小豆 20g　黄连 10g　黄芩 10g　党参 10g　白

术 15g　法半夏 15g　蛇舌草 15g　萆薢 15g　土茯苓 15g　山茱萸 15g　菟丝子 15g　生地 15g　升麻 15g　丹参 15g　桃仁 10g　红花 10g　白芍 20g　川芎 10g

服药 3 剂后，疮痘渐萎，嘱续服此方至愈。后一月反馈，已愈。

8. 肾癌晚期骨转移

黄某，男，73 岁。2018 年 1 月份自感左腿根部疼痛不适，难以忍受，而做相关检查，确诊肾癌骨转移，省医院认为无手术意义，建议保守治疗。后于医院行放化疗后疼痛有所缓解，于 2 月在我处就诊。舌淡苔白，脉弦大滑。处方：

威灵仙 15g　全蝎 6g　法半夏 30g　制南星 15g　桃仁 15g　生地 15g　白芍 15g　川芎 15g　细辛 6g　蚤休 15g　蛇舌草 15g　红花 6g　骨碎补 15g　山茱萸 15g　菟丝子 15g　巴戟天 15g　生地黄 15g　6 剂

二诊：服药一月后反馈，服药期间疼痛大减，活动自如，但在外出中活动量过大致局部骨裂，疼痛加重不能入睡，活动受限，卧床休息。服药后期因大便不畅，自服番泻叶后怕冷异常，食纳不开。舌苔淡苔腻，脉弦细。处方：

熟地黄 30g　鹿角胶 6g（冲）　白芥子 15g　当归 15g　麻黄 6g　桂枝 15g　白芍 15g　细辛 6g　泽兰 15g　蜂房 15g　透骨消 15g　薏仁 15g　白术 15g　干姜 10g　三七 6g　乳香 10g

三诊：服药半月，疼痛缓解大半，怕冷亦除，新增咳嗽痰涌，食纳仍欠佳，畏惧油腻。

滑石 15g　白豆蔻 15g　骨碎补 15g　茵陈 15g　杏仁 15g　三七 10g　蛇舌草 15g　蚤休 15g　山慈菇 10g　生地 15g　威灵仙 15g　土鳖虫 6g　泽兰 15g　党参 15g　白术 15g　生姜 15g　茯苓 15g　甘草 15g

四诊：服药半月疼痛续减，咳嗽已愈，胃纳渐开。嘱咐续服半月。续服半月后，疼痛不明显，唯使力承重时局部疼痛，能下床自主轻微活动，嘱咐其活动幅度不要过大。新增口干入夜尤甚，微怕冷，疼痛已轻微。

天花粉 15g　党参 15g　白术 30g　法半夏 15g　生地 15g　蚤休 15g　桂枝 12g　桑白皮 15g　茯苓 30g　柴胡 15g　当归 15g　鹿角霜 10g　山慈菇 10g　三七 6g　红花 10g　蜂房 10g　威灵仙 10g　玄参 6g　山茱萸 15g　鸡血藤 15g　怀牛膝 15g

五诊：服用 7 剂后，疼痛消失，活动仍然不利，胃口不佳，厌油。

黄芪 30g　砂仁 15g　威灵仙 15g　生地 15g　山茱萸 15g　白芥子 6g　续断 15g　蚤休 15g　菟丝子 15g　白术 30g　红参 10g　当归 15g　细辛 6g　木通 15g　桂枝 15g　赤芍 15g　干姜 10g　茯苓 30g　炙甘草 10g　土鳖虫 6g　蛴螬 6g　仙灵脾 15g

服用 7 剂后反馈，精神继续向好，无疼痛，活动稍较之前灵便，胃口渐好，但仍然厌油，服药期间腹泻严重，知是排毒之用。后见招拆招调理，不赘述。

一年后反馈患者活动自如，生活无恙，目前仍在服药调理。

9. 胃低分化腺癌晚期

任某，男，16岁。3月前因呕吐、黑便、消瘦于当地检查出胃低分化腺癌伴肝肺转移，后转入省肿瘤医院治疗。主管医师判定生存期3月以内，家属与其主管医师沟通后采用保守治疗。至我门诊时，消瘦，胃痛，面白无血色，伴吐血便血，胃纳不佳。舌淡，脉沉细。处方：

桂枝15g　生姜15g　白芍30g　建曲15g　党参15g　厚朴15g　海螵蛸15g　茵陈15g　旋覆花15g　当归15g　白及6g　蛇舌草15g　黄芪30g　大枣15g　炒谷麦芽15g　白术15g　茯苓15g　木香15g　砂仁15g　炮姜10g　仙鹤草15g　菝葜15g　生甘草10g

3剂，2日1剂。

处方后3月未得家属反馈，以为或是无效；近4月时，家属发来感谢语音，言服药2剂后即未出血，胃纳渐开，后出现尿血亦以此方2剂而血止，胃纳渐开，胃痛不显。家属近几月未联系我，亦未更方。时至元旦，患者在微信中虽千恩万谢，我却怅然怀忧，此方虽效，但3剂后无论效佳与否，近几月服药应随时与我沟通，跟进主诉变化再做治疗。病已深笃，岂有一劳永逸之理。我立即嘱咐患者春季前必来我门诊，春节前门诊时常常念想却未见。节后家属反馈，因节前病情突然无诱因加剧，入院不到一周即去世。

此案我甚遗憾，因此子年幼，但天赋很高，从其父描述中，亦为踏实努力之人，在高中就读时即获奖无数。来我门诊时，表述病情沉着不慌，思路极其清晰，谈吐气质中我甚觉不俗，实我见同龄人中少有之心智状态稳如此者，难以忘怀。我诊疗毕，患者家属于药房拿药后欲离开，其子觉此非礼，上楼与我道别后方去。我虽不才，若能更尽力一二，天或免之？人间之事常难圆满，虽患家与我无亲，亦常同感如受。

10. 腰痹

患者姜某，女，73岁，住笔者家楼下。7月30日，坐在椅子上吃饭，突然感觉腰部剧痛，而后几分钟疼痛放射到双腿，以至于不能站立行动；之后两天自行在家休息，贴敷云南白药膏，服用大活络丹等，见效甚微，基本失去自理能力，无法翻身移动。因住楼下，为多年邻居，邀笔者前去诊治。脉滑、尺脉沉弱，舌黯苔白。慢性腰痛腰酸笔者治疗颇多，但此类急性严重腰痹，实在是第一例。因患者痛苦，为求速效，还是为其先施针。

8月1日下午1点：第1次取穴，委中，昆仑，腰阳关，肾俞。平补平泻，留针20分钟。施针后，患者表示疼痛缓解。晚上再为其施针，并为之开中药汤剂服用。

独活15g　续断15g　杜仲15g　菟丝子15g　姜黄10g　红花10g　草薢15g　石菖蒲15g　鸡血藤15g　桂枝15g　白芍15g　炙甘草10g

2剂，2日1剂。

晚上施针：委中放血10mL，放出血颜色紫乌；双侧复溜烧山火，患者表示热感由下冲上放射到腰部；昆仑、承山、肾俞、腰阳关平补平泻。

8月2日早上，患者反馈已能自己翻身、起身下床。

第 3 次施针：委中，承山，昆仑，手背腰痛点，命门，腰阳关；命门施温针。

晚上第 4 次施针：委中放血，承山，肾俞，腰阳关，昆仑。

4 次施针后，加之内服中药患者已经基本能做简单活动。

本来打算 4 次后，施针频率改为每天一次，坚持一个疗程 10 天，因笔者要去南京 1 周，故调整以中药为主，并调整处方。

白芍 30g　生甘草 10g　独活 10g　桂枝 15g　熟地 15g　杜仲 15g　续断 15g　菟丝子 15g　鸡血藤 15g　红花 6g　川牛膝 15g

1 周后，患者已能自主上下楼活动，但仍感觉腰部紧绷，弯腰掣痛。前方加土鳖虫、威灵仙、巴戟天。继续施针，1 周后诸症皆除，活动与常人无碍，一直未复发。

11. 燥热

涂某，女，20 岁，成都中医药大学学生。主诉：全身燥热难忍，并非时发时止那种，一年四季即使冬天也穿得很单薄。感觉燥热，其他并无异常。在成都中医药大学温江门诊部经多位老师看过，既有经方派，也有常规思路，大致从退少阳阳明郁热，或者清热凉血，效果无。舌质微红、芒刺多，苔白腻；脉弦细有力。病机：外邪内伏表里通道，受正气内出则感之为热。予以升降散合达原饮加减。

僵蚕 3g　蝉蜕 6g　姜黄 9g　生大黄 9g　淡豆豉 9g　山栀仁 9g　柴胡 6g　黄芩 6g　知母 6g　草果 8g　厚朴 8g　槟榔 8g　连翘 6g　忍冬藤 6g

嘱咐其若有腹泻，属正常，不必停药。

患者服药 3 付，腹泻 3 次，燥热已退。服到第三副时，适月事到来，以前一直有痛经，这次痛经不明显，知是大黄逐瘀之故。

12. 中风后遗症

罗某，女，70 岁。1 个月前在医院就诊时突发脑出血，经急救处理后入院治疗，旬余出院，由家属两人搀扶至门诊。述左侧肢体萎废不用，疼痛，头晕头痛，心悸，口干，目昏暗不明，潮热出汗，尿频。舌光，脉细。一诊方：

巴戟天 15g　桑枝 30g　豨莶草 15g　红花 15g　丹参 15g　青蒿 15g　浮小麦 20g　山茱萸 15g　菟丝子 15g　玄参 10g　仙灵脾 15g　天麻 15g　葛根 30g　怀牛膝 15g　黄芪 15g　炙甘草 15g　生甘草 15g　鹿衔草 15g　大腹皮 15g　桂枝 10g　泽泻 30g

二诊：3 剂后，目昏好转，心悸减轻，潮热出汗止，头晕痛好转，左肢疼痛好转。

黄芪 30g　桑枝 30g　巴戟天 15g　仙灵脾 15g　红花 10g　丹参 15g　生晒参 20g　浮小麦 15g　熟地黄 15g　山茱萸 15g　五味子 15g　当归 15g　大腹皮 30g　砂仁 15g　菟丝子 15g　狗脊 15g　怀牛膝 15g　鹿衔草 15g　狗脊 15g　白术 10g　天麻 30g　桑寄生 15g

三诊：服药后诸症续减，舌有白苔，脉滑。

巴戟天 10g　生晒参 15g　五味子 15g　白芍 15g　川芎 10g　丹参 15g　补骨脂 15g　柴胡 30g　黄芩 15g　玄参 15g　青蒿 15g　天麻 15g　葛根 20g　桑寄生 15g　秦艽 15g　怀牛膝 15g　黄芪 20g　麦冬 15g　熟地黄 15g　浮小麦 15g　桑枝 15g　豨莶草 20g　络石藤

15g　海桐皮 15g　狗脊 15g　威灵仙 15g　山茱萸 15g

四诊：3 剂后，来诊室时能自己扶墙而行，肢痛若失，手指可灵活微动，下肢感觉稍稍有力，小便渐少，头晕痛不显。苔薄黄，脉滑而弦。

木瓜 15g　生松节 20g　桑枝 20g　豨莶草 15g　玄参 10g　菟丝子 10g　丹参 15g　补骨脂 10g　柴胡 30g　巴戟天 15g　黄芪 20g　骨碎补 15g　鹿衔草 15g　白术 15g　党参 15g　茯苓 15g　川芎 10g　当归 10g　胆南星 15g　生地黄 15g　山茱萸 15g　葛根 15g　桂枝 10g　茵陈 15g　海桐皮 15g　赤芍 10g

后以类似方药处理 2 月，一切恢复如常，无后遗症。

13. 痿证

代某，男，74 岁。去年感冒后体质骤弱，畏风不敢出门，拖延至今，下床已困难，心悸，腿软，走路无人搀扶则极易滑到，四肢渐感无力，不能自理，起则头晕昏仆欲倒。食欲渐减，消瘦至极。舌光剥，脉缓。一诊方：

党参 15g　石斛 15g　五味子 15g　砂仁 6g　山药 30g　麦冬 15g　桂枝 6g　茯苓 15g　白扁豆 15g　黄精 15g　芡实 15g　莲米 15g　熟地黄 15g　巴戟天 15g　天麻 10g

二诊：服用 3 剂，心悸减轻，胃口渐开，舌上渐有薄苔。原方加太子参 15g、南沙参 15g、玉竹 15g、核桃肉 15g。

续服 3 剂，头晕大减，精神气力转佳。后以此方为基础，患者服用半年余，一切如常，除步履稍有不稳外，已能拄杖在小区遛弯，因同住一地，常在饭后遇见其出门散步。

14. 荨麻疹

马某，女，23 岁，教师。自诉 2 年前开始时发身疹、色红，后日渐加重，抓挠后遍身红印，见风及日光则遍身发疹，红痒难耐，入夜加重；口干便秘。2 年中西药未曾间断，效果不佳。舌红苔白腻，脉未知。此当是伏邪在中表二位，先开之、发之、降之。一诊方：

法半夏 15g 干姜 6g 黄连 10g 黄芩 12g 麻黄 8g 连翘 15g 赤小豆 20g 杏仁 12g 桑白皮 15g 白鲜皮 15g 紫草 15g 茜草 15g 生地 15g 赤芍 15g 当归 15g 川芎 15g 全蝎 6g 桃仁 10g 玉米须 30g 荆芥 15g 枳实 15g

3 剂，2 日 1 剂。

二诊：服后自感便秘改善，出疹频率和症状皆稍减轻。拟续从血分清解。

桃仁 10g 红花 6g 生地 15g 赤芍 15g 川芎 10g 当归 15g 乌梅 15g 徐长卿 15g 滑石 15g 茜草 15g 紫草 15g 蜂房 10g 麻黄 6g 连翘 15g 赤小豆 20g 玄参 10g 地肤子 15g 益母草 15g 桑枝 15g 黄芩 15g 玉米须 15g

3 剂，2 日 1 剂。

三诊：二诊方服 1 周，自感效果不明显。看来此病非陷血分，仍宗羁伏邪气为治。

桂枝 15g 麻黄 6g 柴胡 30g 赤芍 15g 枳实 15g 生姜 15g 法半夏 15g 黄芩 12g 党参 15g 大枣 15g 防风 10g 蝉蜕 15g

茯苓 15g　乌梅 15g　徐长卿 15g　滑石 15g　白蒺藜 15g　石膏 6g

3 剂，2 日 1 剂。

服后自感症状大减；又续服半月，症状消失。告知已孕，咨询此药对胎儿有无影响。答复无影响，亦不必再服。

15. 不孕

贺某，女，34 岁，商人。已育一女，取环一年后正常生活不孕，多梦，白带多，尿道灼热，月经量少、血块多，经前乳房胸胁腰腹胀痛。舌淡苔白，脉细缓。督脉亏损，肾精不足。一诊方：

党参 15g　茯苓 15g　当归 15g　熟地 15g　五味子 15g　川芎 15g　白芍 15g　龙眼肉 10g　菖蒲 15g　远志 10g　山茱萸 15g　鹿角胶 6g（冲）　续断 15g　补骨脂 15g　丹皮 10g　泽泻 10g　金樱子 15g　瞿麦 15g　益母草 15g　生茜草 15g　菟丝子 15g　3 剂

二诊：经来已无胀痛感，血块很少，带下好转，多梦好转，但痔疮有复发迹象，肛门灼热，偶有出血。

紫石英 10g　党参 15g　木香 15g　茯苓 15g　菖蒲 15g　当归 15g　白术 15g　杜仲 15g　续断 15g　鹿角胶 6g（冲）　枸杞 15g　熟地 15g　远志 15g　益母草 15g　菟丝子 15g　山药 15g　泽泻 15g　鸡血藤 15g　香附 15g　川芎 15g　柴胡 15g　川牛膝 15g　仙灵脾 15g　3 付

兼用槐花外洗。

三诊：肛门出血仍在，腹部感觉灼热，小便黄，多梦。清利下焦湿热，养阴化气为主。

瞿麦 15g　车前子 15g　党参 15g　柏子仁 15g　夜交藤 15g　合欢皮 15g　槐花 15g　柴胡 15g　白芍 15g　栀子 15g　淡豆豉 15g　麦冬 15g　百合 15g　生地 15g　郁金 15g　枸杞子 15g　当归 15g　川牛膝 15g　3 剂

四诊：腹部烧灼感觉好转，肛门出血消失，小便转清，多梦。

菟丝子 15g　枸杞 15g　女贞子 15g　车前子 10g　合欢皮 15g　郁金 10g　益母草 15g　栀子 15g　淡豆豉 15g　夜交藤 15g　当归 15g　鹿角胶 6g（冲）　杜仲 15g

五诊：3 剂后，反馈症状平稳。猪苓汤原方服用，待孕，不拘剂数，吃到怀孕为止。2 个月后反馈，已成功受孕。

16. 萎缩性鼻炎

唐某，女，25 岁。鼻炎多年，近年来尤其严重，喷嚏不断，浊黄涕时有，晨起尤重，鼻痒、鼻干、鼻痛，双鼻孔堵塞，见风即加重，嗅觉消失已多年。西医诊断为萎缩性鼻炎。脉弦细，苔白滑。
一诊方：

苍耳子 15g　黄芪 30g　桂枝 15g　防风 15g　细辛 10g　干姜 10g　白术 30g　鱼腥草 30g　虎杖 15g　白鲜皮 15g　茜草 15g　乌梅 15g　五味子 15g　紫草 15g　生地黄 15g　赤芍 15g　白芷 15g

二诊：服用 3 剂，鼻涕、痒感、痛感大减，喷嚏亦有减轻，干涩仍在。

银花 30g　连翘 30g　细辛 10g　苍耳子 15g　藿香 15g　桂枝 15g　白芷 15g　制附片 15g　芦根 30g　砂仁 15g　北沙参 30g　鱼

腥草 30g　虎杖 15g　五味子 15g　茜草 15g　乌梅 15g　生地黄 15g
蜂房 15g　全蝎 6g

三诊：服用 3 剂，余症继续减轻，已不畏风，嗅觉稍有一时恢
复，但不能持久。

豆豉 15g　荆芥 15g　紫苏 15g　细辛 6g　蚤休 15g　蜂房 15g
全蝎 6g　桂枝 15g　白芷 15g　生姜 15g　法半夏 15g　柴胡 30g
北沙参 15g　天花粉 15g　瓜蒌仁 15g　芦根 30g　制附片 6g

服用 3 剂，余症继续减轻，一日之内有 3 小时左右能闻知味道。

后用药，症状反反复复，喝药辛苦，也告知患者，可以吃半月
休息半月。这样渐调，中间有几次感冒反复，鼻咽痛如刀割，用过
半夏散、三拗汤。如此思路断断续续调理半年，嗅觉恢复，一切
如常。

17. 泪囊炎，尿频

文某，男，64 岁，退休。自诉左眼流泪畏光 1 年，视物模糊半
年，经地方三甲医院确诊为泪囊炎，并开以杞菊地黄丸加一些西药
（不明），服用无好转，医则告知需要手术，患者不愿。另尿频 3 年，
加重 1 年，诊断为前列腺炎，一个小时则需上厕所 2 次，尿清长，
尿意频繁，余无不适。脉弦芤，苔白腻，舌红。此为邪羁阳表，加
之肝肾亏虚，尿频因肾精气亏虚而生湿浊痹经。询问患者愿意先解
决哪个问题，患者言希望先解决眼睛。即刻施针，太阳，率谷，百
会，风池，风府，印堂，睛明，攒竹。针后即感视物稍清晰，畏光
减轻。开具处方：

羌活 10g　细辛 6g　石菖蒲 10g　益母草 15g　枸杞 15g　木贼草 15g　青箱子 15g　密蒙花 15g　白芷 10g　草决明 10g　蔓荆子 10g　泽兰 10g　丝瓜络 10g　柴胡 30g　蚕沙 10g

连服 4 剂，视物转清晰，畏光消失，流泪症状消失。欲求治疗其前列腺炎方剂。

茵陈 15g　补骨脂 15g　泽兰 15g　益母草 15g　桃仁 10g　熟地黄 15g　蒲公英 15g　枳实 15g　郁金 15g　山萸肉 15g　草薢 15g　菟丝子 15g　山药 10g　丹皮 10g　茯苓 10g　泽泻 15g　夜交藤 15g

嘱咐不必更方，不必复诊，服用到痊愈为止。连服 8 剂，反馈小便频率正常，病瘥。

18. 肺气肿

文某，51 岁。主诉：自小患有支气管炎，已数十年，症状时轻时重，但可控制和忍受，曾于各地医院就诊多次，此前医生辨证为肺肾气虚，给予虫草清肺胶囊和一些温补肺肾、降气止咳的中药，效果不佳。近期诊断为"中度肺气肿"，在巴中某医处治疗，以清肺部湿热为主，症状加重，停药后，咳喘难受，夜不能眠。舌质黯，苔白滑；左脉沉，唯关上紧滑，右脉洪大濡。观其呼吸时哮鸣声频作，但无痰，入夜加重，咳不能息。病机：此病肺肾亏虚固在，但此时寒饮结于胸中，痰湿痹阻。宜寒热并用，以温肺泻饮。符合仲景之方"咳而上气，喉中水鸡声"射干麻黄汤所主。予以射干麻黄汤合葶苈大枣泻肺汤加减

射干 12g　炙麻黄 15g　厚朴 15g　杏仁 15g　桔梗 12g　紫菀

12g　款冬花 12g　五味子 10g　细辛 5g　葶苈子 12g　全瓜蒌 15g
黄芪 15g　茯苓 15g　生甘草 18g　地龙 8g　生姜 10g　大枣 8g

　　5剂后，诉症状有减轻，白天说话带齁音，偶尔咳喘，夜已经能安睡，唯凌晨醒时胸闷而咳嗽，干咳数分钟，呼吸哮鸣声亦减。再观其舌质由黯转淡，苔白。凌晨子时醒而咳嗽，笔者以为是胸阳不振，寒饮仍在，肺肾亏虚，阳气生发无力与邪气搏结而咳。应以温肺通心阳为主。处以小青龙汤合瓜蒌薤白汤加减。

　　旋覆花 20g　建曲 20g　炙麻黄 15g　桂枝 10g　薤白 15g　泡参15g　黄芪 20g　黄芩 6g　桔梗 12g　厚朴 15g　干姜 10g　细辛 5g法夏 12g　地龙 8g　甘草 8g　茯苓 15g　枳壳 10g　全瓜蒌 15g　白芍 15g

　　方中用旋覆花，是来自于川中名医江尔逊的经验，临床用之于外感咳嗽皆见效不虚，此处则为配合桂枝、薤白开痹化痰之用。

　　5剂服后，诉效果较好，夜里醒而咳嗽大为缓解，干咳也有所缓解。现平时偶尔齁喘，出气仍觉得不顺，心慌。舌淡苔白。脉诊：此时脉象所观寒象饮气已去大半，虚象始现，左脉寸关大濡，尺脉沉，右脉软大微滑。当应照顾肺和中焦，温肾补虚。苏子降气汤合炙甘草汤加减。

　　苏子 15g　法夏 15g　当归 30g　前胡 15g　炙甘草 12g　肉桂5g　桂枝 12g　生姜 10g　大枣 8g　党参 15g　黄芪 20g　麦冬 12g熟地 12g　白蔻仁 10g　陈皮 12g　茯苓 15g　泡参 12g　干姜 10g细辛 5g　紫河车胶囊减量服用

　　仍保留干姜、细辛温肺。重用当归止咳来自《本经》中当归主"咳逆上气"的描述，偶有机会应用效果皆显。至于熟地能否用在痰咳、哮喘，多数医家皆认为熟地滋腻生痰。然下元亏虚，不用熟地焉能镇固？此案不典型，我曾经另外治疗过一个慢阻肺，痰哮不止，前医皆从脾肺行气化痰宣肺，能取时效，我以金水六君煎重用熟地、当归，加干姜，效果非常明显，后病人存底单，症状严重时原方服用，反馈一直效果较佳。

附：此案患者为笔者父亲，为笔者 19 岁时所治所记，今再见彼时之病机分析，方药应用亦不禁哂笑。时虽治验相应，于病机分析不免言之凿凿，所谓虚实分析，今之六机观下见之颇觉羞。

2018 年冬季家父亦因不适有方药二例，三年后用方立法差异可供读者观评指正。

①秋季服调理丸药后，入冬身体较好，但一时气温上升，莫名干咳不止，气紧，口干咽干。

柴胡 30g　白芍 15g　枳实 20g　生甘草 15g　麻黄 15g　杏仁 15g　石膏 15g　紫菀 15g　百部 15g　北沙参 20g　紫石英 15g　法半夏 15g　山茱萸 15g　桑叶 15g　地龙 10g　当归 20g

服药 2 剂，诸症平复。

②节前期，自觉时有气紧，气喘，登高多行则微有心累。

蛤蚧 1 对　山茱萸 20g　诃子 20g　炮姜 15g　桔梗 15g　紫苏叶 15g　山药 30g　党参 15g　熟地黄 30g　当归 30g　狗脊 15g　巴戟天 15g　仙灵脾 15g　萆薢 15g　土茯苓 15g　紫石英 15g　麦冬 15g　五味子 15g

服 7 剂，效果较佳，因自觉身体已无恙而停服方药。停药后一月又觉不适，症状如前，自捡前方 2 剂，服后却无寸效，询问余。此是阴分虚，阳分实，阴分出逆气，阳分降浊水至阴分成寒。

射干 15g　麻黄 15g　杏仁 15g　石膏 15g　制附片 15g　肉桂 5g　葫芦巴 15g　补骨脂 15g　山茱萸 15g　熟地黄 15g　蛤蚧 1 对　当归 15g　鸡血藤 10g　地龙 10g　黄芪 50g　麦冬 15g　砂仁 15g　薤白 15g　白术 15g　萆薢 15g

服后言效佳立彰。

19. 中风后遗症

许某，男，64 岁。三月前突发脑梗，不省人事，入院情况复杂，下过多次病危，抢救得力，脱离生命危险，后住院治疗，医生判定愈合差，无法避免瘫痪，转入康复科扎针，效果不显。及余诊治时，卧床在家，舌头无法伸出，口角流涎，无法说话，无法咀嚼，喉中痰鸣，吞咽亦有困难，每日所食俱为糊类。消瘦明显，体重仅有 40kg，大便依赖开塞露。家属悲戚，问其还有救否？我说吃药看情况嘛。双脉俱伏。一诊处方：

党参 15g　石菖蒲 10g　川芎 10g　山药 15g　石斛 15g　制胆南星 15g　鲜竹沥一瓶　水蛭 6g　黄芪 15g　当归 15g　生地 15g　山茱萸 15g　巴戟天 15g　茯苓 20g　白术 3g　泽泻 15g　红花 10g　炒山楂 15g　砂仁 15g　白豆蔻 15g　滑石 15g　薏仁 15g　陈皮 15g　枳实 15g　法半夏 15g　苏子 15g　白芥子 10g　莱菔子 15g

二诊：服用 10 剂后，精神气力明显好转，胃口渐开，能吞咽咀嚼，大便能自主，不需依赖开塞露，能扶墙行走，喉中痰鸣消失。处方：

党参 20g　黄芪 20g　白术 15g　巴戟天 15g　菟丝子 15g　熟

地黄 15g　生地黄 15g　山茱萸 15g　砂仁 15g　石斛 15g　陈皮 15g　石菖蒲 10g　川芎 15g　豨莶草 30g　胆南星 15g　鲜竹沥 15g　路路通 15g　鹿衔草 15g　茯苓 20g　炒山楂 15g　滑石 15g　当归 15g　鸡血藤 15g　法半夏 15g　丹参 10g　苏梗 15g

三诊：服用 10 剂，诸症继续好转。此次由其爱人搀扶能行走至诊室，能言些许简单字词，但含糊不清。

水蛭 6g　石菖蒲 10g　路路通 15g　黄芪 20g　滑石 15g　制附片 10g　巴戟天 15g　熟地黄 15g　菟丝子 15g　山茱萸 15g　法半夏 15g　前胡 15g　当归 15g　赤芍 15g　桃仁 10g　茯苓 15g　益智仁 10g　枯矾 10g　党参 10g

另方：瓜蒂 20g　豆豉 15g　西洋参 10g　白矾 10g　皂角子 10g

嘱咐晨服此方，午间傍晚服三诊方。服后吐痰涎数碗，后服三诊方月余，语声如常，诸症见好，后以多方调理 3 月后一切如常，与常人无异，体重亦恢复。

20. 外伤头痛

陈某，女，23 岁，职员。车祸后伴随颅脑损伤，经市人民医院住院治疗月余出院。出院后遗留头痛头晕，视物模糊。脉细弦，苔薄白。此为瘀血夹痰，当活血行痰祛风以治。

柴胡 15g　桂枝 15g　赤芍 15g　丹皮 15g　桃仁 10g　当归 15g　石菖蒲 15g　白芷 15g　茯苓 15g　石菖蒲 15g　桑寄生 15g　女贞子 15g　葛根 15g　川芎 15g　蔓荆子 15g　苍耳子 15g　法半夏 30g　枳实 15g

服药 3 剂，自感有效，头痛头晕减轻，视物稍清晰，但偶现阵发性眩晕。原方加生地 20g、泽泻 30g。

续服 3 剂，诸症大好，但仍有偶发性疼痛，阵痛难忍。以当归芍药散治之：

当归 15g　白术 15g　白芍 30g　磁石 15g　钩藤 15g　桑寄生 15g　菊花 30g　川芎 15g　细辛 6g　甘草 15g　茯苓 15g

续服 5 剂，病瘥未见复发。

21. 腰椎间盘突出症

文某，女，33 岁，高校职工。腰痛有 1 年余，近期加重，不能活动，于成都某院检查为腰椎间盘突出症，予小针刀及针灸康复治疗，未见好转，出院后更加严重，无法工作。患者长期便秘，量不大，不干燥，4 天入厕一次。现整个腰部胀痛，腰无法屈伸，入夜加重无法睡眠。舌淡，苔白。治疗：

针肾俞、命门、腰阳关、委中、身柱、风府、承山、气海、昆仑，行特殊手法。针后痛即稍减，当晚能入睡 3 小时。

中药处方：

柴胡 30g　黄芩 15g　枳实 15g　白术 50g　续断 15g　茯苓 15g　桃仁 15g　路路通 15g　泽兰 15g　白芍 30g　桂枝 15g　香附 15g　杜仲 15g　当归 15g　鸡血藤 15g　独活 15g　干地黄 15g　巴戟天 15g　5 滑石 15g　豆豉 30g　厚朴 15g　槟榔 15g

3 剂，2 日 1 剂。

服药后，患者上吐下泻，家属忧虑，急电告知。嘱咐不必担心，任其吐泻。

患者及家属依从性较好，此后1周患者每日吐泻至少1次，每次吐泻后即感腰部轻松些许。仍每日为其扎针，穴位每日有变，已经难以记全，故不写出。

二诊：针药一周后，患者自感腰部明显轻松，疼痛缓解大半，活动亦有好转，腿脚渐感有力，腰部屈伸好转，手能摸其膝盖。处方：

独活15g　桑寄生15g　骨碎补15g　法半夏15g　香附15g　白芥子10g　菟丝子15g　山茱萸15g　茯苓15g　黄芪40g　党参15g　熟地黄15g　桂枝15g　白芍15g　麻黄10g　制附片10g　细辛10g　秦艽15g　续断15g　当归15g　枳实15g

三诊：服用3剂，吐泻止，腰部症状亦感好转，手能摸至其踝。处方：

丹参15g　桃仁10g　骨碎补15g　桑寄生15g　续断15g　杜仲15g　当归15g　鸡血藤15g　瞿麦15g　白芥子10g　生地15g　威灵仙15g　茯苓15g　白术40g　桂枝15g　白芍15g　制附片10g　菟丝子15g　香附15g

四诊：服用3剂，疼痛好转不明显，活动感有好转，腰屈曲时手能触地，另感小便灼热。舌淡红，边有芒刺，苔白腻；脉由弦转细。处方：

柴胡30g　枳实15g　狗脊10g　桑枝15g　薏仁15g　滑石15g　路路通15g　桂枝10g　丹参10g　桃仁10g　骨碎补15g　川牛膝15g　杜仲15g　续断15g　生地黄15g　巴戟天15g　香附15g　土鳖虫6g　法半夏15g　生姜10g

服用 1 周，疼痛大为好转，活动于常人无异，渐调 1 月余，不适症状消失，重返工作岗位。

学生：患者发生上吐下泻，是你故意为之吗？

答：那也不是，我只是根据她的情况用方，在打开气机罢了。至于她吐泻我虽然没想到，但是发生了我觉得也是合理的，只要吐得舒服，拉得痛快。

22. 老年性瘙痒

文某，女，75 岁。自述皮肤瘙痒近 20 年，每年秋冬季节瘙痒发作难受，夏天缓解。今年冬天更加严重，全身瘙痒难以入眠，尤其以上肢、头面部，感觉耳心、眼、鼻内亦作痒难耐，服用抗过敏中西药无效。舌暗苔薄白，脉弦硬。此例病人为精血亏于内，风气客于表，给予养血祛风和营卫治疗。桂枝麻黄各半汤加减。

桂枝 10g　白芍 15g　麻黄 6g　生姜 10g　大枣 10g　杏仁 10g　地肤子 15g　白鲜皮 15g　荆芥 15g　防风 15g　肉桂 5g　僵蚕 15g　连翘 15g　赤芍 15g　生熟地 15g　当归 15g　2 天一付

二诊：服用 4 剂后反馈，耳心、眼、鼻内瘙痒有所减轻，但其他地方瘙痒仍然无变化，入夜加重，难以入眠。辨证风气稍去，血分中湿热未清，加虫类药通络搜风。

当归 15g　生地 15g　白芍 15g　川芎 15g　泽泻 15g　桃仁 15g　地肤子 15g　全蝎 6g　桑枝 15g　豨莶草 15g　僵蚕 15g　荆芥 15g　防风 15g　2 天一付

服用 2 剂后反馈，瘙痒大为减轻，睡眠无碍。嘱效不更方，继续服用，服用 4 剂后基本控制，诸症渐平。

23. 痤疮案三则

张某，女，20 岁，实习护士。2 年前患有重度痤疮，后经治疗而痊愈，留有部分痘印。现实习期间，夜班熬夜较多，月事不调，后期色黑，量少；痤疮又作，以额头、两颊为甚，色暗，部分有结节囊肿；面痒，面部油腻。脉细弱，苔白腻。此为精虚湿热，莫作湿热治。以六味地黄丸加味。

补骨脂 15g　菟丝子 20g　山茱萸 15g　熟地黄 15g　山药 15g　丹皮 15g　茯苓 15g　桂枝 15g　泽泻 30g　车前子 6g　白花蛇舌草 15g　蒲公英 15g　柴胡 15g　香附 15g　川芎 15g　益母草 15g　大血藤 15g　赤芍 15g　桃仁 10g　连翘 15g　土茯苓 15g

3 剂，2 日 1 剂。

二诊：药后反馈，面部油腻大减，痒感减轻，痤疮好转。原方加鸡血藤 15g、夜交藤 15g、忍冬藤 15g。服用半月后反馈，结节好转明显，大部分痤疮已消，留有暗红痘印。二诊方去桂枝，加皂角刺 15g、白芷 6g。服用月余，仅留痘印，患者满意。

王某，26 岁，护士。面部痤疮满布，以两颊下巴为甚，发红，微痒，部分痤疮有脓疱结节。口干微腻。舌红苔白厚。以三仁汤：

杏仁 15g　白豆蔻 15g　薏仁 15g　滑石 15g　丹皮 15g　茜草 15g　蒲公英 15g　连翘 15g　荆芥 15g　炒白术 15g　徐长卿 10g　桃仁 10g　生地 15g　当归 15g　浙贝母 15g

外用丹皮酚软膏。

二诊：服用 1 周反馈，面部红痒减轻，自感有效，脓疱破溃。舌红苔微腻。以麻黄连翘赤小豆汤：

麻黄 10g　连翘 15g　桑白皮 15g　豆豉 15g　天花粉 15g　皂角刺 15g　白花蛇舌草 15g　枳实 15g　柴胡 30g　藿香 15g　白豆蔻 15g　滑石 15g　乌梅 15g　紫草 15g　当归 15g　茜草 15g　赤芍 15g　桃仁 10g

三诊：服用 1 周，面部痤疮可见明显好转，痒感已除，口润不腻。守方续服 1 周，自感效果明显，面部痤疮外观看已不严重，部分已消为痘印。

柴胡 15g　泽兰 15g　益母草 15g　猪苓 15g　泽泻 15g　蛇舌草 15g　滑石 15g　茜草 15g　紫草 15g　蒲公英 15g　连翘 15g　银花 15g　豆豉 15g　白芷 15g　茯苓 15g　藿香 15g　薏仁 15g

连服半月，面部仅留部分痘印。

学生：明明守方效果也不错，你为什么不继续守方呢？

答：我一般开 2 付或者 3 付药，让患者吃完了再找我调方。有些确实需要守方的我就守方；有些不是必须守方，但是也可以守方的，我一般出于强迫症的习惯，还是要拿过来大调一下。

王某，女，30 岁，微商。产后虚弱，月事不调，面部多生暗疮，或溃或陷。先至我处以八珍加六味调理月事，期间痤疮亦愈，后因食辛辣而发。舌红苔白，脉濡弱。处方：

黄芪 60g　当归 15g　赤小豆 15g　干姜 10g　皂角刺 10g　桂枝 15g

服用 3 剂，即惊异此药速效，次日疮痘即萎，服 6 日后，面洁无碍。

后月余复发，再求处方。舌淡红，苔白腻，脉弦弱。处方：

生甘草 20g 干姜 10g 黄芪 30g 山茱萸 15g 补骨脂 15g 黄连 10g 黄芩 10g 土茯苓 15g 皂角刺 15g 当归 15g 赤小豆 15g 法半夏 15g 菟丝子 15g 熟地黄 15g 蒲公英 15g 柴胡 30g 党参 15g 白术 15g 砂仁 6g 浙贝母 15g

服后亦反馈如前方速效，后再复发时常以此方调服。

24. 胃痞

余某，女，50 岁。因胃部息肉做过 2 次手术，术后胃胀胃部灼热，下垂感明显，胸口闷，肚脐上部胀痛，大便不成型，便秘难解，面部浮肿。脉滑，苔黄腻。于中医院某医处开方，未见缓解。前医处方：醋三棱 12g、干姜 12g、人参 8g、木香 12g、黄连 8g、砂仁 12g、建曲 30g、炒鸡内金 12g、法半夏 15g、茯苓 15g、姜厚朴 18g、黄芩 12g、麸炒白术 15g、陈皮 15g、广藿香 15g、炙甘草 5g、麸炒枳实 15g。

此为阳分陷阴于内位，阴气亏损夹邪而中阻二分枢路。处方：

桂枝 10g 生姜 15g 白豆蔻 10g 砂仁 10g 吴茱萸 3g 薤白 15g 杏仁 15g 滑石 15g 桔梗 15g 麻黄 10g 生甘草 10g 厚朴 15g 细辛 6g 桃仁 10g 茯苓 15g 白术 40g 延胡索 5g 大腹皮 10g 石膏 6g 党参 6g 法半夏 10g

服 3 剂后诸症皆大为缓解，自行续捡 3 剂服后，病瘥。

此案之前医为当代中医某脾胃病名家，在案中列前医之方药与余之治法，非为褒贬，而是以余与前辈之治法方药相较，在药物应用上，确非有同理可循，此或可彰示六机用方用药的特色，前辈功底我亦敬仰不已，非一偶得之案可以评述。但从立理法而言，是我不知前医精思，而旁医见我与此方，不从六机走，亦常奇怪视之，六机之临床思路由此案倒可见一斑。

25. 痹证

杨某，女，退休工人。自诉双腿麻木1年余，髋关节处疼痛剧烈，影响行走，腿膝关节外侧肿出一包块，按之柔软不痛。双眼常发痒干涩流泪。另还有口干，便秘，失眠。脉弦滑，舌淡苔腻。

针刺：针风池，风府，曲池，列缺，委中，悬钟，阴陵泉，承山。

开方药：

熟地黄15g　生地黄15g　当归15g　浮小麦30g　白芍20g　桑枝15g　路路通15g　土鳖虫6g　巴戟天15g　山茱萸15g　丹皮15g　泽泻15g　白术15g　白蒺藜15g　羌活10g　木贼草15g　川芎15g　秦艽15g　菊花15g　草决明15g　防己6g

2剂，2日1剂。

二诊：服后膝关节外侧肿物消失，眼睛发痒干涩消失，唯余左眼流泪。口干、便秘大为好转，双腿麻木疼痛亦改善明显。

续针上述穴位，行个人特殊手法。配合方药：

羌活6g　菊花15g　细辛6g　浮小麦15g　木贼草15g　秦艽

15g　生熟地各 15g　青葙子 15g　桑叶 15g　桑枝 15g　路路通 15g　蚕沙 15g　草决明 15g　川芎 15g　夏枯草 15g　巴戟天 15g　山茱萸 15g　白蒺藜 15g　杜仲 15g　白芍 15g

续服 2 剂，诸症竟失，效果如此之快，虽有把握，亦是意料之外。

26. 小儿外感脱阳证

王某，男，3 岁。近春节时期，感邪而发热，无余证，家长予美林服用，服后汗出热退，旋即复热，家长由频与美林，服至此日，患儿大汗出而嗜睡神昏，嘴唇发绀，烦躁，无汗肢冷。家长连夜送入华西医院，检查甲流阳性，白细胞降至 1 点儿，转院去传染病医院，而未了解何故，传染病医院未收入院，开出一些抗病毒药物后患儿当夜回家。患儿母亲焦急求方。根据症状描述知是过汗阳脱，邪气内痹心脉，因身在外地，故网络处方与之。

葛根 15g　砂仁 6g　木香 6g　草果 3g　桂枝 3g　白芍 10g　制附片 6g　大枣 10g　炙甘草 10g　生姜 2 片　槟榔 10g　厚朴 6g　枳实 6g　黄芩 6g　柴胡 10g　大腹皮 10g　生晒参 3g　石菖蒲 3g　郁金 3g

当夜服后，次日晨患儿精神转佳，大便 2 次，嘴唇红润，肢体得温。服 2 剂后，诸症已愈，唯有乏力微倦，活力欠佳。上方加远志 6g、龙眼肉 3g 善后。

27. 不寐

杨某，女，21岁，学生。自述近半年来一直失眠，整夜不能入睡，每至凌晨6点左右方有睡意，白天困顿而晚上精神。余无不适。脉未知，苔腻。

此不需凭脉，当知为阴阳二分同伏邪气，阳分伏阴，阴分伏阳，枢机开阖不利。

柴胡30g 桂枝15g 黄芩15g 枳实15g 徐长卿15g 白豆蔻15g 生姜10g 桃仁10g 滑石15g 生姜10g 延胡索15g 郁金15g 夜交藤15g 法半夏20g 草果3g 酸枣仁15g

服药当晚即在凌晨1点有睡意，安睡5小时。2剂毕，完全无恙，入睡能睡8小时。

28. 头晕肌僵案

赵某，男，80岁，退休。时常感觉阵发心胸闷痛，近来常觉头晕，四肢麻木，肌肉僵直，双腿无力，口苦。脉弦滑，左脉尤大，苔黄腻。此是外邪内伏阳分，阴分内损，致阳分败精合阴分痰火流注。

天麻10g 茵陈15g 葛根30g 桑枝15g 黄连10g 太子参10g 羌活10g 白术15g 白豆蔻10g 石菖蒲15g 藿香15g 茯苓15g 鹿衔草15g 泽泻20g 巴戟天15g 干地黄15g

服药2次即感觉口苦若失，肌肉轻松。连服4剂，诸症无恙。后经数月反馈，腿脚灵便再无不适，80岁翁，曾回老家上坟，独自一人走十余里山路不输年轻人，颇欣慰。

29. 外感案

范某，女，21岁，学生。今日起居不慎，招致外感。鼻塞无涕，晨起喷嚏不断，喉咙肿痛，咽干。舌红苔白，脉滑。因素与患者有交，患者体质较为熟悉。此患者多病，常年外感、内伤杂病不断，我所开之方，从不离桂枝。此体质阴分根虚，感从阳分亦当温之。

桂枝 15g　麻黄 6g　赤芍 10g　生姜 10g　桔梗 10g　玄参 10g　鱼腥草 10g　射干 15g　半夏 15g　1 剂

未尽剂而愈。

30. 头痛案

文某，女，75岁，退休。于半月前当地医院做完影像体检后回家顿发头痛，痛时欲吐，食道心口感觉灼热，头痛位置于颠顶到两侧，前额、后脑勺自觉较安。脉滑数，左脉大，左关急，苔腻舌红。邪郁枢机，阳分伏阴，升降失调。

茯苓 30g　泽泻 20g　葛根 20g　川芎 15g　桂枝 15g　白术 15g　苍术 15g　炙甘草 10g　白芷 15g　旋覆花 15g　生姜 15g　柴胡 15g　薤白 15g　白芍 30g　大枣 10g　代赭石 10g　生晒参 10g　蔓荆子 15g　升麻 6g　2 剂

喝完 1 剂时已无症状，但中途又不慎感冒，咳嗽不休，黄痰，发热 39℃。

柴胡 30g　黄芩 15g　法半夏 15g　生姜 10g　桂枝 15g　大枣
10g　甘草 10g　赤芍 15g　射干 15g　豆豉 15g　薤白 15g　前胡
15g　紫菀 15g　荆芥 15g　麻黄 10g　杏仁 10g

一付尽剂而热退咳止。患者询问可否继续服？我说随便。

31. 经期延长案

李某，女，22 岁，护士。主诉近 3 月来经量骤少，且伴经期延
长，上月经期持续半个月，经期前半部分量极少、颜色暗，后半部
分量稍增加、颜色正常。适逢本月经期，量仍然很少，请求处方。
因病机简单，主诉已明，且人在异地未问舌、脉。

煅牡蛎 15g　山茱萸 15g　白芍 20g　黄芪 15g　升麻 10g　茜草
15g　三七 6g　生地黄 15g　菟丝子 15g　续断 15g　草薢 15g　血余
炭 15g　荆芥 15g　炒蒲黄 15g

服用当天，月经量明显变多，颜色转红，本月经期持续 6 天，
余无不适。后亦无反复。

32. 月经后期、身痒案

杨某，女，14 岁，学生。近半年月经时有后期，推迟 2 个月。
上课时阵发身痒，热或汗出即身痒。舌淡红，苔薄白。脉未知。

阳邪羁留阳分，阴郁不开，气机不通。

白豆蔻 15g　滑石 15g　杏仁 15g　丝瓜络 15g　徐长卿 15g　紫
草 15g　乌梅 15g　柴胡 15g　枳实 15g　茜草 15g　海螵蛸 15g　益

母草 15g　泽泻 15g　泽兰 15g　当归 15g　生地 15g　桃仁 10g　全蝎 6g

服药 3 剂，身痒大为缓解。服药完毕时，已是月经推迟一周，但略感腰痛，小腹不适。知是气血不通。

麻黄 10g　杏仁 10g　赤小豆 30g　桑白皮 15g　荆芥 15g　当归 15g　细辛 6g　柴胡 30g　枳实 15g　泽兰 15g　益母草 15g　当归 15g　鸡血藤 15g　郁金 15g　菟丝子 15g　续断 15g　牛膝 10g　桃仁 10g

服用 3 剂，月事已来，下血块众多。后据反馈月事一直准时，未有推迟现象。

33. 卵巢囊肿案

于某，28 岁，女，职员。体检 B 超发现右侧卵巢囊肿 3cm，医院建议观察，如果继续增大则手术。患者诉平时月经正常，余无不适。淡红舌，少苔，脉弦缓。此阴分伏瘕，患者体型单薄，为顽风所致。

黄芪 30g　桂枝 15g　防风 15g　熟地黄 15g　当归 15g　麻黄 3g　紫石英 15g　鬼箭羽 15g　玄参 15g　徐长卿 15g　细辛 15g　鸡血藤 15g　白术 15g　生晒参 10g

嘱咐患者服用 1 月后复查。后反馈，1 月后检查囊肿消失。

34. 目病案

张某，男，22 岁，职员。诉从云南跑业务回成都后，眼睛暴痒，发红，迎风流泪，自行购买眼药水滴后，症状未减，白睛反充血而红血丝布满，就近就医与常规消炎药服用，未见效果，拖延半月后，眶部周围皮肤全因揉搓发红起皮，外观骇然。舌苔红苔少，脉浮滑。患者言不愿服汤药，故嘱咐自购荆防颗粒合散列通服用，告诉其此为常见感冒，不必当眼病特治。患者言未有感冒症状，狐疑诊断。

服用上述药后2天，痒感大减，充血亦好转，始信前言，同意服用中药。当开阳分表气，疏病位邪结。

蔓荆子15g　夏枯草15g　枳实15g　菊花30g　白蒺藜15g　细辛6g　桂枝15g　赤芍15g　生姜15g　麦冬15g　忍冬藤15g　连翘15g　豆豉15g　羌活10g　益母草15g　泽泻15g

服用2剂，自觉症状大减。续服3剂，病瘥。

35. 脑鸣案

杨某，女，55岁，退休。主诉每日入夜则头中响动不休，响声如雷，平卧睡觉尤甚，以至夜不得寐，余无不适。舌紫苔白腻，脉沉数。此是阳分伏邪于阴位，阴气不得上荣故。

茯苓50g　羌活10g　桂枝10g　白术30g　石菖蒲10g　黄芩15g　夏枯草10g　当归15g　白芍30g　川芎10g　桃仁10g　泽泻30g　鹿衔草15g　桑寄生15g　甘草10g　杏仁10g

服用4剂，头响再未出现

36. 神经官能症案

何某，女，49岁。自述喉中梗阻，言语过多则喘息不得气，背僵身硬，口咽干燥非常，胃部及颈部怕冷异常，睡觉亦需用 2 条围巾围住颈部，用腰带捆绑腹部才稍得暖，近来又添小腹腹股沟胀痛，虽已入夏出门仍需穿高领衣衫护住颈部。求医无数，不见好转。视力下降明显。舌淡红，苔腻，右脉大滑，左脉细弦。此阳分陷气于阴，当治气机。

先针风池、夹脊、肩井。行针时即感浑身气行，喉中梗阻顿失。处方：

川楝子 10g　香附 15g　茯苓 30g　白术 30g　泽泻 15g　桂枝 15g　赤芍 15g　生姜 15g　白芷 15g　法半夏 15g　枳实 15g　柴胡 15g　葛根 30g　干姜 10g　蒲黄 15g　僵蚕 10g　高良姜 10g　厚朴 15g　川芎 15g　乌药 15g　八月札 15g

二诊：服药 2 剂，反馈胃、颈部怕冷大为好转，口咽亦润，腹股沟胀痛亦除，背僵除，视力略有恢复。喉中梗阻消失，言语顺畅无喘息，但喉中有气动之感。再扎中脘、足三里、风池、风府、曲池，针毕大汗出。方药以前方去蒲黄、高良姜，加射干、桔梗、苏梗

续服 2 剂，诸症痊愈。

此案甚有意思，患者求医无数，直至后期，医生俱以神经官能症视之。待患者去一个坐堂药店抓我开的第一付处方时，为其誊写处方的医生，见到方子大为惊奇，思索记录半天，又叫出旁边坐诊的老医生共同讨论，缘见方中理法用药俱不合彼之所习。难得两位同行不以为此方杂乱。我所开之处方，有不明者，常以不合规矩视之。其实规矩在我心，为医临床，何曾逾越半步？

37. 外感咳喘案

陈某，女，75岁，离休。自诉感冒后咳喘不休，于周边诊所治疗，以输液配合中药服用1周无效。咳嗽黄痰，气喘，咳引胸背疼痛，咽痛，头晕头痛，浊涕。脉滑大，苔白腻。此为阳分阴结病，肺受水气，内气邪气共结。

射干15g　黄芩15g　麻黄10g　杏仁12g　豆豉15g　百部15g　前胡15g　细辛6g　石膏8g　陈皮15g　法半夏15g　桔梗15g　生姜15g　薤白15g　甘草15g　苏叶15g　茯苓15g　厚朴15g

二诊：服用2剂，咳喘大减，咳时未引胸背疼痛，痰色转白，咽痛、头痛消失，浊涕消失。以小青龙加石膏汤加味善后。

桂枝15g　麻黄12g　白芍15g　法半夏15g　生姜15g　细辛6g　薤白15g　厚朴15g　茯苓15g　白术15g　前胡15g　紫菀15g　杏仁12g　桔梗12g　甘草6g　射干12g　鹿衔草15g　石膏8g

后患者自诉，患有糖尿病20余年，今年常感口干，空腹血糖经服药也一直在9左右，血糖控制不佳，已成习惯。此次感冒后服用上药，不但感冒得以痊愈，自感口干消失，空腹血糖也稳定在6～7之间。

感冒愈后2周，复至求诊，自诉近年来腹部脂肪堆积日多，小便不利、量少，尿不尽，小腹坠胀年余，近半年加重，近期甚至感觉腹部胀满有脱坠感，难受不忍。头部恶风，近5月仍佩戴线帽。舌淡苔腻，脉弦滑。

黄芪20g　党参10g　升麻6g　当归15g　巴戟天15g　菟丝子15g　熟地黄15g　山茱萸15g　乌药10g　川楝子15g　川芎15g　桃仁10g　白术30g　防风10g　骨碎补10g　桂枝15g　生姜10g

白芍 15g　大枣 10g　枳实 15g　土鳖虫 6g　白芥子 10g

1 剂，2 日 1 剂。

服用 1 日，反馈尿量大增，日约 20 行，小便顺畅，体重下降 1kg，头部恶风已愈，不需佩戴线帽；再服 1 日，尽剂而诸症悉除。所谓杂症如此，1 剂而愈，意料之中，亦是意料之外。

学生：这个治疗咳嗽的方子感觉没有教材治疗咳喘方子那么容易看出思路，杂乱得很，又寒又热，理法也不是很明确。

文：咋不明确呢？邪正与气机影响到脏腑功能了，去邪气开结气，还要怎么明确？

38. 鼻炎案

姜某，女，47 岁。素有鼻炎，近日外感后尤其加重，鼻腔自感燥痛如刀割，然浊涕不断，鼻涕青黄褐黑四色俱有，以时段区别而异，鼻塞头痛剧，如刀劈感。舌光质红，脉浮数。处方：

麻黄 10g　桔梗 15g　杏仁 15g　葛根 30g　川芎 10g　石菖蒲 10g　桂枝 6g　生姜 15g　白芷 15g　蔓荆子 15g　射干 15g　鱼腥草 30g　薄荷 15g　白鲜皮 15g　防风 10g　豆豉 15g　连翘 15g　忍冬藤 15g　蝉蜕 15g　桑白皮 15g　黄芩 15g　桑枝 15g　路路通 20g

服药 2 剂反馈，诸症平复。

此案有个比较容易混淆的地方，即舌脉与主诉仿佛都指向风热、肺热或毒热此类病机，而在我的考虑里还是比较重视麻桂类药物对于其症的适应性。即从主诉上言，凡真热而燥者，必见鼻腔干燥，以无论热在内外，鼻之内窍常应阳分津之多寡。而涕多不断者，必是津受邪深迫而不从津孔反成败浊自鼻而出。涕出四色俱有，更知此是败津而非脓毒。若热致头痛如刀劈感，必有固邪在阴分，若在阳分，则应两目畏光，耳鼻失能，此患家不见此症也。故止于经邪与阳分之关系论，麻桂无惧，以鱼腥草、连翘、忍冬藤类合方，此法非是见寒热则粗糙以寒温和之，其病机乃阳分之余邪坏入内位，故行清散。与通经络药者，则是坏内位之邪可入阴分，以通窍通经之药，和合深部之气，托出于表。

39. 瘿瘤案

刘某，男，18岁，学生。颈项部结瘿瘤年余，初起如豆，后渐大如拳，坚硬如石，及余诊时，已如双拳大小，甚为可怖。现主诉颈部疼痛，活动头部及吞咽尤甚，吞咽有嵌顿感。舌淡红，苔白腻。

此为石瘿，以痰火伏结经络而阻津故，阳分不开，气无所行，阴分不充，火无所降。一诊方：

荔枝核15g　海藻15g　昆布15g　牡蛎15g　夏枯草15g　浙贝母15g　玄参10g　柴胡15g　香附10g　川芎10g　人参10g　黄药子6g　滑石15g　苍术10g　红花10g　胆南星15g　丝瓜络15g　王不留行10g　仙灵脾15g　山茱萸15g　莪术6g　青皮6g　升麻20g　羌活6g

二诊：服药3剂后，其母反馈，疼痛已失，皮色变红，余无改变。前方加川芎10g、生地15g、瓜蒌仁15g、山茱萸15g、连翘15g、射干15g。

三诊：续服5剂后，其母反馈，瘿瘤触之稍软，吞咽嵌顿感消失，瘤体略小。

柴胡30g　香附10g　川芎10g　黄药子10g　浙贝母15g　夏枯

草 15g　瓜蒌壳 15g　牡蛎 15g　苍术 15g　海藻 15g　昆布 15g　鳖甲 10g　豆豉 15g　胆南星 15g　红花 10g　丹皮 15g　佛手 15g　路路通 15g　橘核 15g　陈皮 15g　青皮 10g　当归 15g　黄芪 15g　滑石 15g　生地黄 15g　玄参 10g　天花粉 10g　升麻 15g　荆芥 15g　连翘 20g　马勃 15g

　　嘱后续治疗中加以艾灸患处配合。服药 1 月后，瘤体缩小一半，后以辛开阳分、活血、化痰软坚之法治疗 2 月余，一切如常。

40. 不寐

　　周某，女，46 岁。主诉近 3 月经量偏少，色黯不红，月信愆期，常有腰痛身僵，腹胀厌食。且素有血压偏高，常感头晕眼目不清，自测血压收缩压近 160mmHg。夜寐不安，多梦，须服灵芝胶囊方能入睡。舌淡，苔白腻，脉细滑。一诊方：

　　葛根 30g　五味子 15g　石菖蒲 10g　山茱萸 20g　胆南星 15g　滑石 15g　法半夏 15g　柴胡 15g　黄芩 15g　当归 15g　海螵蛸 15g　生茜草 15g　川牛膝 15g　草果 6g　丹参 15g　桃仁 10g　红花 10g　夏枯草 15g　白芍 20g　黄连 3g　槟榔 15g　生地黄 15g　菟丝子 15g　升麻 15g　黄芪 15g　豆豉 15g　鹿衔草 30g　泽泻 30g

　　二诊：服 3 剂后反馈，腰痛若失，睡眠略好转，已停服灵芝胶囊，但仍觉胃部胀满，时有呃气。前方加伏苓 30g、桂枝 15g、白术 30g、砂仁 10g、木香 10g、吴茱萸 3g。

　　服药 3 剂后反馈，胃胀呃气大好，血压收缩压降至 120mmHg 左右，头晕顿失，唯有眠差。嘱咐以前方续服 10 剂。

五、六机医案治法举隅

自毕业以来，求诊较多，已乏为某案而详录之力，加之本是懒人，更时难记中间许多具体治疗过程。前所详录之案，多为治疗中有微信往来之聊天记录或身边亲近之人方便汇集相关信息。今又翻阅出些许留存底单，但任一患家初诊复诊底单之繁，常难回忆其人时病何苦。唯初诊时有详记症状四诊信息，故以部分底单中初诊方及患家情况录述，仿叶氏录案之风格，以彰六机辨病思维如是。

1. 尿频案

冉某，女，69岁。近一月因尿频不能自制而苦恼，时时欲解，尿量如常而常解后小腹胀满，尿意如常，西医诊断为老年性尿频，膀胱括约肌松弛。口干口苦，胃部灼热，小便灼汤。舌紫暗，脉细滑。

柴胡 30g　桂枝 15g　太子参 15g　黄芩 15g　猪苓 15g　茯苓 15g　白术 15g　泽泻 15g　土茯苓 15g　葛根 30g　天花粉 10g　益智仁 6g　五味子 15g　菟丝子 15g　山茱萸 15g　黄芪 15g　升麻 10g　杜仲 15g　瞿麦 10g　乌药 15g　桔梗 15g

2. 鼻炎案

胡某，女，48岁。鼻炎多年，鼻部干痛难忍，不流涕，口干咽红。舌暗苔滑，脉弦。

麻黄10g　制附片15g　细辛10g　白芷15g　苍术15g　石菖蒲10g　蔓荆子15g　当归15g　川牛膝15g　桂枝15g　赤芍15g　地龙10g　川芎10g　菊花30g　法半夏15g　茜草15g

3. 背痛案

刘某，男，26岁。背心疼痛，头晕，早泄多梦。舌暗苔白腻，脉滑。

柴胡30g　白芍20g　法半夏15g　干姜10g　黄连10g　黄芩10g　茜草15g　党参10g　滑石10g　蒲黄15g　木通15g　桃仁10g　花粉10g　葛根30g　甘草10g　川芎10g

4. 失眠案

吴某，男，25岁。失眠不寐，多梦而无神。舌淡红苔薄白，脉弦紧而大。

石菖蒲10g　川芎10g　葛根30g　栀子10g　五味子15g　人参6g　麦冬15g　山茱萸15g　侧柏叶10g　女贞子10g　熟地黄15g　菟丝子15g　当归15g　酸枣仁15g　柏子仁15g

5. 手足出汗案

陈某，女，38 岁。手足出汗，睡眠时冰冷不暖，子宫肌瘤检查2cm 左右，精力欠佳，稍食辛辣即上火长痤疮。脉细，舌紫。

制附片 10g　桂枝 15g　石菖蒲 10g　生姜 10g　白芍 15g　细辛6g　黄芪 15g　葛根 15g　藿香 15g　茯苓 30g　白术 15g　秦艽 15g　桑枝 15g　滑石 15g　升麻 20g　当归 15g　夜交藤 15g　柴胡 15g　川芎 15g　狗脊 15g　山茱萸 15g

6. 下肢无力案

杜某，女，38 岁。腿无力，带下，畏寒，口苦，腰背冷痛。

当归 15g　细辛 6g　白芍 15g　川牛膝 15g　巴戟天 15g　熟地黄 15g　鸡血藤 15g　黄芪 15g　桂枝 15g　续断 15g　杜仲 15g　补骨脂 10g　菟丝子 15g　生姜 10g　大枣 10g　制附片 10g　白术 30g　茯苓 20g　茵陈 15g

7. 手臂麻木案

任某，女，50 岁。左手臂麻木一月余，腰痛。脉浮滑。

巴戟天 15g　红花 10g　生地 15g　川牛膝 15g　狗脊 15g　土鳖虫 6g　骨碎补 10g　杜仲 15g　山药 20g　建曲 15g　葛根 15g　川芎 10g　石菖蒲 10g　黄芪 10g　山茱萸 15g　威灵仙 10g　鸡血藤10g

8. 失眠案

杨某，女，36 岁。睡眠质量下降，醒后困倦，鼻塞。脉虚数。

射干 15g　黄芪 6g　人参 6g　防风 10g　秦艽 15g　柴胡 30g
青蒿 15g　黄芩 15g　法半夏 10g　甘草 10g　山茱萸 15g　葛根 15g
茵陈 15g　天花粉 10g　白术 15g　马勃 15g　僵蚕 10g

9. 便秘案

王某，女，45 岁。便秘潮热，口干，月事不尽，面部激素依赖性皮炎 2 年，红疹遍布，两颊为甚。

白术 40g　枳实 15g　甘草 20g　赤小豆 20g　蒲公英 15g　皂角
刺 15g　天花粉 15g　玄参 15g　火麻仁 15g　夏枯草 15g　丹皮 15g
茜草 15g　侧柏叶 15g　黄连 10g　浙贝母 15g　连翘 15g　青蒿 15g
海螵蛸 15g　当归 10g

10. 头晕案

王某，男，43 岁。头晕，便秘，脉弦大。

党参 10g　白术 40g　法半夏 15g　干姜 10g　黄连 10g　黄芩
10g　黄芪 30g　升麻 15g　葛根 30g　大腹皮 15g　厚朴 15g　威灵
仙 10g　茯苓 30g　山药 30g　滑石 15g　白豆蔻 15g　炙甘草 20g
当归 15g　白芍 15g　肉桂 5g　川芎 10g　桂枝 15g　熟地黄 20g

11. 咳嗽案

徐某，男，39 岁。咳嗽，夜间呛咳，阴囊潮湿，苔黄腻。

茵陈 20g　栀子 15g　厚朴 15g　白豆蔻 15g　大腹皮 15g　柴胡 30g　葛根 30g　藿香 15g　滑石 15g　杏仁 15g　枳实 15g　槟榔 15g　芦根 20g　知母 6g　生地 15g　鸡矢藤 15g　槐花 15g　地榆 15g　桑白皮 15g　赤小豆 20g　香附 10g　白芍 30g　麦冬 15g

12. 潮热案

李某，女，57 岁。潮热，阵发性胸闷，气喘无规律发作咳嗽，自感手臂背心气流窜动，寒热往来，睡眠不安。

柴胡 30g　法半夏 15g　熟大黄 10g　当归 15g　桂枝 15g　茵陈 20g　龙骨 15g　牡蛎 15g　石膏 15g　胆南星 10g　滑石 15g　桃仁 10g　川楝子 10g　枳实 15g　薤白 15g　生地 15g　山茱萸 15g　五味子 15g　肉桂 6g　厚朴 15g　葛根 40g　升麻 20g　黄芩 20g　生姜 15g

13. 四肢潮热案

尹某，女，20 岁。四肢潮热，时欲触冰，小腹冷，舌苔水滑。

熟地黄 30g　肉桂 10g　砂仁 10g　干姜 15g　补骨脂 15g　山茱萸 15g　山药 15g　菟丝子 15g　草薢 15g　葛根 20g　黄芪 30g　茯苓 15g　猪苓 15g　当归 15g

14. 口疮案

刘某，女，50岁。口腔内白点溃疡面遍布，疼痛不明显，淋巴结肿大，口干胃胀。

青蒿 20g　白薇 15g　柴胡 30g　花粉 15g　甘草 20g　干姜 10g
黄芩 10g　黄连 10g　法半夏 15g　党参 15g　蜂房 15g　厚朴 10g
夜交藤 15g　玄参 15g　连翘 20g　蒲公英 15g　升麻 20g

15. 心悸失眠案

刘某，女，54岁。心悸失眠，手心热，出汗，口苦身痛，眼睛昏雾，面色萎黄，大便干硬。

黄芪 15g　升麻 15g　五味子 15g　党参 15g　砂仁 10g　木香
10g　菟丝子 15g　补骨脂 10g　熟地黄 15g　山茱萸 15g　青蒿 30g
木贼草 15g　法半夏 15g　大腹皮 10g　草薢 15g　丹参 15g　当归
15g　川芎 10g　白芍 20g　白薇 15g　延胡索 10g　柴胡 30g　滑石
15g　茵陈 15g　葛根 15g　桂枝 6g

16. 痰证案

高某，男，49岁。痰涎甚多，每日吐之不尽，痰量溢满痰盂有余，以此故惧怕外出。不喘不咳，痰呈白色泡沫状。舌红苔黄腻。

熟地黄 60g　法半夏 15g　紫石英 20g　肉桂 5g　制附片 10g
桂枝 15g　白芥子 15g　山茱萸 15g　苏子 20g　青礞石 15g　山药

30g　泽泻 15g　草薢 15g　炒白术 15g　麻黄 15g　杏仁 15g　石膏 10g　紫菀 15g　款冬花 15g　百部 15g　葫芦巴 15g　乌药 10g　仙灵脾 15g　川椒 10g　葛根 20g

此案回忆较深，后患者多推荐亲朋来诊，未再见其人。亲朋言其服 10 余剂而豁愈。

17. 耳鸣案

杨某，女，49 岁。耳鸣，视物模糊，有黑影。脉细而紧。

首乌藤 15g　党参 15g　茵陈 20g　白芍 30g　生甘草 10g　细辛 6g　全蝎 6g　熟地黄 15g　川芎 15g　菊花 20g　楮实子 15g　酸枣仁 15g　青蒿 15g　土鳖虫 6g　法半夏 15g　山茱萸 15g　葛根 20g　滑石 15g　蔓荆子 15g　补骨脂 10g　菟丝子 15g

18. 背冷案

杨某，女，55 岁。背心寒冷异常，多增衣物冷无缓解，舌淡，脉沉。

柴胡 30g　枳实 15g　白术 30g　细辛 10g　桂枝 15g　麻黄 6g　炙甘草 10g　砂仁 15g　薤白 15g　茯苓 30g　党参 15g　葛根 30g　川芎 10g　香附 10g　白芍 15g　黄芪 15g　升麻 15g　羌活 10g　当归 15g　法半夏 15g　白豆蔻 10g　黄连 10g

19. 低热咳嗽案

陈某，女，22岁。常低热咳嗽，痤疮严重，脉浮弦大而数。

连翘20g　浙贝母12g　僵蚕12g　蜂房10g　射干10g　黄芪10g　太子参10g　白术10g　建曲15g　砂仁6g　蚤休10g　蛇舌草10g　杏仁10g　白芍20g　生甘草10g　桑叶30g　青蒿20g　浮小麦20g　桂枝6g　桑白皮10g　山茱萸15g　夏枯草15g

20. 头晕案

雷某，女，57岁。身痛而头晕，眼前黑影遍布视物不清，自感颈椎僵硬，入睡不安，腿软畏寒。

葛根30g　川芎15g　石菖蒲10g　天麻10g　羌活10g　白芷6g　炙甘草15g　当归15g　豨莶草20g　桑枝15g　骨碎补15g　续断15g　海桐皮15g　山茱萸15g　五味子15g　补骨脂15g　桂枝15g　白术15g　茯苓15g

21. 痛经案

雷某，女，34岁。痛经，月事延期为常，面部痤疮满布，肤色暗黄。脉紧弦，舌红。

桃仁10g　党参10g　生甘草20g　红花10g　白芍20g　当归15g　鸡血藤15g　皂角刺15g　浙贝母15g　熟地黄15g　菟丝子15g　柴胡30g　香附10g　川芎15g　山茱萸15g　生姜10g　锁阳

15g　黄芩 15g　茵陈 15g　蒲公英 15g　土茯苓 15g　黄芪 15g

22. 月经后期案

王某，女，20 岁。月经后期，多囊卵巢综合征，余无不适。舌红苔白，脉弦大。

制附片 10g　白芷 10g　杜仲 15g　菟丝子 20g　桂枝 15g　当归 15g　党参 15g　白术 15g　茯苓 15g　鸡血藤 15g　山茱萸 15g　熟地黄 15g　仙灵脾 10g　肉苁蓉 10g　柴胡 30g　益母草 15g　萆薢 15g　土茯苓 15g　枸杞 15g　黄芪 15g

23. 体虚案

刘某，女，43 岁。体虚乏力，睡眠质量下降，终日困倦不清醒。舌淡红苔薄白，脉细。

萆薢 15g　土茯苓 30g　桑枝 15g　土鳖虫 10g　桂枝 15g　白芍 15g　当归 15g　川芎 15g　桃仁 10g　红花 10g　补骨脂 10g　滑石 15g　山茱萸 15g　菟丝子 15g　熟地黄 15g　干姜 10g　败酱草 15g　茵陈 15g　葛根 30g　黄连 10g　白豆蔻 10g　石菖蒲 10g　龙骨 15g

24. 失眠案

杨某，女，53 岁。失眠盗汗，口干舌燥。

生晒参 15g　天麦冬 15g　五味子 15g　酸枣仁 15g　杏仁 15g

柏子仁 15g　桑椹 15g　青蒿 15g　白芍 20g　建曲 20g　麦芽 15g
女贞子 15g　大腹皮 15g　枳实 10g　当归 15g　茵陈 15g　白术 15g
山药 30g　远志 15g　葛根 20g　生地黄 15g

25. 慢性咽炎案

袁某，女，40 岁。慢性咽炎，甲状腺结节，咽痛咽干，异物感明显且影响吞咽。

玄参 10g　夏枯草 15g　苏梗 15g　山茱萸 15g　熟地 15g　法半夏 15g　厚朴 12g　木蝴蝶 15g　诃子 10g　僵蚕 15g　豆豉 15g　桔梗 15g　土鳖虫 6g　骨碎补 15g　杜仲 15g　佛手 15g　木贼草 15g　生甘草 10g　青蒿 15g　柴胡 15g

百尺长竿危，大力易为摧。
身若似飞燕，何处不得栖。
诣道向高位，细流欲往低。
多年生死短，暮迟金满西。
倦生疑退转，群生须明心。
精神绝诸妄，器尸一炬空。
动中含德归，天地理此明。

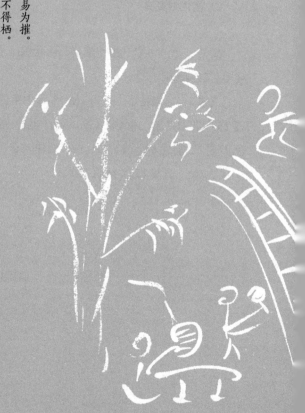

覃思刍言

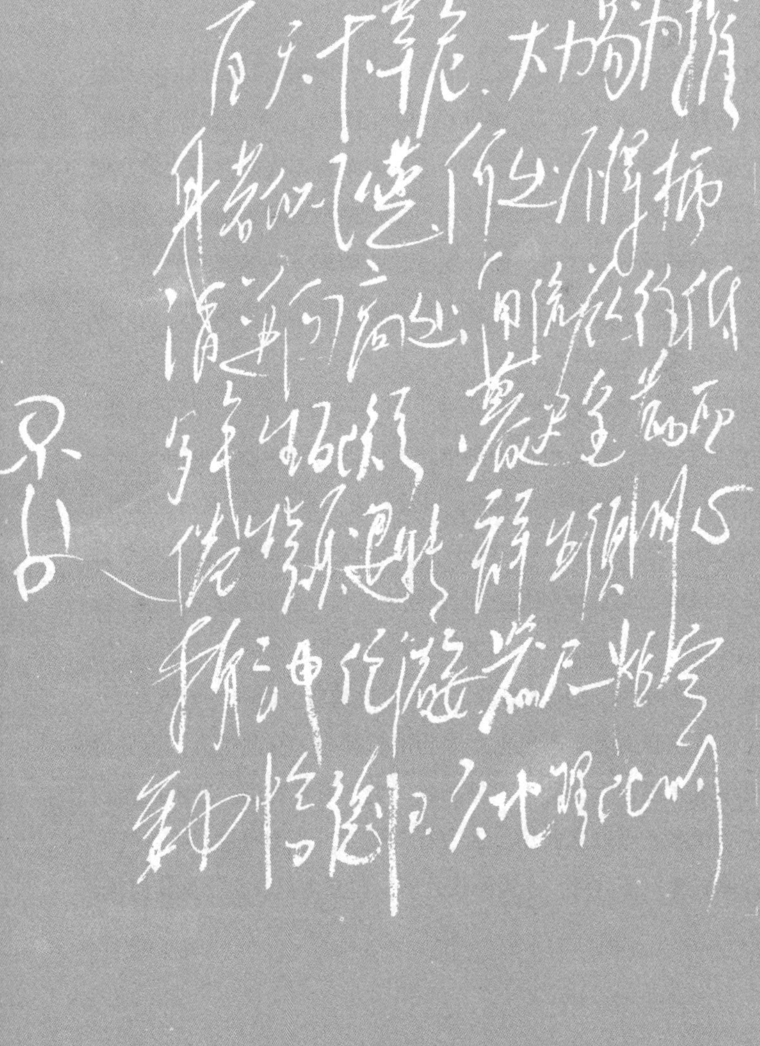

一、察舌偶记

凡察舌不厌精细，又忌过于追逐毫末，所谓一叶障目，不见泰山。脉有脉势，舌有舌气，俱非框目所能定性。察舌非修表刻章，莫过于秋毫。譬如一医，病家伸舌近目，医者不先感此舌之象，而执着于舌根、舌尖、舌下如何，有一二芒刺则大呼脏腑有热，后不见舌象，不感舌气，气象恍惚，凭一二芒刺即下手苦寒，凭苔面腻厚则动手以用除湿之物，凭些许齿痕则惊怪告之患家脾虚，病机不辨，气象不明，实是愚人。

真谙舌者，须知舌中气象最重。有舌红苔少者，但红而无底，薄而有固留之白，此不可以为热也，不可以为阴虚也，少阳与厥阴病常见之，阴分伏邪而阴水不净，以致外火亦常见之。有苔白腻者，但腻而无浊，此不可动手即藿香、佩兰、白豆蔻类等，此腻须察舌质，舌质果胖，其内无神气，可知阴分已寒，当以真武汤类温之；舌胖而微见神气，此阴分亏，当以地黄、山药、仙灵脾、泽泻以填之；果真是脾湿者，苔腻中有浊，舌质或胖或瘦，而神气不缺。

苔白舌质胖大者，不可见此即为湿阻脾虚，有此类舌，不见滑苔，更不可言湿；舌体胖大不见颓软，更不可言脾虚。若舌颓苔白干，知是伏寒，当以真武汤。舌中有深裂纹，若无寒症，当行气养阴。舌体有神，苔白滑，此为内伏之邪，当开内部气机，见其何苦，而以药利之。舌体有神，颜色偏黯，苔白腻，此为久客寒热，若结于实处，必发痈肿，当以常法治之；不结实处，以主诉、脉象参考治之。

　　舌中裂纹满布者，一问是否先天带之，二问自觉舌有痛感否。见裂纹舌，不见舌体瘦干，舌质鲜红，不可以为阴虚火热，以寒凉清火。裂纹深长舌中一道，无苔是肝阴不足，肝体受损，或可见肾精亏虚；薄苔舌红，是丹栀逍遥散之舌证；薄苔舌淡是阳分气郁，柴胡桂枝汤之证候；黄腻苔是气机升降失调，痰热内蕴；白腻苔是内气郁伏邪。总归舌中深纹裂，不外气机病而已。裂纹满布，舌体绛干，乃阴分大亏，大定风珠主之；裂纹满布，舌体红而无神，此乃阳分阴亏，当实脾胃；裂纹满布，舌体淡红，此乃阴分不足，当以温精调气，使阴阳交也。

二、"朱雀汤"简谈

众所周知，经方里我们常用的白虎汤、青龙汤、真武汤的各种运用经验都很多，关于这几张方的论述研究也繁多，从命名来看，既然有白虎、青龙、真武，何以独缺朱雀？故后人多以为朱雀汤为流传遗失之方。关于朱雀汤的探索与认识，也有少部分学者的一些研究报道，我觉得很有意义，但亦觉得聊胜于无。现在比较熟知的一些观点就是，《外台秘要》的十枣汤即为朱雀汤，当然我觉得这个是非常牵强的，仅仅是名字重合，因为十枣汤的药证、方证病机，与我们从白虎、青龙、真武规律分析的朱雀汤的病机相去甚远。姜建国以为朱雀应南方，应该是温阳之剂，如果从这个角度来讲，那么我们的真武汤是不是应该由丹溪的虎潜丸一类取代呢？所以我觉得这个观点略显粗糙。还有的就是朱雀即桂枝汤，是《辅行诀》的黄连阿胶鸡子黄汤，朱雀汤即交泰丸，朱雀汤即黄连、蜂蜜、紫石英、甘草等。

从其他三方来看，《伤寒论》用方辨病机治病思路，是秉承邪正观和一气六化周流的思想，东方取青龙位，云从龙，故龙气之生必伴云雨，而大小青龙均为行阳化水之剂，大青龙更是典型代表，燔动云雨而解邪热。西方白虎位，火气入内而降，邪入则热而化燥，故以白虎汤清解之。北方玄武位，阳潜入脏，阴气主治，病气为阴邪扰潜动之阳，故真武不用桂枝用附片，以茯苓、白术去阴水，水内之阳无绝对滋养法；桂枝配芍药，调太阳之气出外，附片配芍药调太阳之气回里。真武、青龙为阳气之用而左升，故无寒折其势之方药；朱雀、白虎为阴气之用而右降，故无热扰其势之方药。玄武之阳之用在脏之根，而以补里阳；青龙之阳之用已出其根，故宣表阳；朱雀之阴之用在脏之根，故以滋里阴；白虎之阴之用已出其根，阴阳在气分杂结，故清其气阳以回津液。周潜川是搞丹道的，他的那个方子也是有道理的，但是给人的直观感觉，这个方子更像孙思邈的方子，不像张仲景的方子，交泰丸这类亦可治疗朱雀汤证，但实无以此作朱雀汤治法之理由。打字费力，道理不多讲，也没什么用，个人觉得最符合朱雀汤治法的就是《辅行诀》的黄连阿胶鸡子黄汤。从药的气味来讲，大青龙汤气厚味厚，白虎汤气薄味薄相呼应，真武汤气厚味薄，那么朱雀汤应该为气薄味厚的方子，黄连阿胶鸡子黄汤符合。从养阴角度来讲，甘寒生津，甘淡实脾阴，辛甘能养血脉，厚味能填精华，只有苦甘能实脏阴以降，这个是回里阴之根以降的方子，如果用什么心肾阴虚、心肾不交、心虚受邪热等来解释都是可以的。临床可以这样，治病是要糅合很多概念才能思路广，但是具体到伤寒学术来讲，我最反对的就是以藏象观点、脏腑辨证来解释伤寒病机，虽然这样是有益的，但是一旦成为权威主流，仲景体系很多概念就会被隐晦，毕竟整本《伤寒论》立法、立方的基础不是藏象学说。

三、临床视角下李今庸的"《金匮》析疑三则"的三疑讨论

李克绍的文集里面有过一篇文章质疑李今庸的"《金匮》三疑"。李克绍的三个反驳有理有据，合乎理法。李今庸老的几个观点尽管引经据典，但确实在理上牵强，我也以为不妥。只能简单地在李克绍的反驳基础上再谈谈这三个地方的考证与意见。

《血痹虚劳病脉证并治第六》说："脉弦而大，弦则为减，大则为芤；减则为寒，芤则为虚，虚寒相搏，此名为革。妇人则半产漏下，男子则亡血失精。"

第一个"弦则为减"。《金匮》里多个篇章提到"弦则为减"，李今庸认为应该是"弦则为紧"。固然这样来说，仿佛前后文的对仗要工整一点了，而在理法上面，弦多夹紧、多夹寒也是能找到很多例子的，但有一点就是这个弦则紧、大则芤，这两个脉象指征下面有没有用到适合经典的紧脉之寒的方剂？这个条文都是放在男子、妇人亡血失精这类阴阳两虚的虚劳病的治疗方法里面。临床上弦脉主气郁，主肝胆经瘀滞，也有主寒、主痛的，尤其是针对现代人体质，张仲景时代提到了一个亡血失精的结果，但亡血失精与这种脉象常常是互为因果的，现在的病因则更复杂，熬夜、过劳、饮食、内伤情志等原因，都会导致一个很典型的减弦脉，这种"减"的意思李

克绍说是阳气衰减，我认同。我还认为是一个精血劳损的阴损及阳，是以阴气衰败而导致阳气亦衰的一种典型脉象。阴气衰败如果阳气偏亢，就是细脉、滑脉、数脉，只有阴弱阳衰而未有明显寒邪，或三阴经证才是这种减弦脉的标准证型。所以这种减弦脉与大芤脉常常同时出现，在精血亏损严重的情况下更是同时出现，很多失血劳精，或久病到后期，脉反而难见沉细、细弱，而是弦大芤而无力的脉，这时如为急症，当以大剂量西洋参、附子来阴阳同回；如果是慢性病，当以厚味填精，或应用血肉有情之品，尤其是咸味药的应用，同时佐调达肝经气机，再根据主诉来调整方子，效果都不错，《内经》里有四乌贼骨一藘茹方，仲景有旋覆花汤、桂枝龙骨牡蛎汤，后世的用方则参照景岳，都是对这类病方剂和治法上面的丰富。所以我认为，减弦脉是一个很重要的独立脉象与证候，不应把"减"改为"寒"，不但不应该改，还要把这个"减"的意义更加引起重视和讨论。

我个人摸脉中常常就把减弦脉独立成自己一个判断的重要基础，在阴衰阳弱、精血内损的判断下治疗，效果都不错。弦的内寒，并非与客寒对应，而是阳疲，阳疲之寒，亦有也，但阳疲如以动力不化为主因，而后致精气不运，那么以提升动力为临证病机的主要解决问题方法，是以动力带动精气运化，而革象中的弦与芤，病在阴分，过在精不足，如此脉之弦，以内寒论，那么则必有搏指而聂动之象，临床上却见之此类本证，不兼杂症的情况下，理想模式中此类芤弦的减象脉，应以脉道硬，但脉气外散，而非紧缩而芤。这点非常重要，其主要矛盾不存在以动力为唯一核心，反而在以动力性治疗为唯一核心时，容易变生精枯诸症，故而必然以内涩阴气或厚味填阴于动化阴气相辅助，而此二者，不存在主次，故虚寒如此症者，如在阴分是减弦，在阳分是迟弱，都不应存在紧之象，紧象一者可见外寒内束阳气，二者可见内积，三者可见伏阴，四者可见阴遏，五者可见淤痹，均与此类亡血、半产、失精似无相关之必然联系。

《腹满寒疝宿食病脉证治第十》说："趺阳脉微弦，法当腹满。不满者，必便难，两胠疼痛，此虚寒从下上也。当以温药服之。"

第二个是"两胠疼痛，此虚寒从下上也"。李今庸老考证"胠"为"脚"的误传，后面"虚寒从下上"就应为"从上下"，趺阳脉为诊断胃气、胃经、胃腑的最重要脉象，趺阳脉的几个重要指征就是"沉主内结""浮主中阳弱""涩主阴火盛""芤主气衰""数主气热""微主阴气衰""弦主阴邪盛"。微弦之脉在趺阳，我们可以判断的一个指征就是阴气衰而阴邪盛，这个阴气主要是滋养之气，其实已经包含了阳气的部分功能了，故亦可看作阴阳两衰、气弱之证。弦在趺阳既主阴邪盛，又主正邪搏击，多发为疝痛，应当出现腹满，出现腹满的情况即是内气衰为主而现证，阴邪结气为次；如不腹满，则是阴邪结气为主证，内气衰为次证，故应当便难，当出现便难，两胠疼痛，即是胁下腋窝部位，这个部位是阴邪与正气结在表里之间的场所，既可表示表里之间的邪气，又可以表示内气与阴邪相争的病位。另外一个这种类型的典型病位就是少腹腹股沟部位，所以言虚寒从下上，即是从下脉所主之根阳虚寒，由上部病位反映也。至于这个脚疼不疼，那就看病人的杂症、兼证了，不该作为这类病机的标准化考虑。而趺阳之处，为脚背之中凹地，脚心凹地是少阴余气于阳分外经与太阳相感，脚背中凹是少阴主气出阴分浅位与阳明相感，此气纯阴而发自气血经太阴而出少阳阳明此阳分深位，故能决定至里内气能否鼓动气血，常以此位候胃气有无。此脉微弦者，是阴气伤，阴气伤在阴分反映为内虚，阳分反映为内气鼓动无力之内寒，故常有腹满，以应脾胃之疲惫。但不满者，不应在脏腑，当应在枢位，即少阳化气之所，故两肢疼痛，是少阳无力化阴气之积阴症，少阳积阴，阳明所得之气为旁余火气，是阳明不得升，太阴不得降，故而便难。言上下者，机理不明乎？以病气由深向浅之位置传递是也。

《五脏风寒积聚病脉证并治第十一》"邪哭使魂魄不安者，血气少也。血气少者，属于心。心气虚者，其人则畏，合目欲眠，梦远行，而精神离散，魂魄妄行。阴气衰者为癫，阳气衰者为狂。"

第三个是"阴气衰者为癫，阳气衰者为狂"。当然在临床治疗中遇到的很多例子，狂证往往都是阳气盛，以通泄苦降为主；癫证多以痰热、瘀血，甚至阳气不通不和为病机，这些都无可否认。但是《金匮》《伤寒》《内经》《难经》这些经典的句子话语，往往不能要求一言以蔽万病万理，常是在特定条件下，来揭示某类病机证型下的规律，故不应以这些东西来互相质难，统一一个标准，而要互相裨补来更全面地揭示病机。癫，也是神乱与失神的表现，在这种表现下，阴气不充而导致的心脑疾病也很常见，譬如甘麦大枣汤治法、龙牡汤治法，人参、茯苓、当归这些药也都可以治疗癫证，都是在养阴血阴精。狂证的病机，实积是一种，内火血热扰心是一种，瘀血痰热等病理产物也是一种等。《金匮》这句话的前提就是不考虑病理产物、邪气，而是从人体阴阳偏颇衰败的角度来观察病理现象。人的神智与阴阳的关系，阴气衰则虚阳浮溢，魄魂俱为阴脏所寄、阴精所养，魂魄失养不安，则虚热扰神而癫；阳气衰，则魂魄散，魂魄散则心神无制，神无魂魄所制，则暴上而狂。李今庸以"衰"为"重"字，以合《难经》"重阴为癫，重阳为狂"之句，虽引用诸多文字考据，似有牵强引论而强矫之之嫌。古之医籍，一病之机分部分常散见于诸论，未有一言凿凿以定其理，今重审视，因此段论述皆为指导临床之语，辨析真伪错校是有师之解，但若定言释正误，须得回归临床病机规律探讨。癫狂之发病，都绝无纯阴证，火气而已，癫之病，火气由阴分而内生，火在阴分外现位；狂之病，火气必由阳分而外现，火在阳分内气位，虽亦有阴分虚之狂，但虚在阴分，逆上昏神智之火，必现阳分方能病也，无绝阴分之狂，亦无绝阳分之癫。"重阴为癫"之意，是阴分病，出阳分而呈阴分态，居阴位不被阳分化变，此二阴象相重。"重阳为狂"之意，一者病态属阳，二者客气在阳。是故阴气衰者阴分方有离经之火，伏阴位，此当以扰神之精。是故阳气衰者阳分不能御正气而行精养，有余火暴出阳位，此当以扰神之清。

四、药材的炮制及经方用药炮制简谈

我不是具体搞中药的，所以在药材炮制的工艺上面没太多能说的，说出来也是谈资碎语，没多大意义。但是作为一个搞中医临床的，我在用药上面对药材的炮制方法，不同炮制药材的适应症，还有就是经方标准病机下的部分药的炮制讲究有一些自己的想法。这方面的经验一个是来自于自己用方药的体系规矩，一个是来自于传统中药的性味理论，还有一个更重要的是来自于临床效果的差异。

促使我写这段东西的一个很重要的原因是，我以前一直在温江，患者多是来自基层，很多患者抓药一般都选择就近的药房，这些药房的中药如果没有特殊注明一般都是净药，我个人用药习惯也比较喜欢用净药。后来我在成都中医药大学附院实习，就有很多成都这边的患者，成都这边有一些网络平台的拿药，非常方便，药材质量也是不错，都是小袋包装的饮片。有一次给一个患者开了方，她服后反馈好像这次的药味道跟上次差异很大，而两次都是吃的同一张方子，过后她把第二次的药拿给我看，里面就是小袋包装的饮片，上面把药名、制法都注明了，很清楚，我当时开的山茱萸，她拿到的山茱萸是酒炙的，我一看山茱萸都不红了，颜色发紫黑，尝了下味道也没那么酸了，还有柴胡用醋制过，泽泻用盐炒，黄芩炒过，川芎酒制。后来我专门去跟我的一个老师讨论这个问题，我说这个归经理论的流弊终于感受到了，药物的炮制是会明显影响药物的性味。所以我觉得无论是网络平台，或者是药房的拿药还是遵医嘱比较好。

这点在中医附院的感受也比较明显。医生开的柴胡，药房给的都是小袋饮片，全部都是醋制竹叶柴胡，香附也是如此，基本上开的药都是制过的。可能每个人用药思维确实不一样，很多医生也是很乐见于此的。明清以后大方向下的医生用药都开始变得精致了，看很多明清医案、民国医案也是这样，那些大家开的药有很多都是用朱砂拌、童尿炒、砂仁拌、盐水炒等，开出来很讲究，也很适合明清以来形成的我们一个主流体系的方法。

但就我个人的观点来说，这些制法虽然都是合理的，讲究的，但前提是使用这些制法的药是否根据病情需要来，而不是现在普遍地由药房药师默认的怎么制作就怎么配药，尤其是对于经方用药来讲，很多制法是画蛇添足的。我的用药还是以《本经》思维延展开体系，尤其是经方用药，我更强调性味与阴阳升降气机的关系而不重视归经的理论。譬如柴胡这味药，我的常量一般是 15g，用在治内伤杂病，醋制过后，我也没太大意见，但我用柴胡大量能用到 30～70g，我用这个药来退热、透邪、破结气、升降内外的时候，如果换成醋柴胡，那么我的思维就被这个药打乱了。我到现在所开的方子里面，柴胡也从未标注过醋制，因为柴胡此药我首先不认为劫肝阴，而且可贵之处就在于其味薄能升，气厚能开，破结气，达内外，故而即便是典型的肝郁气滞的证型，用柴胡固然言醋制引经，肝气实当以酸泻，但配合白芍、女贞子就够了，再加上一些佛手、郁金、金铃子，而此时香附、柴胡用醋制，未必比净药效果更好；

如果用在止痛上面，如筋膜疼痛，肝体不养，那么用芍药甘草汤酸甘和之，加以行气活血柔筋，也未必需要特殊炮制方能增效。

当然我很欣赏后来的中药很多很讲究的用药方法，有些药物也确实需要制过方能发挥不一样或者更好的效果，譬如蒲黄炒炭、荆芥炒炭、大黄炒炭，蜜紫菀、百部，炒五灵脂等，我只言我对一些药的愚见，供参考。

山茱萸这味药，如果用来收汗、敛气、敛阴，尤其是对于一些虚劳阴阳气浮的发热、自汗，还有一些哮喘、咳嗽，其以酸为佳，用酒炒则减效不彰。川芎这味药，其优在血气中淤塞共调，通达上下，酒制后其于气分力量弱，而且川芎配以气药佐苦辛治疗杂瘀，还有一些淤塞积聚，效果很好，如若用酒制则徒劳。泽泻这味药，很多言盐水炒以入肾经，我倒不大能赞同，泽泻此药贵在味平淡渗，对浊毒湿聚有开的作用，主效病位游走气、脏、腑三者之间，对于一些消渴、痞满、水肿等，属于湿浊内结，配合其他药，利湿浊的效果很好，配合萆薢、土茯苓对于下焦的湿热浊毒也有明显的效果，而盐水炒后主效病位更深，开湿浊力量反减弱。补肾药物配合泽泻，如果用盐炙，更多的是适合纯虚脏精亏损这类，否则更易壅塞下焦邪气。有时候很恼火的是，假如你开个和枢机的小柴胡汤，但是药房拿药，柴胡醋制，黄芩炒过，半夏姜制，甘草炙得一舔都能甜半天，这几个堆上去这个小柴胡汤就废掉了。所以我建议刚开始学中医的同学，还是先从净药用起，等熟悉了，自己的观点成熟后，再慢慢地根据病情用制药。紫菀、款冬这一类，本来就润，用来治疗一些燥伤肺体，用蜜炙没问题，很多时候外邪咳嗽的情况，邪气还很重，一拿到药，黄芩炒过，紫菀、款冬、甘草蜜炙，瓜蒌也蜜炙，枳壳炒，桔梗用酒制，杏仁炒过，这个到底是治肺实还是肺萎？黄芪现在蜜炙的也很多，搞得很多时候开方子必须在前面加个生黄芪，当然蜜黄芪有他的用武之地，但是蜜制后黄芪那种升举回气、托内去邪的作用就减轻了。所以我觉得有必要在临床上更重视一点。

我很不满意很多制法的初衷仅仅是因为药物偏寒偏热，用特殊制法来达到矫正一部分偏性，使其不那么寒或者不那么热。当然这也是有其适应证的，但是对于临床上来讲，我们用药物治病，很多时候不就是看中了它的个性和它的偏性，以矫病人身体状态的偏性吗？我特别不喜欢抹杀药物的个性。我并不反对炮制，以前的炮制是掌握在医生手中的，而现在当一个药的炮制认识成为一个主流的时候，药店进货某药就全部是某种炮制方法了，你没有选择。我觉得尊重药的个性才能更好地把它收服，具体到经方用药，就一定要弄清楚经方用药的规矩，这对于疗效的提高是很有帮助的。我的病人里面很多都是一剂知二剂验，基本上没有说吃了八九付药还告诉病人这个病慢，还要吃才见效，这种情况就要反省自己抓病机的问题，是要换思路的问题。当然确实临证存在一些病需要长期坚持服药调理，也有一些病需要多守方服用疗效方显，这种情况就要求思路特别清晰，对病情特别了解。在用药上面，于伤寒体系下抓病机的思维，走药证对应是能够有很快的效果的。

五、伤寒与火神流派之我见

今之火神流派所谓皆奉郑氏为祖，故言及姜桂附必言其为郑氏心法。火神流派至今，有李可、卢崇汉为之扛旗，此二位学验有过人之处，可自成一门。后有王正龙、倪海厦、李阳波之流，拥趸者总正统心法自视，其临证未得知，不敢妄论，其著作虽引据诸经，上溯先道，然言辞论断稍感偏医而言他之惑，亦觉此类人物，难以评价。民间火神各地皆不鲜见，观其方药立法，听其论述分析，莫不以为鄙，实摘前所谈之医些许之论而盲从自得，不足为怪，民间实有用火神法能得圆通之人，虽少亦可彰示此派别之存在，或赞或誉，向来世事如常，无意观听争论。

中国人善讲"持故成理"，故言火神必抱郑氏大腿，实我想此等人已远彰新意新法于郑氏，何故拉郑氏入浑水耶？古来至今做伤寒学问之医家甚杂，所谓一些盛名学者，无论古今，不过将《伤寒》中之义理以己见述之，方药之法以经验和之，偶有些许章句之所得灵感，其于己之临证发挥能自如，则能立言论也。章句考证、方药用法更是以理而注者多，所谓理者，前人通行之理，斯已如此，何言明辨。近几十年学风更陋，所言学者不过照本宣章，将古义文字依通行说法简而陈之，庞杂引入今之所谓中医体系观点，有所应则大呼古人诚不欺我，相矛盾则叹两种流派思想各异，虽亦勤勉，但所做学问尽属聊胜于无之品。郑氏于群书所精贯，于伤寒三阴病匠心独运，其《医法圆通》《医理真传》一书，大开风气，实三阴病之病机、三阴药之治法，郑氏明为阐真，实是大发展。故如郑氏之类能真发展一门学派之大家，曷不言开气象之伤寒学家而言火神？再观今之火神，招牌门号俱言仲景，所用方法度规矩套路似类伤寒而非伤寒，曷无底气自述人之生理病理而自成一派，偏依附仲景、钦安？更有引象数种种等纬学入伤寒，其心实诚，其力实不易，但于医门，先言生理病理，后言药物方法，旁佐此类象数种种。以经学而参医道，时似愚笨甚至弯路绵长，但仍为汉唐后历代之正宗，于此千年内真临床之名医车载斗量，不可胜数；以纬学而参医道，看似一时灵光天花，所言诸种神奇真理，实是唐后之废途，崎而曲折，鲜有成大医者。

六、再谈扶阳

中医的治疗学里面一个最基础的论调就是阴阳平衡，即用药的偏性去矫正人体的偏性，最终达到阴阳平衡。对不对呢？但当我们沿着"寒者热之，热者寒之"的思路步伐去临床治病，往往力有不逮，这个就涉及到一个能不能把病机抓细。所谓的寒、所谓的热的病机到底是啥子？！这个要清楚。我所见的大部分学中医的人，尤其是教材模式培养出来的中医，往往太早地接受了太多别人体系成熟的概念，抓起来就跑，开口就是这里虚那里热，这个脏腑有火，那里又有湿，如果是这种思路下的不假思索，往往真就成了碰运气试药的医工。其实在现实中，能不能把人调到阴阳平衡的地步，这肯定是不能的，绝对的平衡不要说在人体，在宇宙都是不存在的，绝对的平衡等于绝对的静止，生命产生物质运动的基础就是失衡。所以我们在临床中追求相对的平衡，这就是我们用药的基础。然而问题又来了，相对的平衡是不是添火灭火的机械过程，也非如此。我们把握一个恒动的原则，就能明白，相对的平衡仍然是靠动力而存在的，此即为阳主阴从立论之根基。因此，就我个人的认识思维，临床路径体系是绝对赞成扶阳学说的，虽然我的方药没有扶阳家的那种动辄姜、桂、附的手法，但我的思路亦是把握其内部恒动。2017 年这一年，我还在上学，应诊的只有手上的老患者，我统计了下大概有近 3000 张处方，这 3000 张处方里面应用桂枝的处方占到了将近 60%，如果熟悉我用药的人应该会发现，我最常用的两味药就是桂枝与柴胡，取桂枝通脉气、柴胡和三阳的理论基础上，在对于三阳郁气病的诊治上我渐渐从原有的方法里独立出六机辨证的思路。大剂量姜、桂、附的实践，我暂时还缺乏这样经验，因为在我的体系下能以轻通法解决的，能以去结气法解决的，实难开出大剂量的附子，但对于这种类型的方药理法我亦觉合理。我所反对和鄙视的是现今大量医生和中医爱好者趋附此派，混淆杂理，以用附片为荣，以用附片剂量大小为水平高低之标准，全然无系统中医理论学习，亦无半点个人思维所悟，这与拿起教材的概念就跑的那些死辨证医生又有何异？拿起扶阳理论的死观点就跑同样是让行业蒙耻的。我是一个做经方学问的人，也是一个用经方的青年中医，扶阳理论肇始于伤寒体系，但今之扶阳家之思路案例早已脱伤寒框架而发展，颇有再成一路的生面，所以以我粗浅的认识，把伤寒和扶阳再绑在一起，以仲景即扶阳的观点也是不妥。

七、阿伽陀药

　　此方出自孙思邈《千金翼方·卷二十一》，原文如下："主诸种病及将息服法，久服益人神色、无诸病方：紫檀、小茜根、郁金、胡椒各五两，上五味，捣筛为末，水和纳臼中更捣一万杵，丸如小麦大，阴干，用时以水磨而用之。"

　　此方徐灵胎亦在其《兰台轨范》中提及其奇而验之处，以徐氏天资竟也发出："与《本草》不相合，而有神验，真不可思议也。"

　　若以脏腑辨证体系及明清后世本草所录药性，此方固然诡谲莫测，然以《神农本草经》—古《伤寒》—《千金》体系，此类方，以及岳美中老所提耆婆万病丸之神验，皆属本来如是之平常。后学莫又少见多怪，鼓吹印度医药所传些许方药通神种种，否则开口即欺师灭祖。佛教中所谓万病之药——阿伽陀药，实无实方，甚者无实义，一句佛号阿弥陀佛也是万病之药，一咒一经若能明悟俱可言阿伽陀也。以宗教境界讲，身病为次，心病实大，昏昧颠倒为众生之病根，如莲池一类高德所言法药也。南怀瑾在其著述中讲述藏地修持者以空罐起丸，万病皆治，如济公所搓身垢为药，此物药乃一方便法门，言阿伽陀亦可，不言阿伽陀亦可。

　　《千金方》所载药物，其源出自外传、民间俱不可考，然其方义，何以发出不可思议之论？所言治万病，乃为象征性说法，以喻此方通治之广，譬如耆婆丸所服治之病看似甚广，实都为阴癌之疾，气、脏、经三调之效。此阿伽陀药，书中所列之疾患，看似涵盖甚广，实则一因所成，譬如一桂枝汤，能治外感、内伤，能治头目亦治胞宫，能治经络邪气亦治心腹疼痛，人不以为奇者，以明桂枝汤方义，言本来如此也。所谓异病同治亦是如此。

论看其所治疾患，诸咽喉口中热疮、诸下部及隐处有肿、诸面肿心闷因风起、诸四体酸疼或寒或热、诸卒死、诸被一切鬼神及龙毒瓦斯、诸被鬼绕、失心癫狂，等等如此，皆厥阴深气内变之疾患，所调者厥阴，所顺者内气，若明《金匮》之麻黄升麻汤方义，亦能浅入此类方之明义。所谓此方加减法对诸病，邪在阳分散之，邪在经络祛之，邪在阴分拔之，热中而消之，厥闭而开之有何不可思议言？尤其加减法中所含诸药之选择，尽符合古《伤寒》药性运用之常识，有何不可思议言？此方取厥阴分之最清，故能通达内气，能生根阳入六经、脏腑，厥阴分之降药如乌梅丸用好亦能做百病之常方，有何不可思议言？

现代医生里面，西安麻瑞亭言得黄元御之心法，所列下气汤治百病，亦不过抓不变之内气机要，加减以引入病位之药，调整以阴阳升降之失。既然麻瑞亭、黄元御类皆有可思议，现今之人弃古《伤寒》《本经》《千金》为经验所得，神秘莫测，而置之不究，上古医学之废，金元而始，明清而成。我所以嘲讽徐灵胎之"不可思议"，绝非贡高轻视，而以此言以引起今之学人之重视。当今教材之通行内科、伤寒各门课程，以为面面俱到，实为一家之言，一种理念之化生，以此理念不合者，即为非中医之术，诡谲经验之谈也。古伤寒体系渐湮而不见，岂不痛心？幸近代还有胡希恕此老以其影响地位能稍稍独立出伤寒本来病位治法，否则如明清类伤寒学者之论，真伤寒则无见也。

八、置箸答疑

问：阳明病一定汗出，不可发汗么？

答：阳明病有阳明腑实、阳明中风、阳明气热、阳明中寒、阳明痞证、脏气热传阳明等，还有正阳阳明、太阳阳明、少阳阳明的分法，这些都是阳明本病位的病。另外的传化病、干扰病、内气病、三阴病也有可能结在阳明。所以论阳明病是否一定会出汗，这个问题有点大了。临床即便是阳明本病也因病人体质不一，有些会很典型出汗，有些则不会，但是本病基础病机就是应该出汗的。因为阳明经经气就在阳分大汇处，凡邪气从此处解，有我们熟知的从肠道解，即大黄证，还有一个最重要的通道就是从津液解，从太阳皮部解，但无论是从阳明病任何途径解，都会伴随热出皮部、津出皮部的经气舒展的生理反应。所以阳明病一定汗出，虽然显得绝对了点，但从某种角度来讲也是可以的。

阳明病在病理上也可有无汗啊！譬如气结发黄证、久虚证等，这些在相关条文都提到了，但是从治疗上这种无汗的对准病机治疗，也会用到解肌治法。不要以为只有桂枝汤才叫解肌，涌吐方可以解肌，石膏也可以解肌，只不过后者的解肌机理是疏解阳明经气而非祛散太阳邪气罢了。所以阳明病用大黄、石膏、瓜蒂等很多时候可以见到病人大汗，身凉，热去，这些都是阳明汗法。

谈到这里，你后面的问题就很尴尬了。阳明病可不可以发汗？问题是你这个发汗的标准是啥子？是一定要用本位麻黄汤标准药才叫发汗，还是只要通过梳理病机以鼓动经气而外解都叫发汗？所以这个问题不值得讨论，就是见招拆招。因为关于发汗剂的讨论又是另外一个复杂的问题了，小柴胡用在某些情况也能发汗，那小柴胡是不是发汗剂？桂枝汤也是外感得汗剂，桂枝汤是不是发汗剂？麻杏甘石汤对于某些病机也能发汗，因为有麻黄，是不是麻杏甘石汤、越婢汤等也都成了发汗剂？这些说法都是偏离病机和中医生理学的。

问：脾为什么是阴中至阴？

答：这是个老问题了。关于这个问题的解释，从部位、从经络、从五行等历代注家都有各自看法，还有把这个至阴解释为到阴的，就是说为阳入阴而非最阴。这些种种反正都能自圆其说，我只谈一下我的看法。

从生理六机讲，五脏气血降灌次序是心—肺—肝—脾—肾，整个降灌成形的过程都是在生阴气，不过阴脏中以此顺序为阴气多少的区别。四降成脾之时，阴水大成，是阴气灌注到顶点，再到肾的时候，阴水凝精，又具有阳性了，所以我认为脾为阴中至阴，肾从阴气中已启动力，又开始成五脏气受周流状态了。

问：我们是要复兴中医，还是只要复兴某一个流派？复兴中医应该包括哪些方面？我们关注了哪些，遗弃了哪些，是以什么标准来判断的？

答：复兴中医这个东西，作为政策制定者是经济、政治发展到一定程度了水到渠成的事，并不是因为有人呼喊，中医就有价值了，也不是有人唱衰，中医就无意义了，作为行业内的人一定要清楚这点。但是作为政策制定者，复兴只是一个流程和给一定的资源支持，具体到行业内的复兴，则是一件非常复杂的事，无论院校、民间其实不过都是乘着政策的船自发地躁动。

至于哪个流派的复兴，作为政策制定的人全然不需要考虑这些了。流派复兴就像山头一样，哪个山头大，哪个山大王硬就该哪个获得更多便利，流派与流派之间既然是存在合理的，其实也没有什么特别悬殊的高下，主流力量握在哪部分人手里，哪个流派就跟着兴旺，从古至今江湖、庙堂都是如此。但具体到个人个体上，还是只跟自己技术有关系，你技术过硬，在哪个流派都能过得好，所以也不必诛伐大环境，都是合理的。复兴中医的具体方面都不必再谈了，政府给的钱到位了，政策导向明确了，各个方面都能沾光。所谓民间谈的，今天抨击教材，明天批评院校培养制度这些，也是合理的，但是也是偏执的。在这个商品经济时代关注了哪些？遗弃了哪些？其实要说具体的就太多了，一句话市场导向效益高的就关注了，市场效益低的就遗弃了，效率高的、速成的就关注了，扎功底长效投入的就自然被遗弃了，这是大方向，也是值得扼腕的。

问：我们宣传中医是像宗教牧师传播信仰？还是像学者探求真理，建立价值观？还是如营销一样诱导行为或者培养一种习惯？我们怎么对待自己？

答：这三者都现实存在于我们的中医队伍里面。营销的路子，就太多了，今天网络上随处可见。这三种路子都存在，都合理，也都没错，都需要。但是还是一句话，要做好自己路子上的功夫，传播信仰体系的人，要对整个中医和中国传统文化体系有深刻到位的认识，既要全面又要客观，如果滑向宗教模式就是失败的，拿宗教附会，譬如佛、道，也是偏颇的；个人信仰是合理的，但是在信仰的平台做信仰的事，在医学平台做医学的事，这个很重要。学者探索路子下，就要做到尊重自己的职业，尊重这个学科，以及尊重临床实践，而且做临床家就要像临床家，做学问家就要像学问家，拿出东西来，而不是借助很多资源去做很多无意义的功夫。营销的话，就是保证一个专业性与信息的准确性。孔老夫子说得好："攻乎异端，斯害也已。"立足本位很重要。

问：《易》曰不易，简易，变易。中医理论符合这个标准的是什么？

答：易有三书，《连山》《归藏》《周易》，我们今天说起的《易经》就是文王孔子及以后的经学家所丰富的《周易》的内容了。《连山》《归藏》这两个学问说是失传了，其实后来散在我们的中医学、堪舆、道家及一些民间学问里面了，包括我们说的一些各种不入流的江湖行当。最近好像听说海昏侯墓挖出了古本《论语》《史记》和《连山》《归藏》的竹简，其实《连山》《归藏》挖不挖出来又有啥子嘛？这两门学问早就很广泛地存在和应用在各个学科中了。《连山》《归藏》和《周易》的观测方位、排卦次序都是不一样的，所以有了我们的先天八卦、中天八卦和后天八卦。《周易》更侧重于关乎人文以化成天下的内容，这是后来一切经学的基础。后面的经学家进一步归纳《周易》，提出了"简易""变易""不易"三个原则，其实也只有两个原则，就是"变易"和"不易"，这个是从卦象组合直观的东西，"简易"的内涵就侧重于人文了。《周易》以其人文性、客观性这两个方面，能够像个浆糊一样调和解释各个学科的东西，比如中医，提到这个具体问题，简易、变易、不易的内涵中医理论符合的内容有哪些？其实任何学科理论都能找出符合这三个方面的东西，这就是《易经》的特点，大海冰川，源起终归。提到"不易"，中医理论中不易的就是阴阳不易，百家学说再错综复杂，就是一个邪正阴阳基础上的瞎子摸象，各执一端。那么"变易"呢？变易就是后者啊，瞎子摸出的象啊！百家的内容啊！阴阳在各种条件下的状态啊！简易是什么？就是在变与不变之间的既成结果，既可以说大道至简，日用其而不知，又可以说存在就是规律。所以我经常提到的喜欢用《易经》附会临床的一些医生，我当然从心里支持易医结合这个路子的发展，但是你不能瞎附会嘛！《易经》本来就是大染缸，中医又是个小染缸，又没有西方学科那么清晰而独立的分界，随便找个人都可以抽点理论出来附会结合，你不要在既不懂医又不懂易的条件下，表示出医也懂易也懂的结果嘛！好好把医弄通了就能知道，本来也是易，不需要你把它附会成易，这就是提到的"简易"的内涵。

问：是否有治疗百病通用的类似"全息汤"的治法？

答：类似"全息汤"的理论和治法，薛振声有《十年一剑全息汤》这本书，陕西麻瑞亭也有"下气汤"治百病的经验，包括近代的伤寒专家刘绍武，他的什么"调神汤""调心汤"也可以看作类似治法。这种百病一方的治疗，并不能独立出一个"全息"治法流派，这点要清楚，不要一上来就惊抓抓地哇一嗓子。其实所谓"全息"的内涵，是几乎所有临床已久的中医都会有意无意地靠近一点点。譬如以前绵阳有个国字号老中医一辈子就喜欢开一张银翘散加减，什么病都是这样，以至于药房看到他的方子就开始抓银花、连翘这类。我以前跟门诊的一个老师，已经退休了，他就对我说，他年轻的时候能背八百个方子，现在只能背不到 20 个方子。他的门诊量很大，最后到了退休那几年，用来用去就只用几个方子。其实所谓全息，就是当你临床经验足够的时候，在比较成熟而系统的自己理解的中医理论指导下，再将千百个证型的基础病机和药性进行自己感悟下的提纯，最后成了一种类似不变应万变的方法，其实也不过就是抓住气血阴阳这些基础的变化情况，每个人理解不一，就成了每个人的全息治法。至于是不是有自己经验里体系里的一些如"下气汤"类似的万病方，就是一种个人偏好思路的事了，这些全息治法都可以借鉴，不必大惊小怪，也不要鄙之无用。

问：守真曰：前三日，三阳病，在表，故当汗之；后三日，三阴病，在里，故当下之。六经传受，皆是热证，非有阴寒之病也。这是刘完素关于六经阴阳的看法，他的立足点在哪？偏颇之处在哪？可取之处在哪？

答：当然单独把这句话从刘的书里面拿出来看是荒唐的，但是放到他整个体系中去看又是合理的。理论立足点就是刘理解的《内经》理论，其最大的问题就是，抱着一本死《素问》东套西套。他的《伤寒医鉴》是他刘河间的伤寒，不是张仲景的伤寒。可取之处自然也很多，但不可去章节内容细微处搬来就用，以为此为可取，可取的是他整个体系最后归纳的一些基本理论和特殊治法。其作为金元四大家之一来说，他的东西里面学问功底、做学问的水平那是没得说的，他把《内经》更细化的病机总结归纳并给出治法也是别具新意的，虽然也没有什么多大的实际作用。你把他的伤寒来放在伤寒学问里面，那是惨不忍睹，开口便错，但是你把他的伤寒放在他的体系里面，那是矫正时偏，独具特色。

问：温病中有"卫气营血"的四个阶段分法，叶天士言："在卫汗之可也，到气才可清气，入营犹可透热转气，到血就恐耗血动血，直须凉血散血。"但是在具体疾病诊治方面，怎样明确认识到哪个阶段了呢？

答：温病的阶段论和治法论阐明了温热疾病的基本传化规律，到哪个阶段这个问题也不是先有概念再去观察临床症状的。关于温病阶段论的执着，不管是明清医案还是我们现在很多医生的实践都存在一个问题，就是按阶段论治病很多时候在治卫证时候，卫证未罢就气热先起，又赶忙去治气，如果用药太轻，血热反燥，用药过重气反损而坏成他证。"到气才可清气"的本质内涵是什么？是说卫郁证过重清气，则卫表之郁反不得散。但是另外的问题就来了，我们临床实践中，尤其是我见到的很多基层医生，治疗外感温热病死执着这套理论，反而最后得出结论是中药不如抗生素好用，因为见不到很好的疗效，当然与医生个人水平也有很大关系，但是还有个最重要的东西就是临证虽有各种步骤论、程序论、阶段论等，比如像虚实夹杂应先去实再补虚这类理论，从讲法上也没错，但是从治疗上就偏离了我们中医体系的核心，就是见病机用药、见招拆招的问题。尤其是温热疾病传化迅速，而且从气入血再到脏腑，中间没有像伤寒六经那么清晰明确的阶段受气时间。譬如一个温热卫证，起病就是个恶寒咽痛、舌红、头痛这些卫证，可能对于某些情况的病，尤其是感染性疾病，半天后就会发展成为大热大渴，甚至神昏谵语这些，它不是说要一定第二步在气分停留多久等你去治，再到血分去停留多久，再到心包脏腑，很可能第二步气血分就两病同现，也可能直接不病气，由卫分证直接先血燥病，这些在治法上是没有固定的，要学会全面把握病机和中医角度下的人体生理病理观念，及时阻断才是真的。

问：阳明病里面，脉浮热，渴，小便不利和少阴病下利六七日，小便不利，咳而呕，咳，心烦不得眠者，都是用猪苓汤。阳明病我知道是由于阳明的阴气不足而导致水液停聚（虽然我对为什么阴气不足就水液停聚了还有点懵），再重一点可能就会导致阳明气聚而呕，要用到猪苓散这种。但少阴病也用这个方……为何阳明的阴气和少阴的阴气都可以用猪苓汤？

答：阳明的猪苓汤是由于阴气不足导致阳明虚热以及水津不利，所以用甘淡养阳分阴气，渗泄利水。少阴的猪苓汤病机则是少阴邪气导致下利，损伤全身的津液，这里的津伤就不分阳分阴分了。下利六七日，只要不是阳气虚损到随之暴脱，人体本身就会代偿性地将气往上抬，所以会出现咳嗽，呕吐。心烦失眠还是一个阴分虚热的问题。猪苓汤猪苓、泽泻、茯苓养阳分阴气，阿胶则养阴分，上下沟通，将阳气拉回原本的位置，滑石在略除阴分邪气。

问：既然是阴损为什么不用熟地、山茱萸之类的药呢？

答：位置不对，熟地、山茱萸位置是养阴分深处的精，这个病并没有损伤到这个位置，用了反而是负担。

问：柴胡桂枝干姜汤证再坏一点可以出现理中汤吗？

文：先讲阳明病气从本位中土衰入阴分的道理，您问我答。

问：这种可以用理中汤吗？

文：不可以。衰入阴分是病在阳分波及到阴分，病位没有到阴分，再坏一点，阳分衰尽，病位到阴分了，就会出现阴位内伤病，这个衰是从津液开始衰，不是从内气开始衰，所以就会出现气强津伤。从现少阳症状开始，整体是先在筋膜气机津液受病，阳明病气衰完了，就持衡在少阳，少阳病气衰完了，受气太阴，可出现桂枝倍芍药汤证，而不会出现理中汤证。因为是从筋病如血气深位，而不是从筋病入脏，而且这种邪气受病入脏，成理中。脏之气血的理中，一由太阳病坏成，二由阳明病坏成，阳明已经走少阳途径就不是从太阴出能量了，而是从少阴出能量了，听懂了吗？

问：后面就不是很懂了。

文：少阴阴分能量要发挥功效，第一个途径是太阴－阳明－太阳构成阳分阳气，第二个是太阴－少阳构成阳分阴气，太阳阳明能量俱出于太阴阴气所灌注到脏腑的血气，阳分阴气尽出于太阳灌注血气之余的阴津，邪入阳明了，或成腑道结实，这种是阳分阳气大郁而煎熬阳分阴气在实位，或成气热，白虎汤那种，是煎熬阴气在气分，其他的阳明病类型暂不讨论，这两种是阳明最常见的病，所煎熬阴气全在太阳阳明病位，所以表现出热量亢盛，而这种病再坏，就是阳分之气不得阴而阴阳两耗，最后可以坏成少阴气绝证，就像大火烧完就是灰烬。同时在这两种证型之外，阳明邪气内耗，如果用方不当，误用下法、寒法，就可以导致太阴内洞，出现理中汤证。如果阳明邪气内耗要自解，急需要身体自己引津液，身体自己引津液，少阳之气就开始活动化，如果津液伤于阳明之热，少阳就会出现虚热病，这种少阳虚热病，再内耗，就是太阴少阴阴气损证，譬如黄连阿胶汤啊、百合鸡子黄汤啊这些，譬如烧火，如果一团持续燃烧的火，突然加汽油，火苗会很大，如果不停扇风，会加速燃料耗尽，坏入少阳如扇风，邪气从阳分深入，一般是根据位置深度而被内气感热不停伤津的过程。为何少阳能持衡很久而不至于津伤变其他病？因为单纯少阳证，其他经不病，阴阳分主体升降不受大的影响，是持续出津而供给损耗，理中汤这种伤气的过程，一般是误用大寒，或功能退化而积阴的过程。譬如现在大火起来，不用少量沙土慢慢减火苗，而是一把水一浇，现在火就剩下局部火苗和一些火星，只能再干燥柴火，扇风添柴。

次第重来多寻径，
欲使无惑换缁衣，
离照诸阴方有始，
大明缘从脚下行。

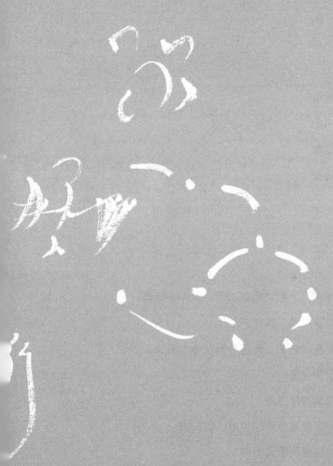

后记　求索七篇

（一）

是暮当归雨纷纷

人潮晦影躲风尘

垢发忍洗苍蜡面

几处浮喧几处春

2009. 01

（二）

砖块把水泥抹在身上抱着他喜欢得砖成了一堵墙

大风在吹，小孩在踢，狗在刨

日子久了，泥灰都烂了，砖还是捆在地上高耸

谁都以为忠贞是合抱

于是自以为是地拥怀生命

密密麻麻的同类里紧紧捂住了自己的眼睛

谁知道下一秒碰撞到哪具肉体

砖们被雨淋，被雷劈

也以为挡住了从他们头上过的几千尺的风雨

甚至以为那力量是天堑

以为自己的赤身可以跟其他的裸体就是肇始的灵

以为同类的洪荒压死了墙下的如厕，野战，核试验

风带过来的叶子不在他们身上停一秒

让他觉得天花乱坠，身处雷音

有时候他们也会为一颗种子颤抖

长处愚昧的苞蕾，在他们的缝隙

一朵花常常为千万的过客哀悼

顺着风的意愿收敛自己的骄矜

偶尔路过他的墙沿

踩着屎溺，顶着雷劈

2014. 07

（三）

三年岁尽身未息

手记敲案待鸡鸣

百鬼画灯长讴歌

众魔妍面舞旌旗

欲往寰宇谒众圣

金刚百断何日行

2016.01

（四）

别有洞明坐孤野，黄金摩油供燃灯
幢幡旌旗收乱鬼，尘纷何地不招魂
长揖十方诸君子，群山与开方便门
我身难入三宝地，青丝长蓄先看人

2017.02

（五）

百日吐莲辨六机，聩而瞪目去雷音
凭幻为趣顾人笑，神仙打架立锦须
狂言不畏破门出，山人欲问人烟地
不悲刖足悲昏目，可怜怀璧一片心

2018.5

（六）

用极不余方患命
定数遍迹最难知
人间慈悲遗苦恨
世上哪得真药师

2018.06

（七）

尘中争辩急黑白
上下不并咒毫埃
提铅见金真绝妄
天风常怒四维开
行尽彼事知无众
图指大河可摇帆
金鸡半声天欲昼
肯将诸力悖身来

2019. 1.27

图书在版编目（CIP）数据

一个"伤寒天才"的医道求索.2，从伤寒六经到六
机辨证 / 文愈龙著 .— 北京：中国中医药出版社，
2019.9
ISBN 978 – 7 – 5132 – 5636 – 0

Ⅰ.①—… Ⅱ.①文… Ⅲ.①《伤寒论》—研究
Ⅳ.① R222.29

中国版本图书馆 CIP 数据核字（2019）第 136810 号

中国中医药出版社出版

北京经济技术开发区科创十三街 31 号院二区 8 号楼
邮政编码 100176
传真 010–64405750
河北省武强县画业有限责任公司印刷
各地新华书店经销

开本 880×1230 1/32 印张 12.25 字数 273 千字
2019 年 9 月第 1 版 2019 年 9 月第 1 次印刷
书号 ISBN 978 – 7 – 5132 – 5636 – 0

定价 59.00 元
网址 www.cptcm.com

社 长 热 线 010–64405720
购 书 热 线 010–89535836
维 权 打 假 010–64405753

微信服务号 zgzyycbs
微商城网址 https://kdt.im/LIdUGr
官 方 微 博 http://e.weibo.com/cptcm
天猫旗舰店网址 https://zgzyycbs.tmall.com

如有印装质量问题请与本社出版部联系（010–64405510）
版权专有 侵权必究